U0248864

全国科学技术名词审定委员会
公　布

急救医学名词
CHINESE TERMS IN EMERGENCY MEDICINE
2025

医学名词审定委员会
急救医学名词审定分委员会

国家自然科学基金资助项目

科学出版社
北　京

内 容 简 介

本书是全国科学技术名词审定委员会审定公布的急救医学名词，内容包括急救概论、急救调度、日常医学急救、急救质控、灾难医学、海上医学救援、急救技能与护理 7 部分，共 1563 条。本书对每条名词均给出了定义或注释。书末附有英汉、汉英两种索引，以便读者检索。这些名词是科研、教学、生产、经营及新闻出版等部门应遵照使用的急救医学规范名词。

图书在版编目（CIP）数据

急救医学名词 / 医学名词审定委员会 ，急救医学名词审定分委员会审定. -- 北京 ：科学出版社 ，2025. 2.--ISBN 978-7-03-079956-2

Ⅰ. R459.7-61

中国国家版本馆 CIP 数据核字第 2024753LL2 号

责任编辑：张　晖　林佳盈　沈红芬　许红霞 / 责任校对：张小霞
责任印制：肖　兴 / 封面设计：马晓敏

科 学 出 版 社 出版
北京东黄城根北街 16 号
邮政编码：100717
http://www.sciencep.com

北京中科印刷有限公司印刷
科学出版社发行　各地新华书店经销
*
2025 年 2 月第　一　版　　开本：787×1092　1/16
2025 年 2 月第一次印刷　　印张：13
字数：300 000
定价：118.00 元
（如有印装质量问题，我社负责调换）

全国科学技术名词审定委员会
第七届委员会委员名单

特邀顾问：路甬祥　许嘉璐　韩启德

主　　任：白春礼

副 主 任：梁言顺　黄　卫　田学军　蔡　昉　邓秀新　何　雷　何鸣鸿
　　　　　裴亚军

常　　委（以姓名笔画为序）：

田立新　曲爱国　刘会洲　孙苏川　沈家煊　宋　军　张　军
张伯礼　林　鹏　周文能　饶克勤　袁亚湘　高　松　康　乐
韩　毅　雷筱云

委　　员（以姓名笔画为序）：

卜宪群　王　军　王子豪　王同军　王建军　王建朗　王家臣
王清印　王德华　尹虎彬　邓初夏　石　楠　叶玉如　田　森
田胜立　白殿一　包为民　冯大斌　冯惠玲　毕健康　朱　星
朱士恩　朱立新　朱建平　任　海　任南琪　刘　青　刘正江
刘连安　刘国权　刘晓明　许毅达　那伊力江·吐尔干　孙宝国
孙瑞哲　李一军　李小娟　李志江　李伯良　李学军　李承森
李晓东　杨　鲁　杨　群　杨汉春　杨安钢　杨焕明　汪正平
汪雄海　宋　彤　宋晓霞　张人禾　张玉森　张守攻　张社卿
张建新　张绍祥　张洪华　张继贤　陆雅海　陈　杰　陈光金
陈众议　陈言放　陈映秋　陈星灿　陈超志　陈新滋　尚智丛
易　静　罗　玲　周　畅　周少来　周洪波　郑宝森　郑筱筠
封志明　赵永恒　胡秀莲　胡家勇　南志标　柳卫平　闻映红
姜志宏　洪定一　莫纪宏　贾承造　原遵东　徐立之　高　怀
高　福　高培勇　唐志敏　唐绪军　益西桑布　黄清华　黄璐琦
萨楚日勒图　龚旗煌　阎志坚　梁曦东　董　鸣　蒋　颖
韩振海　程晓陶　程恩富　傅伯杰　曾明荣　谢地坤　赫荣乔
蔡　怡　谭华荣

第四届医学名词审定委员会委员名单

主　任：陈　竺

副主任：饶克勤　刘德培　贺福初　郑树森　王　宇　罗　玲

委　员（以姓名笔画为序）：

于　欣　王　辰　王永明　王汝宽　李兆申　杨伟炎

沈　悌　张玉森　陈　杰　屈婉莹　胡仪吉　徐建国

曾正陪　照日格图　魏丽惠

秘书长：张玉森（兼）

急救医学名词审定分委员会委员名单

顾　问：陈玉国　　杨　桦　　张国强
主　任：张文中　　马　渝
副主任：刘红梅　　王　勇　　杨松亮
委　员（以姓名笔画为序）：
　　　　王少平　　左　钰　　朱　明　　刘世伟　　安彦军　　孙　勇
　　　　李　明　　杨　凡　　何小军　　张　颖　　张军根　　张志锋
　　　　张晓梵　　陆　峰　　陈　莉　　陈　峰　　林　岐　　周　强
　　　　侯宇飞　　高　丁　　郭　伟　　郭泽强　　黄　来　　黄思良
　　　　黄瑾敏　　蔡建军　　燕重远
秘　书：张进军

急救医学名词编写委员会委员名单

主　编：张进军

副主编：陈　辉　李　斗　陈　焜

委　员（以姓名笔画为序）：

于庆艳　万　婷　王　毅　王超杰　牛升梅　田思佳

朱红俊　刘　扬　孙　超　陈　刚　陈宇男　郑小坚

赵小纲　胡　南　胡卫民　娄　靖　姚　敏　贾立琦

殷　博　高国生　康旭琴　韩鹏达　廉惠欣

秘　书：韩鹏达　娄　靖

白春礼序

科技名词伴随科技发展而生，是概念的名称，承载着知识和信息。如果说语言是记录文明的符号，那么科技名词就是记录科技概念的符号，是科技知识得以传承的载体。我国古代科技成果的传承，即得益于此。《山海经》记录了山、川、陵、台及几十种矿物名；《尔雅》19 篇中，有 16 篇解释名物词，可谓是我国最早的术语词典；《梦溪笔谈》第一次给"石油"命名并一直沿用至今；《农政全书》创造了大量农业、土壤及水利工程名词；《本草纲目》使用了数百种植物和矿物岩石名称。延传至今的古代科技术语，体现着圣哲们对科技概念定名的深入思考，在文化传承、科技交流的历史长河中做出了不可磨灭的贡献。

科技名词规范工作是一项基础性工作。我们知道，一个学科的概念体系是由若干个科技名词搭建起来的，所有学科概念体系整合起来，就构成了人类完整的科学知识架构。如果说概念体系构成了一个学科的"大厦"，那么科技名词就是其中的"砖瓦"。科技名词审定和公布，就是为了生产出标准、优质的"砖瓦"。

科技名词规范工作是一项需要重视的基础性工作。科技名词的审定就是依照一定的程序、原则、方法对科技名词进行规范化、标准化，在厘清概念的基础上恰当定名。其中，对概念的把握和厘清至关重要，因为如果概念不清晰、名称不规范，势必会影响科学研究工作的顺利开展，甚至会影响对事物的认知和决策。举个例子，我们在讨论科技成果转化问题时，经常会有"科技与经济'两张皮'""科技对经济发展贡献太少"等说法，尽管在通常的语境中，把科学和技术连在一起表述，但严格说起来，会导致在认知上没有厘清科学与技术之间的差异，而简单把技术研发和生产实际之间脱节的问题理解为科学研究与生产实际之间的脱节。一般认为，科学主要揭示自然的本质和内在规律，回答"是什么"和"为什么"的问题，技术以改造自然为目的，回答"做什么"和"怎么做"的问题。科学主要表现为知识形态，是创造知识的研究，技术则具有物化形态，是综合利用知识于需求的研究。科学、技术是不同类型的创新活动，有着不同的发展规律，体现不同的价值，需要形成对不同性质的研发活动进行分类支持、分类评价的科学管理体系。从这个角度来看，科技名词规范工作是一项必不可少的基础性工作。我非常同意老一辈专家叶笃正的观点，他认为："科技名词规范化工作的作用比我们想象的还要大，是一项事关我国科技事业发展的基础设施建设工作！"

科技名词规范工作是一项需要长期坚持的基础性工作。我国科技名词规范工作已经有 110 年的历史。1909 年清政府成立科学名词编订馆，1932 年南京国民政府成立国立编译馆，是为了学习、引进、吸收西方科学技术，对译名和学术名词进行规范统一。中华人民共和国成立后，随即成立了"学术名词统一工作委员会"。1985 年，为了更好地促进我国科学技术的发展，推动我国从科技弱国向科技大国迈进，国家成立了"全国自然科学名词审定委员会"，主要对自然科学领域的名词进行规范统一。1996 年，国家批准将"全国自然科学名词审定委员会"改为"全国科学技术名词审定委员会"，是为了响应科教兴国战略，促进我国由科技大国向科技强国迈进，而将工作范围由自然科学技术领域扩展到工程技术、人文社会科学等领域。科学技术发展到今天，信息技术和互联网技术在不断突进，前沿科技在不断取得突破，新的科学领域在不断产生，新概念、新名词在不断涌现，科技名词规范工作仍然任重道远。

110 年的科技名词规范工作，在推动我国科技发展的同时，也在促进我国科学文化的传承。科技名词承载着科学和文化，一个学科的名词，能够勾勒出学科的面貌、历史、现状和发展趋势。我们不断地对学科名词进行审定、公布、入库，形成规模并提供使用，从这个角度来看，这项工作又有几分盛世修典的意味，可谓"功在当代，利在千秋"。

在党和国家重视下，我们依靠数千位专家学者，已经审定公布了 65 个学科领域的近 50 万条科技名词，基本建成了科技名词体系，推动了科技名词规范化事业协调可持续发展。同时，在全国科学技术名词审定委员会的组织和推动下，海峡两岸科技名词的交流对照统一工作也取得了显著成果。两岸专家已在 30 多个学科领域开展了名词交流对照活动，出版了 20 多种两岸科学名词对照本和多部工具书，为两岸和平发展做出了贡献。

作为全国科学技术名词审定委员会现任主任委员，我要感谢历届委员会所付出的努力。同时，我也深感责任重大。

十九大的胜利召开具有划时代意义，标志着我们进入了新时代。新时代，创新成为引领发展的第一动力。习近平总书记在十九大报告中，从战略高度强调了创新，指出创新是建设现代化经济体系的战略支撑，创新处于国家发展全局的核心位置。在深入实施创新驱动发展战略中，科技名词规范工作是其基本组成部分，因为科技的交流与传播、知识的协同与管理、信息的传输与共享，都需要一个基于科学的、规范统一的科技名词体系和科技名词服务平台作为支撑。

我们要把握好新时代的战略定位，适应新时代新形势的要求，加强与科技的协同发展。一方面，要继续发扬科学民主、严谨求实的精神，保证审定公布成果的权威性和规范性。科技名词审定是一项既具规范性又有研究性，既具协调性又有长期性的综合性工作。在长期的科技名词审定工作实践中，全国科学技术名词审定委员会积累了丰富的经验，形成了一套完整的组织和审定流程。这一流程，有利于确立公布名词的权威性，有利于保证公布名词的规范性。但是，我们仍然要创新审定机制，高质高效地完成科技名词审定公布任务。另一方面，在做好科技名词审定公布工作的同时，我们要瞄准世界科技前沿，服务于前瞻性基础研究。习总书记在报告中特别提到"中国天眼"、"悟空号"暗物质粒子探测卫星、"墨子号"量子科学实验卫星、天宫二号和"蛟龙号"载人潜水器等重大科技成果，这些都是随着我国科技发展诞生的新概念、新名词，是科技名词规范工作需要关注的热点。围绕新时代中国特色社会主义发展的重大课题，服务于前瞻性基础研究、新的科学领域、新的科学理论体系，应该是新时代科技名词规范工作所关注的重点。

未来，我们要大力提升服务能力，为科技创新提供坚强有力的基础保障。全国科学技术名词审定委员会第七届委员会成立以来，在创新科学传播模式、推动成果转化应用等方面作了很多努力。例如，及时为 113 号、115 号、117 号、118 号元素确定中文名称，联合中国科学院、国家语言文字工作委员会召开四个新元素中文名称发布会，与媒体合作开展推广普及，引起社会关注。利用大数据统计、机器学习、自然语言处理等技术，开发面向全球华语圈的术语知识服务平台和基于用户实际需求的应用软件，受到使用者的好评。今后，全国科学技术名词审定委员会还要进一步加强战略前瞻，积极应对信息技术与经济社会交汇融合的趋势，探索知识服务、成果转化的新模式、新手段，从支撑创新发展战略的高度，提升服务能力，切实发挥科技名词规范工作的价值和作用。

使命呼唤担当，使命引领未来，新时代赋予我们新使命。全国科学技术名词审定委员会只有准确把握科技名词规范工作的战略定位，创新思路，扎实推进，才能在新时代有所作为。

是为序。

2018 年春

路甬祥序

　　我国是一个人口众多、历史悠久的文明古国，自古以来就十分重视语言文字的统一，主张"书同文、车同轨"，把语言文字的统一作为民族团结、国家统一和强盛的重要基础和象征。我国古代科学技术十分发达，以四大发明为代表的古代文明，曾使我国居于世界之巅，成为世界科技发展史上的光辉篇章。而伴随科学技术产生、传播的科技名词，从古代起就已成为中华文化的重要组成部分，在促进国家科技进步、社会发展和维护国家统一方面发挥着重要作用。

　　我国的科技名词规范统一活动有着十分悠久的历史。古代科学著作记载的大量科技名词术语，标志着我国古代科技之发达及科技名词之活跃与丰富。然而，建立正式的名词审定组织机构则是在清朝末年。1909 年，我国成立了科学名词编订馆，专门从事科学名词的审定、规范工作。到了新中国成立之后，由于国家的高度重视，这项工作得以更加系统地、大规模地开展。1950 年政务院设立的学术名词统一工作委员会，以及 1985 年国务院批准成立的全国自然科学名词审定委员会（现更名为全国科学技术名词审定委员会，简称全国科技名词委），都是政府授权代表国家审定和公布规范科技名词的权威性机构和专业队伍。他们肩负着国家和民族赋予的光荣使命，秉承着振兴中华的神圣职责，为科技名词规范统一事业默默耕耘，为我国科学技术的发展做出了基础性的贡献。

　　规范和统一科技名词，不仅在消除社会上的名词混乱现象，保障民族语言的纯洁与健康发展等方面极为重要，而且在保障和促进科技进步，支撑学科发展方面也具有重要意义。一个学科的名词术语的准确定名及推广，对这个学科的建立与发展极为重要。任何一门科学（或学科），都必须有自己的一套系统完善的名词来支撑，否则这门学科就立不起来，就不能成为独立的学科。郭沫若先生曾将科技名词的规范与统一称为"乃是一个独立自主国家在学术工作上所必须具备的条件，也是实现学术中国化的最起码的条件"，精辟地指出了这项基础性、支撑性工作的本质。

　　在长期的社会实践中，人们认识到科技名词的规范和统一工作对于一个国家的科技发展和文化传承非常重要，是实现科技现代化的一项支撑性的系统工程。没有这样一个系统的规范化的支撑条件，不仅现代科技的协调发展将遇到极大困难，而且在科技日益渗透人们生活各方面、各环节的今天，还将给教育、传播、交流、经贸等多方面带来困难和损害。

全国科技名词委自成立以来，已走过近 20 年的历程，前两任主任钱三强院士和卢嘉锡院士为我国的科技名词统一事业倾注了大量的心血和精力，在他们的正确领导和广大专家的共同努力下，取得了卓著的成就。2002 年，我接任此工作，时逢国家科技、经济飞速发展之际，因而倍感责任的重大；及至今日，全国科技名词委已组建了 60 个学科名词审定分委员会，公布了 50 多个学科的 63 种科技名词，在自然科学、工程技术与社会科学方面均取得了协调发展，科技名词蔚成体系。而且，海峡两岸科技名词对照统一工作也取得了可喜的成绩。对此，我实感欣慰。这些成就无不凝聚着专家学者们的心血与汗水，无不闪烁着专家学者们的集体智慧。历史将会永远铭刻着广大专家学者孜孜以求、精益求精的艰辛劳作和为祖国科技发展做出的奠基性贡献。宋健院士曾在 1990 年全国科技名词委的大会上说过："历史将表明，这个委员会的工作将对中华民族的进步起到奠基性的推动作用。"这个预见性的评价是毫不为过的。

科技名词的规范和统一工作不仅仅是科技发展的基础，也是现代社会信息交流、教育和科学普及的基础，因此，它是一项具有广泛社会意义的建设工作。当今，我国的科学技术已取得突飞猛进的发展，许多学科领域已接近或达到国际前沿水平。与此同时，自然科学、工程技术与社会科学之间交叉融合的趋势越来越显著，科学技术迅速普及到了社会各个层面，科学技术同社会进步、经济发展已紧密地融为一体，并带动着各项事业的发展。所以，不仅科学技术发展本身产生的许多新概念、新名词需要规范和统一，而且由于科学技术的社会化，社会各领域也需要科技名词有一个更好的规范。另外，随着香港、澳门的回归，海峡两岸科技、文化、经贸交流不断扩大，祖国实现完全统一更加迫近，两岸科技名词对照统一任务也十分迫切。因而，我们的名词工作不仅对科技发展具有重要的价值和意义，而且在经济发展、社会进步、政治稳定、民族团结、国家统一和繁荣等方面都具有不可替代的特殊价值和意义。

最近，中央提出树立和落实科学发展观，这对科技名词工作提出了更高的要求。我们要按照科学发展观的要求，求真务实，开拓创新。科学发展观的本质与核心是以人为本，我们要建设一支优秀的名词工作队伍，既要保持和发扬老一辈科技名词工作者的优良传统，坚持真理、实事求是、甘于寂寞、淡泊名利，又要根据新形势的要求，面向未来、协调发展、与时俱进、锐意创新。此外，我们要充分利用网络等现代科技手段，使规范科技名词得到更好的传播和应用，为迅速提高全民文化素质做出更大贡献。科学发展观的基本要求是坚持以人为本，全面、协调、可持续发展，因此，科技名词工作既要紧密围绕当前国民经济建设形势，着重开展好科技领域的学科名词审定工作，同时又要在强调经济社会以及人与自然协调发展的思想指导下，开展好社会科学、文化教育和资源、生态、环境领域的科学名词审定工作，促进各个学科领域的相互融合和共同繁荣。科学发展观非常注重可持续发展的理念，因此，我们在不断丰富和发展已建立的科技名词体系的同时，还要进一步研究具有中国特色的术语学理论，以创建中国的术语学派。研究和建立中国特色的术语学理论，也是一种知识创新，是实现科技名词工作可持续发展的必由之路，我们应当为此付出更大的努力。

当前国际社会已处于以知识经济为走向的全球经济时代，科学技术发展的步伐将会越来越快。我国已加入世贸组织，我国的经济也正在迅速融入世界经济主流，因而国内外科技、文化、经贸的交流将越来越广泛和深入。可以预言，21 世纪中国的经济和中国的语言文字都将对国际社会产生空前的影响。因此，在今后 10 到 20 年之间，科技名词工作就变得更具现实意义，也更加迫切。"路漫漫其修远兮，吾将上下而求索"，我们应当在今后的工作中，进一步解放思想，务实创新、不断前进。不仅要及时地总结这些年来取得的工作经验，更要从本质上认识这项工作的内在规律，不断地开创科技名词统一工作新局面，做出我们这代人应当做出的历史性贡献。

2004 年深秋

卢嘉锡序

科技名词伴随科学技术而生，犹如人之诞生其名也随之产生一样。科技名词反映着科学研究的成果，带有时代的信息，铭刻着文化观念，是人类科学知识在语言中的结晶。作为科技交流和知识传播的载体，科技名词在科技发展和社会进步中起着重要作用。

在长期的社会实践中，人们认识到科技名词的统一和规范化是一个国家和民族发展科学技术的重要的基础性工作，是实现科技现代化的一项支撑性的系统工程。没有这样一个系统的规范化的支撑条件，科学技术的协调发展将遇到极大的困难。试想，假如在天文学领域没有关于各类天体的统一命名，那么，人们在浩瀚的宇宙当中，看到的只能是无序的混乱，很难找到科学的规律。如是，天文学就很难发展。其他学科也是这样。

古往今来，名词工作一直受到人们的重视。严济慈先生60多年前说过，"凡百工作，首重定名；每举其名，即知其事"。这句话反映了我国学术界长期以来对名词统一工作的认识和做法。古代的孔子曾说"名不正则言不顺"，指出了名实相副的必要性。荀子也曾说"名有固善，径易而不拂，谓之善名"，意为名有完善之名，平易好懂而不被人误解之名，可以说是好名。他的"正名篇"即是专门论述名词术语命名问题的。近代的严复则有"一名之立，旬月踟蹰"之说。可见在这些有学问的人眼里，"定名"不是一件随便的事情。任何一门科学都包含很多事实、思想和专业名词，科学思想是由科学事实和专业名词构成的。如果表达科学思想的专业名词不正确，那么科学事实也就难以令人相信了。

科技名词的统一和规范化标志着一个国家科技发展的水平。我国历来重视名词的统一与规范工作。从清朝末年的科学名词编订馆，到1932年成立的国立编译馆，以及新中国成立之初的学术名词统一工作委员会，直至1985年成立的全国自然科学名词审定委员会(现已改名为全国科学技术名词审定委员会，简称全国名词委)，其使命和职责都是相同的，都是审定和公布规范名词的权威性机构。现在，参与全国名词委领导工作的单位有中国科学院、科学技术部、教育部、中国科学技术协会、国家自然科学基金委员会、新闻出版署、国家质量技术监督局、国家广播电影电视总局、国家知识产权局和国家语言文字工作委员会，这些部委各自选派了有关领导干部担任全国名词委的领导，有力地推动科技名词的统一和推广应用工作。

全国名词委成立以后，我国的科技名词统一工作进入了一个新的阶段。在第一任主任委员钱三强同志的组织带领下，经过广大专家的艰苦努力，名词规范和统一工作取得了显著的成绩。1992 年三强同志不幸谢世。我接任后，继续推动和开展这项工作。在国家和有关部门的支持及广大专家学者的努力下，全国名词委 15 年来按学科共组建了 50 多个学科的名词审定分委员会，有 1800 多位专家、学者参加名词审定工作，还有更多的专家、学者参加书面审查和座谈讨论等，形成的科技名词工作队伍规模之大、水平层次之高前所未有。15 年间共审定公布了包括理、工、农、医及交叉学科等各学科领域的名词共计 50 多种。而且，对名词加注定义的工作经试点后业已逐渐展开。另外，遵照术语学理论，根据汉语汉字特点，结合科技名词审定工作实践，全国名词委制定并逐步完善了一套名词审定工作的原则与方法。可以说，在 20 世纪的最后 15 年中，我国基本上建立起了比较完整的科技名词体系，为我国科技名词的规范和统一奠定了良好的基础，对我国科研、教学和学术交流起到了很好的作用。

在科技名词审定工作中，全国名词委密切结合科技发展和国民经济建设的需要，及时调整工作方针和任务，拓展新的学科领域开展名词审定工作，以更好地为社会服务、为国民经济建设服务。近些年来，又对科技新词的定名和海峡两岸科技名词对照统一工作给予了特别的重视。科技新词的审定和发布试用工作已取得了初步成效，显示了名词统一工作的活力，跟上了科技发展的步伐，起到了引导社会的作用。两岸科技名词对照统一工作是一项有利于祖国统一大业的基础性工作。全国名词委作为我国专门从事科技名词统一的机构，始终把此项工作视为自己责无旁贷的历史性任务。通过这些年的积极努力，我们已经取得了可喜的成绩。做好这项工作，必将对弘扬民族文化，促进两岸科教、文化、经贸的交流与发展做出历史性的贡献。

科技名词浩如烟海，门类繁多，规范和统一科技名词是一项相当繁重而复杂的长期工作。在科技名词审定工作中既要注意同国际上的名词命名原则与方法相衔接，又要依据和发挥博大精深的汉语文化，按照科技的概念和内涵，创造和规范出符合科技规律和汉语文字结构特点的科技名词。因而，这又是一项艰苦细致的工作。广大专家学者字斟句酌，精益求精，以高度的社会责任感和敬业精神投身于这项事业。可以说，全国名词委公布的名词是广大专家学者心血的结晶。这里，我代表全国名词委，向所有参与这项工作的专家学者们致以崇高的敬意和衷心的感谢！

审定和统一科技名词是为了推广应用。要使全国名词委众多专家多年的劳动成果——规范名词，成为社会各界及每位公民自觉遵守的规范，需要全社会的理解和支持。国务院和 4 个有关部委［国家科委(今科学技术部)、中国科学院、国家教委(今教育部)和新闻出版署］已分别于 1987 年和 1990 年行文全国，要求全国各科研、教学、生产、经营以及新闻出版等单位遵照使用全国名词委审定公布的名词。希望社会各界自觉认真地执行，共同做好这项对于科技发展、社会进步和国家统一极为重要的基础工作，为振兴中华而努力。

值此全国名词委成立 15 周年、科技名词书改装之际，写了以上这些话。是为序。

卢嘉锡

2000 年夏

钱 三 强 序

科技名词术语是科学概念的语言符号。人类在推动科学技术向前发展的历史长河中，同时产生和发展了各种科技名词术语，作为思想和认识交流的工具，进而推动科学技术的发展。

我国是一个历史悠久的文明古国，在科技史上谱写过光辉篇章。中国科技名词术语，以汉语为主导，经过了几千年的演化和发展，在语言形式和结构上体现了我国语言文字的特点和规律，简明扼要，蓄意深切。我国古代的科学著作，如已被译为英、德、法、俄、日等文字的《本草纲目》《天工开物》等，包含大量科技名词术语。从元、明以后，开始翻译西方科技著作，创译了大批科技名词术语，为传播科学知识，发展我国的科学技术起到了积极作用。

统一科技名词术语是一个国家发展科学技术所必须具备的基础条件之一。世界经济发达国家都十分关心和重视科技名词术语的统一。我国早在 1909 年就成立了科学名词编订馆，后又于 1919 年中国科学社成立了科学名词审定委员会，1928 年大学院成立了译名统一委员会。1932 年成立了国立编译馆，在当时教育部主持下先后拟订和审查了各学科的名词草案。

新中国成立后，国家决定在政务院文化教育委员会下，设立学术名词统一工作委员会，郭沫若任主任委员。委员会分设自然科学、社会科学、医药卫生、艺术科学和时事名词五大组，聘任了各专业著名科学家、专家，审定和出版了一批科学名词，为新中国成立后的科学技术的交流和发展起到了重要作用。后来，由于历史的原因，这一重要工作陷于停顿。

当今，世界科学技术迅速发展，新学科、新概念、新理论、新方法不断涌现，相应地出现了大批新的科技名词术语。统一科技名词术语，对科学知识的传播，新学科的开拓，新理论的建立，国内外科技交流，学科和行业之间的沟通，科技成果的推广、应用和生产技术的发展，科技图书文献的编纂、出版和检索，科技情报的传递等方面，都是不可缺少的。特别是计算机技术的推广使用，对统一科技名词术语提出了更紧迫的要求。

为适应这种新形势的需要，经国务院批准，1985 年 4 月正式成立了全国自然科学名词审定委员会。委员会的任务是确定工作方针，拟定科技名词术语审定工作计划、实施方案和步骤，组织审定自然科学各学科名词术语，并予以公布。根据国务院授权，委员会审定公布的名词术语，科研、教学、生产、经营以及新闻出版等各部门，均应遵照使用。

全国自然科学名词审定委员会由中国科学院、国家科学技术委员会、国家教育委员会、中国科学技术协会、国家技术监督局、国家新闻出版署、国家自然科学基金委员会分别委派了正、副主任担任领导工作。在中国科协各专业学会密切配合下，逐步建立各专业审定分委员会，并已建立起一支由各学科著名专家、学者组成的近千人的审定队伍，负责审定本学科的名词术语。我国的名词审定工作进入了一个新的阶段。

这次名词术语审定工作是对科学概念进行汉语订名，同时附以相应的英文名称，既有我国语言特色，又方便国内外科技交流。通过实践，初步摸索了具有我国特色的科技名词术语审定的原则与方法，以及名词术语的学科分类、相关概念等问题，并开始探讨当代术语学的理论和方法，以期逐步建立起符合我国语言规律的自然科学名词术语体系。

统一我国的科技名词术语，是一项繁重的任务，它既是一项专业性很强的学术性工作，又涉及亿万人使用习惯的问题。审定工作中我们要认真处理好科学性、系统性和通俗性之间的关系；主科与副科间的关系；学科间交叉名词术语的协调一致；专家集中审定与广泛听取意见等问题。

汉语是世界五分之一人口使用的语言，也是联合国的工作语言之一。除我国外，世界上还有一些国家和地区使用汉语，或使用与汉语关系密切的语言。做好我国的科技名词术语统一工作，为今后对外科技交流创造了更好的条件，使我华夏儿女，在世界科技进步中发挥更大的作用，做出重要的贡献。

统一我国科技名词术语需要较长的时间和过程，随着科学技术的不断发展，科技名词术语的审定工作，需要不断地发展、补充和完善。我们将本着实事求是的原则，严谨的科学态度做好审定工作，成熟一批公布一批，提供各界使用。我们特别希望得到科技界、教育界、经济界、文化界、新闻出版界等各方面同志的关心、支持和帮助，共同为早日实现我国科技名词术语的统一和规范化而努力。

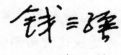

1992 年 2 月

前　言

早在《黄帝内经》中，就有关于急救的记载。"急"与"救"各有其独特含义。"急"字从"及"从"心"，本意为狭窄、紧缩；"救"字从"求"，"攴（pū）"声，应求而救，本意为援助。直到晋代，"急救"一词才成为固定词组，并被记载在《肘后备急方》中。然而，即使到了今天，急救医学仍然缺乏一个基于专业框架体系的系统、规范的术语标准，这在一定程度上制约了该学科的发展和学术交流。为此，全国科学技术名词审定委员会于 2019 年 5 月批准成立了急救医学名词编写委员会和急救医学名词审定分委员会，专门负责组织编写和审定急救医学名词，以使其成为本专业科技名词应用的标准。

《急救医学名词》内容涵盖急救概论、急救调度、日常医学急救、急救质控、灾难医学、海上医学救援、急救技能与护理 7 部分，共计 1563 条。本书不仅介绍了急救医学领域的基本概念，还收录了一些体现学科最新进展的术语，旨在为广大医务工作者提供专业名词的应用标准。

急救医学名词审定分委员会于 2019 年 5 月召开了第一次编委会，依据科学技术名词审定的原则与方法，确定了编写范围，制定了编写大纲，落实了组织分工，并开始收集和拟定词条。2020 年 12 月，召开了第一次审定会议，对所有术语逐条进行审定。此后，多次修订稿件，并召开编委会和专家审定会议，广泛征求全国各地专家的修改意见。历经 5 年努力，最终于 2023 年 7月 7 日在广西南宁召开了终审会议，完成定稿。

急救医学发展迅速，其内容涉及多个学科，并与其他学科广泛交叉，同时大量新的外文术语不断涌现，尽管全体编审人员已尽最大努力，但因水平和能力所限，书中可能存在不足之处，恳请各位同仁多提宝贵意见，以便在未来进一步补充完善。

感谢全国科学技术名词审定委员会事务中心张晖副主任和全国科学技术名词审定委员会医学名词审定委员会张玉森秘书长的多次悉心指导，感谢全体编审人员的辛勤付出。我们坚信，《急救医学名词》必将为我国急救医学事业的发展发挥积极的推动作用。

急救医学名词审定分委员会

急救医学名词编写委员会

2024年6月

编 排 说 明

一、本书公布的是急救医学名词，共 1563 条，每条名词均给出了定义或注释。

二、全书分 7 部分：急救概论、急救调度、日常医学急救、急救质控、灾难医学、海上医学救援、急救技能与护理。

三、正文按汉文名所属学科的相关概念体系排列。汉文名后给出了与该词概念相对应的英文名。

四、每个汉文名都附有相应的定义或注释。定义一般只给出其基本内涵，注释则扼要说明其特点。当一个汉文名有不同的概念时，则用（1）、（2）等表示。

五、一个汉文名对应几个英文同义词时，英文词之间用"，"分开。

六、凡英文词的首字母大、小写均可时，一律小写；英文名除必须用复数者，一般用单数形式。

七、"［　］"中的字为可省略的部分。

八、主要异名和释文中的条目用楷体表示。"全称""简称"是与正名等效使用的名词；"又称"为非推荐名，只在一定范围内使用；"俗称"为非学术用语；"曾称"为被淘汰的旧名。

九、正文后所附的英汉索引按英文字母顺序排列；汉英索引按汉语拼音顺序排列。所示号码为该词在正文中的序码。索引中带"*"者为规范名的异名或在释文中出现的条目。

目　录

正文

01. 急 救 概 论

01.01 急救基本概念

01.01.01 通 用 概 念

01.001 急救医学 emergency medicine
针对急危重症临床救治，研究各种急性伤病的病因病理和临床诊治的医学临床学科。

01.002 急救 emergency
对突发疾病或受到意外伤害的需要医疗干预的人员进行紧急医疗处置的过程。

01.003 急救电话 emergency call
用于医疗急救呼叫的电话号码。例如，中国大陆医疗急救电话号码为120，日本和韩国等国家医疗急救电话号码为119，美国医疗急救电话号码为911，英国医疗急救电话号码为999，法国医疗急救电话号码为15。

01.004 急救医疗服务 emergency medical service，EMS
对需要急救的人员进行的紧急医疗救治、护理和转运等服务。

01.005 护理 nursing
对患者生命体征的监测、标本的采集及记录分析，并从生理心理、社会文化和精神诸方面照顾患者的行为。

01.006 转运 transport
经过现场必要的处理后，将患者由现场及时送往目的地的过程，以及院际之间和城市之间的护送过程。

01.007 急救医疗服务体系 emergency medical service system，EMSS
提供急救医疗服务的一系列组织机构。主要包括院前急救、院内急诊和重症监护。

01.008 院前急救 prehospital emergency
对患者到达医院前所进行的紧急医疗处置的过程。

01.009 院内急诊 hospital emergency
在医院内急诊科对急危重症患者给予及时诊断和治疗。

01.010 重症监护 intensive care
在医院内对各类危重症患者运用各种先进医疗技术、现代化监护和抢救设备，实施集中的加强治疗和护理的过程。

01.011 院前医疗急救服务机构 prehospital medical emergency service institution
从事院前医疗急救服务的机构。根据其服务范围和服务能力分为急救中心、急救分中心、急救站；根据运行模式分为独立型急救中心、依托型急救中心、指挥型急救中心和综合型急救中心。

01.012 急救中心 emergency medical center
从事院前医疗急救服务的一级机构。

01.013 急救分中心 emergency medical branch

center
从事院前医疗急救服务的二级机构。

01.014 急救站 emergency medical station
从事院前医疗急救服务的三级机构。是院前急救服务的基层单位。

01.015 独立型急救中心 independent emergency center
从事院前医疗急救服务的一类机构。管理和运行完全单独且具有法人资质的急救中心，财务独立核算，从受理急救电话到患者送达医院均由急救中心负责。

01.016 依托型急救中心 dependent emergency center
从事院前医疗急救服务的一类机构。设在综合医院内或依托医院独立运行，是综合医院的一部分。急救人员、救护车、急救设备和经费支出由政府和医院共同投入解决。

01.017 指挥型急救中心 dispatch emergency center
从事院前医疗急救指挥调度的一类机构。具有独立法人资质，承担受理急救电话，调度指挥网络医院的救护车和人员到现场进行急救。

01.018 综合型急救中心 integrate emergency center
从事院前医疗急救服务的一类机构。具有独立法人资质，承担受理急救电话，调度指挥本机构及其他医院的救护车和人员到现场进行急救。

01.019 急救调度指挥中心 emergency dispatch command center
从事急救电话业务受理、救护车辆和急救人员的调度派遣，协调与医院对接患者病情及救治等工作的机构或部门。一般具有一套集电话语音、急救指挥调度、车辆定位、单兵视频监控采集、车载视频终端、远程急救会诊、远程生命监测、公共服务平台等多功能于一体的急救指挥系统。

01.020 紧急医学救援中心 emergency medical rescue center
承担突发事件紧急医学救援任务的院前医疗急救服务机构。

01.021 急救网络医院 emergency network hospital
在医疗急救服务体系中，承担院前医疗急救服务且有院内门急诊和住院部的医疗机构。

01.022 急诊急救五大中心 five major centers for emergency care
以急危重症临床救治为主要任务的五类多学科诊疗中心。包括胸痛中心、卒中中心、创伤中心、危重孕产妇救治中心、危重儿童和新生儿救治中心。

01.023 胸痛中心 chest pain center
由多学科团队参与的对急性胸痛患者进行快速准确的诊断、危险评估和治疗的诊疗中心。可以降低急性心肌梗死的疾病风险，并能准确筛查出急性肺栓塞、主动脉夹层及低危胸痛患者，减少误诊、漏诊和过度治疗，改善胸痛患者临床预后。

01.024 卒中中心 stroke center
由多学科团队参与的对急性卒中患者进行快速诊断和治疗的诊疗中心。可以识别和诊断早期卒中，使卒中患者得到有效的预防和综合治疗，改善卒中患者的临床预后。

01.025 创伤中心 trauma center

由多学科团队参与的为严重创伤患者提供快速、高效和综合救治服务的诊疗中心。对严重创伤患者实施分级救治，降低严重创伤患者的死亡率，改善严重创伤的预后。

01.026 危重孕产妇救治中心 critical care center for pregnant and lying-in women

对危重症孕产妇提供快速、高效和规范的诊疗系统，以提高危重症孕产妇的救治能力和服务质量，保证救治服务的及时性和安全

性，降低孕产妇死亡率的诊疗中心。

01.027 危重儿童和新生儿救治中心 critical care center for critical children and neonate

对危重症儿童和新生儿提供快速、高效和规范的诊疗系统，以提高危重症儿童和新生儿的救治能力与服务质量，保证救治服务的及时性和安全性，降低儿童和新生儿死亡率的诊疗中心。

01.01.02 急 救 人 员

01.028 急救医生 emergency physician

具有执业医师资格，经过院前急救专业培训，在院前医疗急救服务机构从事急救医疗服务的医生。

01.029 急救护士 emergency nurse

具有执业护士资格，经过院前急救专业培训，在院前医疗急救服务机构从事急救医疗服务的护士。

01.030 急救驾驶员 emergency driver

又称"急救司机"。具有驾驶某类机动车的资格，经过院前急救专业培训，在院前医疗急救服务机构操纵救护车的人员。

01.031 医疗救护员 emergency medical technician，EMT

具有国家医疗救护员执业资格，经过院前急救专业培训，在院前医疗急救服务机构从事急救医疗服务的人员。

01.032 急救辅助员 emergency care assistant

经过院前急救专业培训，在院前医疗急救服务机构辅助急救医生和急救护士完成急救医疗服务的人员。

01.033 急救管理人员 emergency management personnel

在院前医疗急救服务机构从事院前医疗急救服务工作的管理类人员。

01.01.03 急救转运工具

01.034 救护车 ambulance

又称"急救车"。用于转运患者的机动车辆。具有驾驶室、医疗舱、无线通信装置，以及必要的抢救设备和药品。

01.035 普通型救护车 ordinary ambulance

为基础处理、观察和转运病情较轻患者而设计和装备的救护车。

01.036 抢救监护型救护车 intensive care ambulance

为救治、监护和转运急危重症患者而设计及装备的具有生命体征监护和支持功能的救护车。

01.037 负压型救护车 negative pressure ambulance

为转运呼吸道传染病患者而设计的具有负压功能的救护车。使救护车内气压低于外界大气压,空气在自由流动时只能由车外流向车内,而且还能将车内的空气进行无害化处理后排出,在救治和转运传染病等特殊疾病患者时可以最大限度地减少医务人员交叉感染的概率。

01.038 5G 救护车 5G ambulance
通过5G网络信号和院前急救信息系统,将车载设备与5G路由器组网连接,使得患者生命体征监测数据可实时传送到急救调度指挥中心和救治目的地医院,同时可实现远程会诊、远程操作技术的救护车。

01.039 特殊用途型救护车 special ambulance
为特殊用途设计和装备的救护车。如新生儿转运救护车、涉水救援救护车、通信指挥车等。

01.040 急救摩托车 emergency motorcycle
为空间狭小或交通堵塞等特殊情况配备的用于院前急救的摩托车辆。

01.041 急救无人机 emergency unmanned aerial vehicle
利用无线电遥控设备和自备的程序控制装置操纵,用于急救的不载人飞行器。

01.042 航空医学救援 air ambulance
又称"空中急救(air medical emergency)"。利用航空飞行器提供的紧急医疗服务和突发公共事件医疗救援。包括患者的生命支持、监护、救治和转运,特殊血液和移植器官的运输,以及急救人员、医疗装备和药品的快速运达。

01.043 医学救援直升机 helicopter emergency medical service, HEMS
提供空中紧急医疗救援和突发公共事件医疗救援,转运受困人员或患者的直升机。

01.044 固定翼医学救援航空器 fixed wing air ambulance, FWAA
提供空中远距离紧急医疗救援服务和突发公共事件医疗救援,转运受困人员或患者的固定翼航空器。

01.045 医学救援艇 boat ambulance
提供水上紧急医疗救援和突发公共事件医疗救援,转运受困人员或患者的船艇。

01.02 医 疗 急 救

01.02.01 医 疗 安 全

01.046 医疗安全 medical safety
在医疗服务过程中将可能发生的损害控制在可以接受范围内的状态。

01.047 医疗器械 medical apparatus and instrument
用于疾病预防、诊断、治疗、保健或康复的器具及机械设备。

01.048 医疗安全管理 medical safety management
围绕医务人员在实施医疗行为、患者在接受医疗服务过程中不受意外伤害所进行的全部管理活动。

01.049 医疗质量管理 medical quality management

根据质量管理要求，为达到医疗行为符合标准和规范，以及功能满足患者需求的目的，合理运用人力、物力、设备和数据系统分析等进行的一系列医疗工作监督管理和改进活动。

01.050　急救病历　emergency medical record
院前急救人员在院前急救活动过程中以文字、符号、图表、影像等形式记录患者的个人信息、诊疗经过、病情进展等情况的文件。

01.051　急救电子病历　emergency electronic medical record
院前医疗急救服务机构以电子化方式创建、保存和使用的急救病历。

01.052　病例随访　case follow-up
将患者送往医疗机构后，对其在医院内的诊疗经过、诊断结果及转归等信息进行的追访。

01.053　急诊危重指数　emergency severity index，ESI
根据患者病情的严重程度和所需的医疗资源进行急诊预检分诊的方法。分为1~5级，具有很好的可靠性。

01.054　急危重患者　critical patient
符合国家卫生健康委《需要紧急救治的急危重伤病标准及诊疗规范》中规定的条件，伤病情况严重、需要紧急救治的人。

01.055　早期预警评分系统　early warning score system
用于判断患者身体状况是否达到或超越了事先约定的触发值的评分系统。

01.056　院前医疗机构感染监测　infection surveillance of prehospital medical institution
院前医疗服务机构对感染在一定人群中的发生、分布及其影响因素进行长期、系统、连续的观察、收集和汇总，并报送和反馈给有关部门和科室进行分析和研究的过程。

01.057　医疗安全不良事件　medical safety adverse event
在临床诊疗活动及医院运行过程中，任何可能影响患者的诊疗结果、增加患者的痛苦和负担并可能引发医疗纠纷或医疗事故，以及影响医疗工作正常运行和医务人员人身安全的因素与事件。

01.02.02　医患关系

01.058　医患关系　doctor-patient relationship
医护和患者双方在医疗服务过程中形成的关系。

01.059　工作记录仪　work recorder
用于在院前急救活动过程中进行现场动态或静态摄像、照相等数字化记录的电子仪器。

01.060　医疗事故　medical malpractice
医疗机构及其医务人员在医疗活动中违反

医疗卫生管理法律、行政法规、部门规章、诊疗护理规范和常规或因过失而造成患者人身损害的事件。

01.061　医疗纠纷　medical dispute
医患双方对诊疗护理不良后果及其原因的认识不一致而发生的争议。

01.062　用药错误　medication error
在临床药品使用过程中出现的任何可以防范的用药不当。

01.063　信息管理　information management

为管理服务，收集、存储和处理信息的过程。

01.02.03　院前院内急救衔接

01.064　院前院内急救衔接　link for emergency medical system and hospital

院前医疗急救服务机构在提供院前医疗急救服务过程中，与院内医疗机构交接患者和进行信息传递的过程。

01.065　院前医疗急救转运　prehospital emergency medical transport

院前医疗急救服务机构根据患者情况，遵循就近、就急、满足专业需要、兼顾患者及其家属意愿的原则，将患者及时转运至具有相应急诊抢救能力的医疗机构的过程。

01.066　长途医疗转运　long distance medical transport

将患者由救护车跨地区长距离转运的过程。

01.067　急救绿色通道　emergency green channel

为保障急危重症患者能够得到及时、规范、高效救治，院前医疗急救服务机构与医院预先协议搭建的就诊平台。当急救人员遇有急危重症患者时，可以通过急救调度指挥中心通知医院做好接诊准备，使急危重症患者被送到医院后立即得到进一步的诊治。

01.02.04　医院感染与洗消

01.068　医源性感染　iatrogenic infection

医疗服务过程中造成的病原体传播而引发的感染。

01.069　医院感染　nosocomial infection

简称"院感"。住院患者在医院内获得的感染。包括在住院期间发生的感染和在医院内获得出院后发生的感染，但不包括入院前已开始或者入院时已处于潜伏期的感染。医院工作人员在医院内获得的感染也属医院感染。

01.070　医院感染暴发　outbreak of nosocomial infection

简称"院感暴发"。在医疗机构或其科室的患者及工作人员中，短时间内发生3例以上同种同源感染病例的现象。

01.071　流行病学调查　epidemiological investigation

对人群中疾病或者健康状况的分布及其决定因素进行调查的过程。

01.072　疫区　epidemic area

传染病在人群中暴发或者流行时，其病原体向周围传播可能波及的地区。

01.073　消毒　disinfection

用物理或化学方法杀灭或清除传播媒介上的病原微生物，使其达到无害化的过程。

01.074　救护车终末消毒　ambulance terminal disinfection

传染源离开救护车后对救护车进行的彻底消毒。

01.075　救护车随时消毒　ambulance concomitant disinfection

当传染源在救护车上时所进行的消毒。即对传染源的排泄物、分泌物或被污染的物品随即进行的及时消毒。

01.076　院前急救职业暴露　occupational exposure in prehospital emergency medical service
院前急救人员在诊疗、护理等工作中意外接触有毒有害物质、传染病病原体污染的物品或传染病患者的体液，或被上述有毒有害物质及传染病患者体液污染的针头及其他锐器刺破皮肤的情况。

01.077　隔离　isolation
采用各种方法、技术防止感染因子从患者和携带者传播给他人的一种措施。

01.078　灭菌　sterilization
用物理或化学方法杀灭传播媒介上的一切微生物的方法。包括致病的和非致病的微生物。

01.079　清洁　cleaning
去除物体表面有机物、无机物和可见污染物的过程。

02.　急 救 调 度

02.01　调度基本概念

02.01.01　基 本 概 念

02.001　急救调度　emergency medical dispatch，EMD
受理急救呼救、调派救护车、急救指挥协调、远程医学指导的过程。

02.002　急救调度室　emergency medical dispatch room
又称"急救调度厅"。位于急救指挥调度中心供急救调度员工作的场所。

02.003　急救调度员　emergency dispatcher
负责接听受理急救电话、调派救护车、为急危重症患者与医院建立绿色通道，遇突发事件时采集现场详细信息并及时上报的专业急救人员。

02.004　交换机　switch
一种用于电（光）信号转发的网络设备，交换、控制信令及其他功能单元的通信设备。可以把用户线路、电信电路和（或）其他要互连的功能单元根据用户的请求连接起来。

02.005　程控数字交换机　statistical process control digital switch
以数字形式通过程序控制的交换设备交换信息的交换机。

02.006　以太网交换机　internet switch
以以太网作为数据传输的一种交换机。

02.007　中继线　trunk line
交换机话路设备的重要组成部分。可将交换机与用户有效联通。

02.008　急救电话分流　emergency telephone shunting
急救电话进入交换机后分流转接的过程。分为人工分流和自动分流。

02.009　人工分流　artificial shunting
急救电话由调度员进行分流转接的过程。

02.010 自动分流 automatic shunting
急救电话由交换机和调度系统程序控制分流转接的过程。

02.011 调度座席 emergency dispatch seat
接听、受理急救电话和调派救护车的工作席。根据工作需要可分为分流席、受理席、派车席、急危重症席、咨询席、组长席、指导席、非急救席等不同调度席位。

02.012 分流席 shunting seat
承担接听120呼入电话，根据不同呼叫需求分别转接到不同调度座席的座席。

02.013 受理席 accepting seat
承担急救电话受理、任务落单及病情分级等任务的调度座席。

02.014 派车席 dispatch seat
承担调派救护车组等任务的调度座席。

02.015 急危重症席 severe case seat
承担生命体征不平稳、胸痛、呼吸困难、意识不清等急危重症患者的电话受理、远程医学指导和救护车调派等任务的调度座席。

02.016 咨询席 consulting seat
承担不需要救护车且与急救有关咨询工作等任务的调度座席。如需要救护车可根据情况再转接至受理席或急危重症席。

02.017 组长席 group leader seat
承担突发事件的处理及其他需要协调沟通工作等任务的调度座席。

02.018 指导席 guiding seat
承担急救调度在线生命支持与指导等任务的调度座席。

02.019 非急救席 non-emergency seat
承担以解决交通工具且不需要医疗干预如出院回家、转院等相关业务的电话受理和车辆调派等任务的调度座席。

02.020 机房 machine room
安装一台或多台服务器及其附属设备的专用房间。

02.01.02 呼 救 人 群

02.021 呼救 call for help
发出信息寻求紧急医疗援助。

02.022 呼救者 caller
发出信息寻求救助行为的机构或个人。特指通过拨打急救电话寻求紧急医疗援助的机构或个人。

02.023 第一方呼救者 first-party caller
为自己拨打急救电话请求紧急医疗援助的人员。

02.024 第二方呼救者 second-party caller
又称"第一目击者（first responder）"。在事发现场，协助急救对象拨打急救电话寻求紧急医疗援助的人员。

02.025 第三方呼救者 third-party caller
不在事发现场，协助患者拨打急救电话请求紧急医疗援助的人员。

02.02.01　调 度 系 统

02.026　急救调度系统 emergency dispatch system
用于接听和受理急救电话并派出救护车，提供信息处理和智能化决策功能的信息系统。

02.027　计算机辅助调度系统 computer-aided dispatch system，CADs
利用计算机辅助接听和受理急救电话并派出救护车，提供信息处理和智能化决策功能的信息系统。包括有线、无线通信系统，地理信息系统，卫星定位系统，数字录音系统等。

02.028　有线通信 wire communication
借助线缆线路传送信号的通信方式。

02.029　无线通信 wireless communication
仅利用电磁波而不通过线缆线路传送信号的通信方式。

02.030　地理信息 geographic information
描述与地理位置和时间相关事务或对象及其关系的信息。具有基础性、共享性、多维性和动态性的特征。

02.031　卫星定位 satellite positioning
利用卫星测定点位的技术和方法。

02.032　全球定位系统 global positioning system，GPS
由美国国防部运作的双频、L频带卫星导航系统。可在全球范围内进行卫星导航和定位。

02.033　北斗卫星导航系统 BeiDou Navigation Satellite System，BDS
简称"北斗系统"。中国着眼于国家安全和经济社会发展需要，自主建设运行的全球卫星导航系统。是为全球用户提供全天候、全天时、高精度的定位、导航和授时服务的国家重要时空基础设施。

02.034　车载定位终端 positioning terminal equipment
安装在救护车上用于接收北斗系统或全球定位系统信号，实现定位、导航、定时等功能的设备。

02.035　数字录音系统 digital audio record system
用于记录进行数字化编码音频信息的存储系统。

02.036　数据库系统 database system
存储、管理、处理和维护数据的软件系统。主要由数据库、数据库管理系统和数据库管理员组成。

02.037　计算机电话集成系统 computer telephony integration system，CTIS
集成计算机与电话两种技术，使电话通信和计算机信息处理两种功能结合在一起应用的系统。

02.038　高级调度在线生命支持系统 advanced dispatch online life support system，ADLS
通过移动通信和人工智能等技术，以音视频方式在线为现场呼救者提供包括基础生命支持在内的自救或互救的急救措施，以及病情危重程度分级分类，以解决在急救人员到达之前"不会救"的问题。

02.039　医疗优先调度系统　medical priority dispatch system，MPDS
用于辅助急救调度员通过电话问询第一时间识别急危重症，优先派车，并在线提供指导和急救处置的一种软件系统。以解决是否需要优先派急救医生的问题。

02.040　自动电话号码识别　automatic number identification，ANI
急救指挥调度中心利用来电显示功能自动识别呼救者电话号码信息的技术。

02.041　自动地址识别　automatic location identification，ALI
急救调度指挥中心利用定位技术系统，通过呼救者的电话号码自动确定呼救者地理位置的技术。

02.042　计算机辅助调度　computer aided dispatching
使用计算机辅助急救调度员接听受理急救电话和调派救护车的方法。可以提高调度工作效率和合理利用急救资源。

02.02.02　调度受理与指导

02.043　首调负责制　first-dispatch responsibility
首位接听急救电话的调度员负责从摘机接听急救电话开始到受理派车、现场处置、送达医院等全过程的一种管理制度。

02.044　急救前移　emergency medical service in advance
在救护车达到之前，调度员或急救人员通过电话指导呼救者进行自救互救、提高急救成功率的行为。

02.045　调度员生命支持　dispatcher life support，DLS
急救调度员通过电话或远程通信技术指导呼救者，在专业急救人员到达之前开展基础生命支持等紧急处置。

02.046　调度员指导的心肺复苏　dispatcher-guided cardiopulmonary resuscitation
又称"电话指导的心肺复苏"。调度员通过电话等通信手段询问第一目击者，评估患者病情，并系统地指导第一目击者对疑似心搏骤停患者实施心肺复苏的过程。

02.047　绿色通道建立　green channel establishment
调度员在患者送达医院之前通知医院做好准备接收急危重症患者的过程。通知的方式有电话、短信、视频和各类信息平台。

02.048　突发事件上报　emergency report
调度员将突发事件信息报告至相关部门的行为。

02.049　突发事件处置　emergency management
调度员识别突发事件任务、调派救护车和应急资源及建立绿色通道等全过程管理，并全程跟踪收集相关信息向相关部门和领导汇报的行为。

02.02.03　调　度　任　务

02.050　主叫号码　caller number
呼救者拨打120急救电话时使用的电话号码。

02.051　联系电话　telephone number
呼救者拨打120急救电话时告知调度员用于

联系救护车组人员的电话号码。

呼叫救护车时患者病情的轻重程度。

02.052　电话分类　call classification
调度员受理完成急救电话后将呼救电话进行分类的过程。

02.053　电话早释　dialling early release
呼救者拨打急救电话后，尚未被调度员接起前呼救者主动将电话挂断的情形。

02.054　急救任务来源　source of first aid mission
急救任务呼救电话的来源。如呼救者来电、急救人员任务要单、调度员调派任务等。

02.055　急救任务类型　type of first aid task
调度员受理完成急救电话后，将急救任务分类的过程。如救治、转院、回家等。

02.056　现场地址　current location
呼叫救护车时患者所在的地理位置。

02.057　现场标志　landmark
呼叫救护车时患者所在现场地址附近的明显标志物。

02.058　地址类别　address type
现场地址的具体类别。如居住区、公共场所、公路等。

02.059　病情严重程度　disease severity

02.060　任务调派　dispatching
调度员将急救任务派给急救车组的过程。

02.061　更改调派　reassignment dispatch
调度员终止任务，并将该任务派给其他急救人员继续执行的行为。

02.062　增援调派　reinforcement dispatch
调度员根据急危重症患者抢救需要或处置突发事件紧急医疗事件时，增加调派急救人员前往支援的行为。

02.063　有理回应　reasonable reply
调度员对错打、骚扰等与急救服务无关的电话采取适当拒绝的回应措施。

02.064　撤销待派　revoke dispatch
搁置待派的任务因各种原因取消，调度员将任务单撤销的行为。

02.065　终止任务　terminate task
急救人员已经接到出车任务，但因某种原因，调度员通知急救人员结束执行任务的行为。

02.066　拒绝执行　refused dispatch
又称"拒绝出车"。急救人员拒绝接受调度员的派车指令，不同意执行急救任务的行为。原则上应避免发生。

02.02.04　调度相关时间

02.067　呼叫时刻　call time
呼救者拨打急救电话的时间点。

02.068　振铃时刻　ring time
急救调度指挥中心急救电话铃响起的时间点。

02.069　摘机时刻　pick up time

急救调度员摘起电话开始接听呼救者电话的时间点。

02.070　摘机时长　picking up time
急救电话振铃时刻至调度员摘机时刻的时间间隔。计量单位为秒。

02.071　挂机时刻　hang up time
调度员受理完成急救电话后与呼救者结束通话挂机的时间点。

02.072　受理时长　call handling time
调度员从摘机接听急救电话至电话挂断的时间间隔。计量单位为秒。

02.073　定位时刻　location time
调度员受理急救电话时在电子地图进行呼叫定位的时间点。

02.074　电话排队时刻　telephone queue time
呼入的急救电话进入交换机排队的时间点。

02.075　挂起时刻　hanging time
调度员受理急救电话后已形成任务但暂时未调派而将任务挂起的时间点。

02.076　挂单时长　pending time
调度员将任务单挂起至将任务派发给急救人员的时间间隔。计量单位为分钟。

02.077　派车时刻　dispatch order sending time
调度员发送派车任务单的时间点。

02.078　派车时长　dispatch time
调度员从接听急救电话至将任务派发给急救人员的时间间隔。计量单位为秒。

02.079　唤醒时刻　rousing time
调度员将挂起的任务单进行唤醒操作的时间点。

02.080　撤销时刻　revoking time
调度员将挂起的任务单撤销的时间点。

02.081　终止时刻　terminating time
调度员将正在执行的任务进行终止操作的时间点。

02.082　改派时刻　change dispatching time
调度员将某急救车组正在执行的任务改派至其他急救车组所做的操作的时间点。

02.083　绿色通道建立时刻　green channel establishment time
调度员联系医院急诊建立快速响应机制的时间点。

02.084　突发事件上报时刻　reporting time of emergency
调度员将突发事件信息报告至相关主管部门的时间点。

02.085　突发事件处理时长　emergency management time
调度员受理突发事件时刻至突发事件结束的时间间隔。计量单位为分钟。

03.　日常医学急救

03.01　内　科　学

03.01.01　循　环　系　统

03.001　循环系统　circulation system
分布于全身各部的、用以运输机体组织所需

的营养物质、代谢产物、激素、生物活性物质，以及氧和二氧化碳的、封闭的、连续的管道系统。

03.002 血液循环系统 blood circulation system

由心脏和血管组成的完全封闭的血液循环管道。分为心血管系统和淋巴系统两部分。淋巴系统是静脉系统的辅助系统。而一般所说的循环系统指的是心血管系统，由血液、血管和心脏组成。

03.003 淋巴系统 lymphatic system

由淋巴管道、淋巴组织和淋巴器官组成的系统。具有引流组织液、产生淋巴细胞、过滤淋巴液、进行免疫应答等功能。

03.004 血液循环 blood circulation

血液在血液循环系统中按一定方向周而复始地流动。包括体循环和肺循环两部分。

03.005 体循环 systemic circulation

从左心室射出的动脉血经主动脉、动脉各级分支流向全身各器官的毛细血管，血液经过毛细血管壁，借助组织液与组织细胞进行物质和气体交换后，动脉血变成了静脉血，再经过小静脉、中静脉，最后经过上、下腔静脉流回右心房的循环路径。

03.006 肺循环 pulmonary circulation

从右心室射出的静脉血入肺动脉，经过肺动脉各级分支流至肺泡周围的毛细血管网，在此进行气体交换，使静脉血变成含氧丰富的动脉血，经肺内各级肺静脉属支，再经肺静脉返回左心房的循环路径。肺循环路程短、压力低，只通过肺，主要功能是完成气体交换。

03.007 微循环 microcirculation

从微动脉到微静脉的血液循环。是血液循环和物质交换的基本结构和功能单位，是血液和组织液之间物质与气体交换的场所。

03.008 淋巴循环 lymph circulation

组织液进入毛细淋巴管形成淋巴液，并沿淋巴管道回流至静脉系统的过程。是血液循环的辅助与补充。

03.009 心脏搏动 cardiac impulse

俗称"心跳（heart beat）"。心脏机械活动的外在表现形式。正常情况下表现为规律的收缩与舒张，使心脏泵血，是血液循环的原动力。

03.010 心动周期 cardiac cycle

心脏每收缩和舒张一次的活动周期。长短与心率有关。如以成人平均心率75次/分计算，则1个心动周期为0.8秒。

03.011 心率 heart rate

心脏搏动的频率。即单位时间内心脏搏动的次数。正常成人心率为60～100次/分。

03.012 心律 heart rhythm

心脏搏动的节律。心脏搏动是在心电活动的导引下有规则地进行的。正常情况下心电活动起源于窦房结。

03.013 心脏泵血 cardiac pumping

心脏通过节律性的舒缩活动和瓣膜的导向作用，回收静脉回流的血液并将血液射入动脉的过程。

03.014 心[脏泵血]功能 function of cardiac pump

心脏所具有的推动血液进行循环的功能。在心室活动的主导作用下进行。

03.015　心室射血　ventricular ejection
又称"心脏射血（cardiac ejection）"。心室通过收缩功能将心室内血液通过动脉瓣口射入动脉的过程。是心脏泵血功能的重要体现。

03.016　心室充盈　ventricular filling
心室舒张期内，心房内的血液经房室瓣口进入心室的过程。在此过程中心室、心房内的压力变化导致心室充盈速度前后有所不同，分为快速充盈期、减慢充盈期和房缩充盈期。

03.017　每搏输出量　stroke volume
心脏搏动一次，由一侧心室射出的血量。为心室舒张末期容积和收缩末期容积之差。正常成人安静状态下为60～80ml。

03.018　心输出量　cardiac output
又称"心排血量"。每分钟一侧心室射入动脉的血量。等于每搏输出量与心率的乘积。正常生理状态下，两侧心室的输出量相等。

03.019　[心室]射血期　period of ventricular ejection
心脏泵血过程中，心室内的血液通过动脉瓣口进入动脉的时期。心室收缩心室内压力升高超过动脉压时动脉瓣打开，射血期开始；心室收缩结束后开始舒张，心室内压力降至低于动脉压时动脉瓣关闭，射血期结束。

03.020　左[心]室射血时间　left ventricular ejection time
左心室射血期的时长。常用计时单位为秒。

03.021　[心室]射血分数　ejection fraction
心室收缩的搏出量占心室舒张期末容积的百分比。正常成人为50%～70%。

03.022　心力储备　cardiac reserve
心输出量随机体代谢需要而增加的能力。心力储备的大小主要取决于搏出量和心率能够提高的程度，包括每搏输出量储备和心率储备。

03.023　每搏输出量储备　stroke volume reserve
心室通过增加心肌收缩能力和增加舒张末期容积而实现每次心脏搏动增加射出血量的能力。

03.024　心率储备　heart rate reserve
心率在一定范围内随机体代谢需要的增长而加快，增加心输出量的能力。

03.025　心功能不全　cardiac insufficiency
各种原因引起心脏的结构和（或）功能变化，最终导致心脏泵血功能受损的情况，表现为一组复杂的临床综合征。根据发展过程分为心功能不全代偿期和心功能不全失代偿期两个阶段。根据进展速度分为急性心功能不全和慢性心功能不全。根据发生的部位分为左心功能不全、右心功能不全和全心功能不全。

03.026　心功能不全代偿期　cardiac insufficiency compensatory period
有心脏泵血功能受损的客观证据（如左心室射血分数降低），但无典型临床症状的心功能不全阶段。

03.027　心功能不全失代偿期　cardiac insufficiency decompensated period
心脏泵血功能受损严重，心输出量减少至不能满足机体组织代谢需要，临床上出现呼吸困难、体力活动受限、体液潴留等表现，以肺循环和（或）体循环淤血、组织灌注不足为主要临床症状。

03.028 急性心功能不全 acute cardiac insufficiency

由急性的严重心肌损害、心律失常或心脏负荷突然加重等因素造成的心输出量在短时间内急剧减少而出现的心功能不全。典型临床表现有急性肺水肿、心源性休克、晕厥，甚至心搏骤停。

03.029 慢性心功能不全 chronic cardiac insufficiency

由原发性心肌损害、心脏和（或）血管结构异常、心脏负荷异常、机体代谢需要增加、贫血等因素导致的心脏泵血或充盈功能逐渐下降，随着病情加重，患者出现心力衰竭临床症状的心功能不全。

03.030 左心功能不全 left heart insufficiency

左心室出现心肌收缩力下降，引发左心输出量降低，出现以肺循环淤血为主要临床表现的疾病。

03.031 左心衰竭 left heart failure

由左心室收缩力下降、容量变化、二尖瓣或主动脉瓣功能异常等造成的左心搏出功能下降、肺循环淤血的综合征。

03.032 右心功能不全 right heart insufficiency

右心室出现心肌收缩力下降或右心室的前后负荷加重，引发右心输出量减少，出现以体循环淤血为主要临床表现的疾病。

03.033 右心衰竭 right heart failure

由右心室收缩力下降、容量变化、三尖瓣反流、肺动脉压力升高等造成的右心搏出功能下降、体循环淤血的综合征。

03.034 全心功能不全 whole heart insufficiency

同时存在左、右心室心功能不全的情况。

03.035 全心衰竭 whole heart failure

左、右心同时出现心力衰竭的表现。多数是由于左心衰竭诱发右心衰竭，症状表现为体循环及肺循环均有淤血。

03.036 心律失常 cardiac arrhythmia

由心脏自律性异常或传导障碍引起的心动过速、心动过缓或心脏搏动不规律等异常表现。

03.037 心脏停搏 asystole

又称"心搏停止"。各种原因导致的心脏有效机械活动（即收缩与舒张活动）停止，泵血功能丧失的状态。心脏可处于完全静止状态或不能产生有效泵血活动的非完全静止状态。

03.038 心搏骤停 sudden cardiac arrest, SCA

心脏有效机械活动突然停止，泵血功能丧失的状态。常与呼吸骤停相继出现，由于脑血流突然中断，患者会迅速出现意识丧失，经及时救治可获存活。是心源性猝死的常见原因。

03.039 院外心搏骤停 out-of-hospital cardiac arrest, OHCA

发生在医院以外场所的心搏骤停。一般情况下，发病者往往不能得到及时有效救治，复苏成功率较低。

03.040 院内心搏骤停 in-hospital cardiac arrest, IHCA

在医院内发生的心搏骤停。一般情况下，发病者往往能够及时得到专业医务人员给予的生命支持救治，复苏成功率相对较高。

03.041 猝死 sudden death

平素身体健康或貌似健康的患者在出乎意

料的短时间内因自然疾病而突然死亡的现象。世界卫生组织（WHO）界定的猝死为从疾病急性发作到死亡时间为6小时之内。

03.042　心源性猝死　sudden cardiac death, SCD

由心脏本身疾病急性发作所致的猝死。

03.043　自主循环恢复　return of spontaneous circulation，ROSC

心脏搏动停止之后再次出现持续的心脏搏动和呼吸活动，包括呼吸、咳嗽、肢体移动、可被测量的脉搏和血压等。

03.044　复苏后综合征　post resuscitation syndrome

心搏骤停患者自主循环恢复后，由缺氧及再灌注损伤造成的多器官功能障碍。主要原因为再灌注损伤，可对脑、心、肺、肾、胃肠等重要器官的功能、代谢和结构产生严重影响，并表现出各自的临床特征。

03.045　复苏后治疗　post resuscitation treatment

对于心搏骤停后自主循环恢复的患者，在维持其呼吸和循环功能稳定的基础上，针对患者心搏骤停后可能即将发生的或已经发生的多器官功能障碍采取的相应预防和治疗措施。

03.046　动脉硬化　arteriosclerosis

以动脉壁增厚、变硬和弹性减退为特征的动脉疾病。

03.047　动脉粥样硬化　atherosclerosis，AS

以血管内膜形成粥样斑块或纤维斑块为特征的动脉硬化性疾病。主要累及大动脉和中等动脉，致管壁变硬、管腔狭窄和弹性减弱，引起相应器官缺血性改变。

03.048　冠心病　coronary heart disease

全称"冠状动脉粥样硬化性心脏病（coronary atherosclerotic heart disease）"。因冠状动脉粥样硬化造成心脏供血动脉狭窄、供血不足而引起的心肌功能障碍和器质性改变的疾病。

03.049　隐匿型冠心病　latent coronary artery heart disease

无临床症状，但客观检查有心肌缺血表现的冠心病。患者有冠状动脉粥样硬化，但病变较轻或有较好的侧支循环，或患者痛阈较高而无疼痛症状。

03.050　心绞痛　angina pectoris

因冠状动脉供血不足，心肌急剧的暂时缺血和缺氧所引起的临床综合征。临床特点为阵发性前胸压榨性疼痛，可伴有其他症状。疼痛主要位于胸骨后部，可放射至心前区与左上肢，常发生于劳动或情绪激动时，每次发作3～5分钟；休息或用硝酸酯类制剂后疼痛消失。

03.051　劳力性心绞痛　exertional angina pectoris

体力活动、情绪激动或其他因素引起心肌需氧量增加所诱发的心绞痛。常发生于劳力负荷增加时，持续数分钟，休息或用硝酸酯类制剂后疼痛消失。

03.052　稳定型心绞痛　stable angina pectoris

发作的诱发因素、频度、性质、部位及疼痛的程度、持续时间、缓解方式等在数周至数月内无明显变化的心绞痛。

03.053　初发型心绞痛　initial onset angina pectoris

无心绞痛和心肌梗死病史患者，近1～2个月新发的劳力性心绞痛。

03.054 恶化型心绞痛 accelerated angina pectoris

在原有稳定型心绞痛的基础上，近期出现病情加重的心绞痛。通常表现为更易发作、频次增加、持续时间延长、疼痛加重、应用硝酸酯类药物或休息较前不易缓解等。

03.055 静息型心绞痛 rest angina pectoris

又称"自发型心绞痛（spontaneous angina pectoris）"。安静状态下，与体力活动及情绪激动等增加心肌耗氧量的诱因无明显关系而自行发生的心绞痛。

03.056 变异型心绞痛 variant angina pectoris

由血管痉挛发作引起的心绞痛。在静息情况下发生，无体力劳动或情绪激动等诱因，常常伴随一过性ST段抬高或压低，冠状动脉造影证实一过性冠状动脉痉挛存在。

03.057 不稳定型心绞痛 unstable angina pectoris，UAP

发作没有相对固定的规律可循，临床上颇不稳定，在负荷加重、休息时均可引发，进展为心肌梗死的概率明显高于稳定型心绞痛。包括初发型心绞痛、恶化型心绞痛、静息型心绞痛等。

03.058 心肌梗死 myocardial infarction，MI

冠状动脉血供急剧减少或中断，引起相应的严重而持久的心肌急性缺血性坏死的现象。临床表现为突发性、剧烈而持久的胸骨后疼痛，伴特征性心电图与血清酶学改变。

03.059 ST 段抬高型心肌梗死 ST-segment elevation myocardial infarction，STEMI

发病时在心电图中有ST段抬高表现的心肌梗死。常有冠状动脉完全阻塞，初始治疗目标是早期通过溶栓或经皮冠状动脉介入治疗实行再灌注。

03.060 非 ST 段抬高型心肌梗死 non ST-segment elevation myocardial infarction，NSTEMI

发病时在心电图中没有ST段抬高表现的心肌梗死。

03.061 急性冠脉综合征 acute coronary syndrome，ACS

由于冠状动脉内粥样斑块破裂、表面破损或出现裂纹，继而出血和血栓形成，引起冠状动脉不完全或完全梗阻，以致心肌供血严重不足的临床综合征。其临床表现为不稳定型心绞痛、急性心肌梗死或心源性猝死。

03.062 血压 blood pressure

血管内的血液对于单位面积血管壁的侧压力。计量单位为千帕（kPa）或毫米汞柱（mmHg）。

03.063 高血压 hypertension

以体循环动脉血压升高为主要表现的全身性疾病。可分为原发性高血压和继发性高血压。

03.064 原发性高血压 essential hypertension

以体循环动脉血压升高为主要表现，与遗传、环境等多种因素有关而发病机制又不明确的一种全身性疾病。

03.065 继发性高血压 secondary hypertension

某些确定的疾病或原因引起的血压升高。此种血压升高是作为原发疾病的临床表现出现的，去除该原因之后患者的血压即可恢复正常。

03.066 慢性高血压 chronic hypertension

又称"缓进型高血压"。病情进展缓慢的原发性高血压。起病隐匿、病情发展慢、病程长，早期血压常不稳定，多在精神紧张、情绪激动及劳累后出现轻度高血压，在内、外不良刺激消失后即可恢复正常。随着病情发展，血压趋于持续性升高，且波动幅度变小。

03.067 急进型高血压 accelerated hypertension

又称"恶性高血压（malignant hypertension）"。严重高血压伴有急性进行性终末器官损害的疾病。可发生在高血压临床过程中任何阶段。1%高血压人群可出现急进型高血压，通常舒张压≥130mmHg。迅速持续血压升高超过血压自动调节机制时引起细小动脉扩张，开始出现高血压病理变化。

03.068 高血压危象 hypertensive crisis

在高血压的基础上，周围小动脉发生暂时性强烈痉挛而使血压急剧升高的危险情况。患者出现严重的头痛、眩晕、恶心、呕吐、视力障碍、呼吸困难等症状，可并发高血压脑病、急性心力衰竭或急性肾衰竭。

03.069 高血压急症 hypertension emergency

血压在短时间内（数小时或数天）急骤升高，并由此导致急性进行性心、脑、肾、视网膜等重要靶部位的功能损害。

03.070 高血压亚急症 hypertension urgency

原发性或继发性高血压患者的血压在短时间内（数小时或数天）显著升高，但不伴有由此导致的进行性心、脑、肾、视网膜等重要靶部位的功能损害。患者可以有血压明显升高造成的症状，如头痛、胸闷、鼻出血和烦躁不安等。

03.071 高血压脑病 hypertensive encephalopathy

高血压患者由于血压突发急骤升高，当平均动脉压达20kPa以上时，脑小动脉痉挛或脑血管调节功能失控，产生严重脑水肿的一种急性脑血管疾病。患者头痛常较剧烈，多为深部胀痛、炸裂样痛，不同程度地伴有呕吐、神经系统损害体征、抽搐、意识障碍、精神异常及生命体征的改变。

03.072 中心静脉压 central venous pressure，CVP

右心房和胸腔内大静脉的血压。其大小取决于心脏射血能力和静脉回心血量之间的相互关系。

03.073 扩张型心肌病 dilated cardiomyopathy，DCM

以单侧或双侧心室扩大伴收缩功能障碍为特征的一类心肌病。病因多样，约半数病因不详。临床表现为心脏扩大、心力衰竭、心律失常、血栓栓塞及猝死。

03.074 肥厚型心肌病 hypertrophic cardiomyopathy，HCM

以心室非对称性肥厚为解剖特点的一种遗传性心肌病。是青少年运动猝死的主要原因之一。

03.075 限制型心肌病 restrictive cardiomyopathy，RCM

心肌和（或）心内膜病变引起的以心室壁顺应性下降、舒张功能降低、充盈受限为特征的一类心肌病。

03.076 主动脉夹层 aortic dissection

由于主动脉内膜或中层破坏，循环血液渗入主动脉壁中层形成的壁内血肿。

03.077 心血管神经症 cardiovascular neurosis

以心血管疾病有关症状为主要表现的临床综合征。属于功能性神经症的一种类型，临床无任何与器质性心脏病或对心脏有影响的其他躯体疾病的证据。

03.078 弥散性血管内凝血 disseminated intravascular coagulation，DIC
在某些致病因子的作用下，大量促凝物质入血，凝血因子和血小板被激活，使凝血酶增多，微循环中形成广泛的微血栓，继而因凝血因子和血小板大量消耗继发纤溶亢进，引起全身出血及微循环衰竭的临床综合征。主要临床表现为出血、休克、器官功能障碍和微血管病性溶血性贫血等，是一种危重的综合征。

03.01.02 呼 吸 系 统

03.079 急性上呼吸道感染 acute upper respiratory tract infection
鼻腔、咽或喉部急性炎症的总称。主要病原体为病毒，少数为细菌。

03.080 急性气管支气管炎 acute tracheobronchitis
由感染、物理、化学刺激或变态反应等因素引起的气管、支气管的急性炎症。临床主要表现为咳嗽、咳痰。常发生于寒冷季节或气候突变时，也可由急性上呼吸道感染迁延不愈所致。

03.081 慢性支气管炎 chronic bronchitis
气管、支气管黏膜及其周围组织的慢性非特异性炎症。临床以咳嗽、咳痰为主要症状，每年发病持续3个月或更长时间，连续2年或2年以上，并排除具有咳嗽、咳痰、喘息症状的其他疾病即可诊断。

03.082 慢性阻塞性肺疾病 chronic obstructive pulmonary disease，COPD
简称"慢阻肺"。一种与气道和肺对有毒颗粒或气体的慢性炎症反应增强有关，以持续存在的气流受限为特征，以逐渐进展的咳嗽、咳痰、气急为主要临床表现的呼吸系统常见疾病。已知病因或具有特征性病理表现的气流受限疾病不属于该疾病范围。

03.083 支气管哮喘 bronchial asthma
由多种细胞（如嗜酸性粒细胞、肥大细胞、淋巴细胞、中性粒细胞、气道上皮细胞等）和细胞组分参与的，以反复发作性的喘息、气急、胸闷或咳嗽为主要临床表现的气道慢性炎症性疾病。通常伴有气道高反应性和广泛多变的可逆性气流受限。

03.084 肺栓塞 pulmonary embolism
以各种栓子阻塞肺动脉或其分支为发病原因的一组疾病或临床综合征的统称。包括肺血栓栓塞症、脂肪栓塞综合征、羊水栓塞、空气栓塞和肿瘤细胞栓塞等。

03.085 肺血栓栓塞症 pulmonary thromboembolism，PTE
来自静脉系统或右心的血栓阻塞肺动脉或其分支所导致的、以肺循环和呼吸功能障碍为主要临床表现及病理生理特征的疾病。为肺栓塞最常见的类型。

03.086 呼吸衰竭 respiratory failure，RF
由肺内外各种原因引起的肺通气和（或）肺换气功能严重障碍，以致不能进行有效的气体交换，在呼吸空气时，产生严重低氧血症和（或）高碳酸血症，从而引起一系列生理功能和代谢紊乱的临床综合征。诊断标准：海平面、静息状态、呼吸空气条件下，动脉血二氧化碳分压＞50mmHg或动脉血氧分压＜60mmHg。

03.087 Ⅰ型呼吸衰竭 type Ⅰ respiratory failure

又称"低氧血症型呼吸衰竭（hypoxemic respiratory failure）"。只有低氧血症，而不伴有动脉血二氧化碳分压升高的呼吸衰竭类型。主要见于肺实质疾病和中重度阻塞性肺疾病急性加重。

03.088 Ⅱ型呼吸衰竭 type Ⅱ respiratory failure
又称"高碳酸血症型呼吸衰竭（hypercapnic respiratory failure）"。低氧血症且伴有动脉血二氧化碳分压升高的呼吸衰竭类型。主要见于各种严重通气功能障碍性疾病。

03.089 急性呼吸窘迫综合征 acute respiratory distress syndrome，ARDS
肺内、外严重疾病导致的以肺毛细血管弥漫性损伤、通透性增强为基础的，以肺水肿、透明膜形成和肺不张为主要病理变化的，以进行性呼吸窘迫和难治性低氧血症为临床特征的急性呼吸衰竭综合征。

03.090 肺动脉高压 pulmonary hypertension
由多种心、肺或肺血管疾病引起的肺动脉压力升高。因肺循环阻力增加，右心负荷增大，最终导致右心衰竭，从而引起一系列临床表现。常呈进行性发展。诊断标准：海平面、静息状态下，右心导管测量所得平均肺动脉压（mPAP）＞25mmHg，或者运动状态下mPAP＞30mmHg。

03.091 肺源性心脏病 pulmonary heart disease
肺组织或肺动脉及其分支的病变引起肺循环阻力增加，继而发生肺动脉高压，导致右心室增大伴有或不伴有充血性心力衰竭的一组疾病。按病情缓急分为急性和慢性两类。

03.01.03 神 经 系 统

03.092 霍纳综合征 Horner syndrome
一种由眼交感神经受损引起的眼球内陷、睑裂变小、瞳孔缩小、面部少汗或无汗等表现的综合征。由瑞士人霍纳（Horner）于1869年首次报道。既可是中枢（下丘脑到脊髓的交感通路）受损，也可是周围神经（包括颈交感链、颈上神经节及颈动脉的交感丛）受损。

03.093 视[神经]盘水肿 papilledema
又称"视[神经]乳头水肿"。颅内压增高影响视网膜中央静脉和淋巴回流所致的视神经盘充血、边缘模糊不清、生理凹陷消失、静脉淤血等表现。严重时视神经盘隆起及视神经盘周边有片状出血。是颅内压增高的主要客观体征，常见于颅内占位性病变、脑出血、蛛网膜下腔出血、脑膜炎、静脉窦血栓等引起颅内压增高的疾病。

03.094 瞳孔散大 mydriasis
瞳孔直径大于5mm的现象。在普通光线下正常瞳孔的直径为3～4mm。

03.095 瞳孔缩小 miosis，myosis
瞳孔直径小于2mm的现象。在普通光线下正常瞳孔的直径为3～4mm。

03.096 瞳孔对光反射 pupillary light reflex
瞳孔直径随着进入视网膜的光线亮度强弱而变化的一种反射。强光下瞳孔缩小，弱光下瞳孔变大。一侧有视神经障碍时，照射同侧瞳孔，双侧瞳孔均不收缩，或反应迟钝而不持久；有动眼神经障碍时，同侧对光反射消失，但对侧瞳孔间接对光反射仍存在。

03.097 直接对光反射 direct light reflex

检查对光反射时，受到光线刺激的瞳孔出现缩小的反射。

03.098 间接对光反射 indirect light reflex
检查对光反射时，未受到光线刺激的瞳孔出现缩小的反射。

03.099 辐辏反射 convergence reflex
注视近物时双眼会聚的反射。

03.100 调节反射 accommodation reflex
双眼注视由远处移向近处的物体时出现的睫状肌收缩和瞳孔缩小的反射。反射通路由视神经、高级中枢及动眼神经组成。单纯的调节反射缺失可见于白喉性周围神经损害和脑炎。

03.101 阿·罗瞳孔 Argyll Robertson pupil
一种瞳孔对光反射消失而调节反射存在的现象。由苏格兰人阿盖尔·罗伯逊（Argyll Robertson）于1869年首先报道。可由中脑顶盖前区病变所致，多见于神经梅毒。

03.102 角膜反射 corneal reflex
以棉絮轻触角膜外缘引发双侧瞬目动作的一种生理反射。其反射的传入神经为三叉神经眼支，传出神经为面神经。

03.103 阿迪瞳孔 Adie pupil
又称"强直性瞳孔（tonic pupil）"。一侧瞳孔散大，直接、间接对光反射及调节反射异常，伴有腱反射（特别是膝腱反射、跟腱反射）减弱或消失。所谓瞳孔反射异常，是指在普通光线下检查病变瞳孔，显示对光反射消失，但在暗处强光持续照射时，瞳孔可出现慢收缩，光照停止后瞳孔又缓缓散大。调节反射也同样以一般方法检查瞳孔不缩小，但让患者较长时间注视一近物后，瞳孔可缓慢收缩，停止注视后可缓缓恢复。

03.104 中枢性面神经麻痹 central facial palsy
又称"中枢性面瘫"。由面神经上运动神经元损伤所致的病变在一侧中央前回下部或皮质脑干束的面神经麻痹。临床仅表现为病灶对侧下部面肌瘫痪，即鼻唇沟变浅、口角轻度下垂，而上部面肌（额肌、眼轮匝肌）不受累，皱眉、皱额和闭眼动作均无障碍。常见于脑血管病。

03.105 周围性面神经麻痹 peripheral facial palsy
又称"周围性面瘫"。由面神经下运动神经元损伤所致的病变在面神经核或核以下周围神经的面神经麻痹。临床表现为同侧上、下部面肌瘫痪，即患侧额纹变浅或消失，不能皱眉，眼裂变大，眼睑闭合无力。当用力闭眼时眼球向上外方转动，暴露出白色巩膜。患侧鼻唇沟变浅、口角下垂、鼓腮漏气、不能吹口哨，吃饭时食物存于颊部与齿龈之间。

03.106 耳聋 deafness
听觉系统的传音、感音功能异常所致听觉障碍或听力减退的现象。分为感音性耳聋和传导性耳聋。

03.107 感音性耳聋 sensorineural deafness
又称"感觉神经性耳聋"。耳蜗或听觉神经系统损害导致的听力减退或丧失。临床特点为高音调的听力明显减低或丧失，低音调听力正常或轻微减低。林纳试验显示气导大于骨导，但两者都降低；韦伯试验显示音响偏向健侧。

03.108 传导性耳聋 conductive deafness
外耳和中耳向内耳传递声波的系统病变使声波不能或很少进入内耳螺旋器，不能引起神经冲动导致的听力减退或丧失。临床特点为低音调的听力明显减低或丧失，而高音调的听力正常或轻微减低。林纳试验显示骨导大于气导，韦伯试验显示音响偏向患侧。

03.109　中枢性耳聋　central deafness
双侧蜗神经核及核上听觉中枢径路损害导致的听力减退或丧失。临床罕见，往往伴有脑干或大脑病变的其他症状和体征。

03.110　混合性耳聋　mixed deafness
声音传导系统损害及感音系统损害同时存在而导致的听力减退或丧失。

03.111　耳鸣　tinnitus
无外界声音刺激的情况下，主观听到持续声响的症状。由听觉感受器及其传导路径的病理性刺激或听觉中枢病变所致。

03.112　眩晕　vertigo
人体对自身或外界物体的旋转、漂浮或晃动的运动性幻觉，出现平衡觉和空间位象觉的自我感知错误的症状。与前庭周围或中枢病变有关。

03.113　周围性眩晕　peripheral vertigo
又称"耳源性眩晕（aural vertigo）"。由前庭感受器及前庭神经颅外段（未出内听道）病变引起的眩晕。眩晕感严重，持续时间短，常见于梅尼埃病、良性发作性位置性眩晕、前庭神经元炎、迷路卒中等疾病。

03.114　中枢性眩晕　central vertigo
前庭神经颅内段、前庭神经核、核上纤维、内侧纵束、小脑和大脑皮质病变引起的眩晕。眩晕感可较轻，但持续时间长，常见于椎-基底动脉供血不足、脑干梗死、小脑梗死或出血等疾病。

03.115　眼球震颤　nystagmus
简称"眼震"。眼球注视某一点时发生的不自主的节律性往复运动。按照眼震节律性往复运动的方向可将其分为水平性眼震、垂直性眼震和旋转性眼震。眼震可以是生理性的，也可由某种疾病引起，脑部不同部位的病变产生的眼震表现不同。

03.116　晕厥　syncope
短暂的发作性和自限性意识丧失及肌张力丧失。发生机制是短暂性全脑灌注低下，多发生于直立性低血压、心律失常和双侧颈内动脉供血不足。随着脑供血的恢复，意识、行为和定向力也立即恢复。

03.117　瘫痪　paralysis
运动系统疾病所致的随意运动功能降低或丧失的疾病。大脑皮质到肌纤维运动的传导径路上任何部位被损害均可引起瘫痪。

03.118　痉挛性瘫痪　spastic paralysis
又称"上运动神经元性瘫痪（upper motor nearon paralysis）""中枢性瘫痪（central paralysis）"。上运动神经元受损所导致的瘫痪。临床表现为患肢无力、肌张力增高、腱反射亢进，并出现病理反射。由上运动神经元损害引起。瘫痪肌肉无肌束颤动，早期不出现肌萎缩，长期瘫痪可出现失用性肌萎缩。

03.119　弛缓性瘫痪　flaccid paralysis
又称"下运动神经元性瘫痪（lower motor nearon paralysis）""周围性瘫痪（periodic paralysis）"。因下运动神经元，包括脊髓腹角细胞、腹根及其分布到肌肉的外周神经或脑干的各脑神经核及其纤维的病变所发生的面瘫。

03.120　偏瘫　hemiplegia
单侧上下肢的肌肉收缩能力的减弱或消失，有时伴有同侧眼裂以下面肌和舌肌的瘫痪。

一侧大脑损伤引起对侧肢体偏瘫。

03.121　单瘫　monoplegia
单个肢体的肌肉收缩能力的减弱或消失。病变可位于大脑皮质运动区、周围神经或脊髓前角。

03.122　截瘫　paraplegia
双侧上运动神经元受损时表现出的双下肢或四肢肌肉收缩能力的减弱或消失。根据损伤平面、程度，分为高位截瘫、中位截瘫、低位截瘫；根据瘫痪程度，分为完全性截瘫、不完全性截瘫，表现为运动功能、感觉功能、大小便功能障碍。

03.123　四肢瘫　tetraplegia
双侧上下肢全部出现肌肉收缩能力的减弱或消失。可见于双侧大脑及脑干病变、颈髓病变及多发性周围神经病变。

03.124　交叉瘫　crossed paralysis
全称"交叉性瘫痪"。单侧面部及对侧肢体同时出现肌肉收缩能力的减弱或消失。由脑干损害引起。

03.125　肌萎缩　muscular atrophy
肌肉营养不良导致的骨骼肌体积缩小、肌纤维变细甚至消失。通常是下运动神经元病变或肌肉病变的结果。临床上可分为神经源性肌萎缩和肌源性肌萎缩。前者指神经肌肉接头之前的神经结构病变所引起的肌萎缩，此类肌萎缩常起病急、进展较快，但随病因而异；后者指神经肌肉接头突触后膜以后，包括肌膜、线粒体、肌丝等病变所引起的肌萎缩，常见于进行性肌营养不良、强直性肌营养不良和肌炎等。除上述两种肌萎缩外，临床上还可见到由脑血管病等上运动神经元损害引起的失用性肌萎缩。

03.126　肌张力　muscle tone
维持人体特定姿势时骨骼肌的收缩力。表现为持续、微小、交替的肌肉收缩，是维持正常人体活动的基础。正常肌张力取决于完整的外周和中枢神经系统机制及肌肉收缩能力、弹性、延展性等因素。

03.127　肌张力低下　hypomyotonia
肌肉松弛，被动运动阻力小，关节活动范围大的状态。常见于下运动神经元病变，如多发性神经炎和脊髓灰质炎，亦可见于小脑病变及后索病变。

03.128　肌张力增高　hypermyotonia
肌肉较硬，被动运动阻力增加，关节活动范围缩小的状态见于锥体系和锥体外系病变。前者表现为痉挛性肌张力增高，上肢屈肌和下肢伸肌张力增高明显，被动运动开始时阻力大，结束时变小，称为折刀样肌张力增高；后者表现为强直性肌张力增高，伸肌与屈肌张力均增高，向各方向被动运动时阻力均匀，也称为铅管样（不伴震颤）或齿轮样肌张力增高（伴震颤）。

03.129　不自主运动　involuntary movement
又称"无意运动"。意识清楚的情况下出现的不受主观控制的无目的的异常运动。包括痉挛、震颤、舞蹈样运动、手足徐动症、扭转痉挛、偏侧投掷症、抽动症等。

03.130　痉挛　spasm
肌肉阵发性不自主收缩的现象。可见于癫痫部分性发作和全面性发作。

03.131　震颤　tremor
主动肌与拮抗肌交替收缩引起的不自主、有节律的抖动。主要见于基底节病变。病因不同，治疗效果也不同。

03.132　舞蹈样运动　choreic movement
一种不能控制、无目的、无规律、快速多变、运动幅度大小不等的不自主运动。如挤眉弄眼、嘬嘴伸舌、转颈耸肩、伸屈手指等，可伴有肌张力减低。特点是上肢比下肢重，远端比近端重，随意运动或情绪激动时症状加重，安静时症状减轻，入睡后症状消失。见于尾状核和壳核的病变，如小舞蹈病等。

03.133　手足徐动症　athetosis
又称"易变性痉挛（mobile spasm）"。上、下肢远端肌张力异常（增高或减低）的现象。表现为手腕、手指、足趾等呈缓慢交替性伸屈、扭曲动作，而且略有规则。如腕过屈时手指常过伸，前臂旋前时手指缓慢交替地屈曲；足部可表现为足跖屈而趾背屈等。因此，手及足可呈现各种奇异姿势。若口唇、下颌及舌受累则发音不清和出现鬼脸。见于核黄疸、肝豆状核变性等。

03.134　扭转痉挛　torsion spasm
又称"变形性肌张力障碍（dystonia musculorum deformans）"。一种以躯干为长轴、身体向一个方向缓慢而强力扭转的不自主动作。常伴有四肢的不自主痉挛。其动作无规律且多变，安静时减轻，睡眠时消失。可为原发性遗传病，也可见于肝豆状核变性及某些药物反应等。

03.135　偏侧投掷症　hemiballismus
一侧肢体猛烈的投掷样不自主运动。运动幅度大，力量强，以肢体近端为重。为对侧丘脑底核受损所致，也可见于纹状体至丘脑底核传导通路的病变。

03.136　抽动症　tics
单个或多个肌肉刻板而无意义的快速收缩动作。常累及面部及颈部肌肉，多在2～15岁起病。临床特征是由表情肌、颈肌或上肢肌迅速、反复、不规则地抽动起病，表现为挤眼、嘬嘴、皱眉、摇头、仰颈、提肩；症状加重时出现肢体及躯干的暴发性不自主运动，抽动发作频繁。口喉部肌肉抽动可发出重复性暴发性无意义的单调怪声或伴有秽语，称抽动秽语综合征。抽动在精神紧张时加重，精神松弛时减轻，入睡后消失，患儿的智力不受影响。

03.137　共济失调　ataxia
由小脑、本体感觉及前庭功能障碍导致的运动笨拙和不协调。表现为动作不准确、不流畅，以致不能顺利完成。累及躯干、四肢和咽喉肌时可引起身体平衡、姿势、步态及言语障碍。

03.138　小脑性共济失调　cerebellar ataxia
由小脑本身、小脑脚的传入或传出神经纤维、红核、脑桥或脊髓的病变导致的共济失调。临床表现为随意运动的力量、速度、幅度和节律的不规则，精细动作难以完成，可伴有肌张力减低、眼球运动障碍及言语障碍。

03.139　感觉性共济失调　sensory ataxia
由深感觉传导路径受损产生关节位置觉、振动觉障碍而导致的共济失调。临床表现为站立不稳，行走时有踩棉花样感觉，视觉辅助可使症状减轻。因此，患者在黑暗处症状加重，睁眼时症状减轻，闭目难立征阳性。见于脊髓型遗传性共济失调、脊髓亚急性联合变性、脊髓痨等。

03.140　前庭性共济失调　vestibular ataxia
前庭损害时因失去身体空间定向能力而导致的共济失调。临床表现为站立不稳，头位改变时症状加重，行走时向患侧倾倒。伴有明显的眩晕、恶心、呕吐、眼球震颤。四肢共济运动及言语功能正常。多见于内耳疾病、脑血管病、脑炎及多发性硬化等。

03.141　大脑性共济失调　cerebral ataxia

由大脑额叶、颞叶、枕叶与小脑半球之间起联系作用的额桥束和颞枕桥束损害导致的共济失调。由于大脑皮质和小脑之间纤维交叉，一侧大脑病变引起对侧肢体共济失调。大脑性共济失调较小脑性共济失调症状轻，多见于脑血管病、多发性硬化等损伤额桥束和颞枕桥束纤维联系的疾病。

03.142　感觉　sensation
人脑对直接作用于感觉器官的客观事物个别属性的反映。包括一般感觉（浅感觉、深感觉、复合感觉）和特殊感觉（视觉、听觉、味觉、嗅觉）。

03.143　浅感觉　superficial sensation
来自皮肤和黏膜的痛觉、温度觉及触觉。

03.144　深感觉　deep sensation
又称"本体感觉（proprioception）"。来自肌腱、肌肉、骨膜和关节的运动觉、位置觉和振动觉。

03.145　复合感觉　combined sensation
又称"皮质感觉（combined cortical sensation）"。大脑顶叶皮质对深浅感觉分析、比较、整合而形成的实体觉、图形觉、两点辨别觉、定位觉和重量觉等。

03.146　感觉障碍　sensory dysfunction
感觉传导通路受损导致的感觉异常。感觉传导通路不同部位受损时其临床症状不同，为定位诊断提供了重要的线索。

03.147　刺激性感觉障碍　irritant sensory dysfunction
感觉传导通路受到刺激或兴奋性增高而出现的感觉障碍。包括感觉过敏、感觉倒错、感觉过度、感觉异常及各种疼痛等。

03.148　抑制性感觉障碍　inhibitory sensory disturbance
感觉传导通路破坏而出现的感觉减退或缺失。

03.149　反射　reflex
神经系统对刺激产生反应的活动。是神经活动的基本方式。

03.150　生理反射　physiological reflex
在生物体中，当外界环境刺激到达感觉器官时，引起相应的神经兴奋，导致一系列自动反应的生理过程。按刺激部位的不同分为浅反射或深反射。

03.151　浅反射　superficial reflex
刺激皮肤、黏膜引起的肌肉快速收缩反应。浅反射的反射弧比较复杂，除脊髓节段性反射弧外，还有传入冲动到达大脑皮质（中央前、后回），而后传出冲动随锥体束下传至脊髓前角细胞。因此，当发生中枢神经系统病变及周围神经系统病变时均可出现浅反射的减弱或消失。

03.152　深反射　deep reflex
刺激肌腱、骨膜的本体感受器所引起的肌肉收缩。其反射弧是由感觉神经元和运动神经元直接连接组成的单突触反射弧。深反射减弱或消失是下运动神经元瘫痪的重要体征；深反射亢进是上运动神经元损伤的重要体征。

03.153　病理反射　pathological reflex
锥体束病损时，大脑失去了对脑干和脊髓的抑制作用而出现的异常反射。

03.154　肱二头肌反射　biceps reflex
患者取坐位或卧位，肘部屈曲成直角，检查者将左手拇指或中指置于患者肘部肱二头肌肌腱上，用右手持叩诊锤叩击左手手指，正常反射为肱二头肌收缩，引起屈肘。反射中枢在C_5、C_6脊髓段，经肌皮神经传导。

03.155　肱三头肌反射　triceps reflex
患者取坐位或卧位，肘部半屈，检查者以左手托住患者肘关节，右手持叩诊锤叩击鹰嘴上方的肱三头肌肌腱，正常反射为肱三头肌收缩，前臂伸展。反射中枢在C_6、C_7脊髓段，经桡神经传导。

03.156　桡骨膜反射　radial periosteal reflex
患者取坐位或卧位，肘部半屈半旋前位，检查者用叩诊锤叩击患者桡侧茎突，正常反射为肱桡肌收缩，肘关节屈曲，前臂旋前，有时伴有手指屈曲动作。反射中枢在C_5～C_8脊髓段，经桡神经传导。

03.157　膝反射　patellar reflex
患者取坐位，膝关节屈曲成直角，小腿自然下垂；患者取仰卧位时，检查者左手托其膝后使膝关节屈曲呈120°。叩诊锤叩击膝盖下方的股四头肌肌腱，正常反射为股四头肌收缩，小腿伸展。反射中枢在L_2～L_4脊髓段，经股神经传导。

03.158　踝反射　ankle reflex
患者取仰卧位或俯卧位，膝关节屈曲成直角，或跪于椅面上。检查者左手使患者足背屈，右手持叩诊锤叩击跟腱，正常反射为腓肠肌和比目鱼肌收缩，足跖屈。反射中枢在S_1、S_2脊髓段，经胫神经传导。

03.159　跖反射　plantar reflex
用竹签轻划足底外侧，自足跟向前至小趾根部足掌时转向内侧，正常反射为足趾跖屈。反射中枢在S_1、S_2脊髓段，经胫神经传导。

03.160　阵挛　clonus

腱反射高度亢进，受牵拉的肌肉出现短暂的、不持久的、节律性收缩。见于锥体束受损，常见的有髌阵挛、踝阵挛等。

03.161　腹壁反射　abdominal reflex
由外向内轻划腹壁皮肤引起的同侧腹肌收缩的一种浅反射。反射消失见于锥体束受损，但正常的肥胖者和（或）经产妇也可引不出。

03.162　提睾反射　cremaster reflex
自上向下轻划大腿内侧皮肤引起该侧提睾肌收缩，使睾丸上提的一种浅反射。反射中枢在L_1、L_2脊髓段，反射消失见于锥体束受损。

03.163　肛门反射　anal reflex
轻划肛门附近皮肤引起肛门外括约肌收缩的一种浅反射。反射中枢在S_4、S_5脊髓段。

03.164　巴宾斯基征　Babinski sign
一种经典的病理反射。阳性提示锥体束受损。用竹签轻划患者足底外侧，由足跟向前至小趾根部转向内侧，正常（阴性）反应为所有足趾屈曲；阳性反应为踇趾背屈，其余各趾呈扇形展开。

03.165　查多克征　Chaddock sign
一种病理反射。检查者由外踝下方向前滑至足背外侧，阳性反应为趾背屈，有时伴其他足趾呈扇形展开，提示锥体束受损。由美国人查多克（Chaddock）于1911年首次命名。

03.166　奥本海姆征　Oppenheim sign
一种病理反射。检查者用拇指和示指自上而下用力沿胫骨前缘下滑，阳性反应为踇趾背屈，其余各趾呈扇形展开，提示锥体束受损。

03.167 戈登征 Gordon sign

一种病理反射。检查者用手挤压腓肠肌，阳性反应为跗趾背屈，有时伴其他足趾呈扇形展开，提示锥体束受损。由法国人戈登（Alfred Gordon）命名。

03.168 舍费尔征 Schaeffer sign

一种病理反射。检查者用手挤压患者跟腱，阳性反应为跗趾背屈，其余各趾呈扇形展开，提示锥体束受损。

03.169 普谢普征 Pussep sign

一种病理反射。检查者轻划患者足底外侧缘，阳性反应为第5趾外展，提示锥体束受损。

03.170 贡达征 Gonda sign

一种病理反射。检查者向下紧压患者第4、5趾，数分钟后突然放松，阳性反应为跗趾背伸，其余各趾呈扇形展开，提示锥体束受损。

03.171 霍夫曼征 Hoffmann sign

一种可视为腱反射亢进表现的上肢牵张反射。患者手指微屈，检查者以示指和中指夹住患者中指，并以拇指迅速向下弹拨患者中指指甲，阳性反应为拇指屈曲内收和其他各指屈曲。反射中枢在C_7～T_1脊髓段，经正中神经传导。由德国人霍夫曼（Hoffmann）于1915年命名。

03.172 罗索利莫征 Rossolimo sign

一种上肢牵张反射。患者手指微屈，检查者用手指快速向上弹拨中间三个手指之间，阳性反应为拇指屈曲内收、其他各指屈曲。反射中枢在C_7～T_1脊髓段，经正中神经传导。

03.173 下颌反射 chin reflex

患者略张口时，轻叩其下颌中央引出下颌上提动作的一种反射。发生脑干上运动神经元病变时该反射增强。

03.174 脑膜刺激征 meningeal irritation sign

脑膜受累时引起的一组症状和体征。主要表现为头痛、颈强直、克尼格征阳性等。见于蛛网膜下腔出血、脑膜炎等。

03.175 颈强直 cervical rigidity

一种脑膜刺激征。患者仰卧时，检查者用手托患者头部使其被动前屈，如有抵抗感或阻力，则提示颈强直，严重者呈颈部后挺的强迫性姿势。

03.176 克尼格征 Kernig sign

一种脑膜刺激征。患者仰卧，屈髋、屈膝成直角，然后被动伸展膝关节，正常时不受限制，伸展时出现下肢疼痛、抵抗且膝关节伸展小于135°时为克尼格征阳性。由德国人克尼格（Kernig）命名。

03.177 布鲁津斯基征 Brudzinski sign

一种脑膜刺激征。患者仰卧，检查者用右手托起患者头部，并用力前屈其颈部，若患者的膝关节及髋关节同时屈曲则为布鲁津斯基征阳性。由波兰人布鲁津斯基（Brudzinski）命名。

03.178 眼心反射 oculocardiac reflex

双侧眼球逐渐施加压力引起心率减慢的一种生理反射。由三叉神经眼支传入、迷走神经传出。迷走神经亢进者此反射加强；迷走神经麻痹者此反射减弱或缺失。

03.179 颈动脉窦反射 carotid sinus reflex

按压一侧颈动脉窦引起心率减慢的一种生理反射。由舌咽神经传入、迷走神经传出。

03.180　卧立试验　decubitus test
嘱患者安静平卧数分钟，测血压和1分钟脉搏，然后嘱患者直立2分钟复测血压和脉搏。正常人血压下降≤10mmHg，脉搏数最多增加10～12次/分。站立后收缩压降低≥20mmHg、舒张压降低≥10mmHg，脉搏数增加或减少超过10～12次/分，提示自主神经兴奋性增高。

03.181　皮肤划痕试验　dermographia test
用钝针在皮肤上适度加压划线以引出皮肤血管的自主神经反应试验。划线数秒后皮肤先出现白色癜痕高出皮面，然后变红，属正常反应。如白色划痕持续较久，提示交感神经兴奋性过高；若红色划痕迅速出现且持续时间长则提示交感神经障碍。

03.182　竖毛反射　pilomotor reflex
皮肤受寒冷或搔划刺激可引起竖毛肌收缩（由交感神经支配），局部出现竖毛反应，毛囊隆起如鸡皮状，逐渐向周围扩散，刺激后7～10秒最明显，15～20秒后消失的一种生理反射。一般扩展至脊髓横贯性损害平面停止，可帮助判断脊髓损害的部位。

03.183　抑郁　depression
以显著而持久的心境低落为特征的一种心境障碍。是心境障碍的主要类型。伴有思维、意志活动及生理活动的程度不同但广泛受抑制的表现。

03.184　焦虑　anxiety
对未来或可能的风险过分担心和害怕的情绪状态。伴有运动性不安及自主神经症状。

03.185　焦虑障碍　anxiety disorder
又称"焦虑症"。以发作性或持续性情绪焦虑、紧张、恐惧为临床基本特征的一种精神疾病。严重影响患者日常功能并导致异常行为，需要治疗。

03.186　闭锁综合征　locked-in syndrome
由脑桥基底部双侧梗死引起的四肢瘫痪综合征。多见于基底动脉脑桥部主干闭塞，也可见于脑挫裂伤、脱髓鞘病等。病变累及双侧皮质延髓束与皮质脊髓束，展神经核以下的运动性传出功能丧失，但动眼神经与滑车神经功能保留。表现为双侧面瘫、延髓麻痹、四肢瘫痪，患者不能说话，但意识清楚，能随意睁闭眼，可通过眼球运动表达意愿。

03.187　去大脑皮质状态　decorticate state
大脑皮质广泛损害导致皮质功能丧失，而皮质下结构的功能仍然存在的状态。表现为双眼凝视或无目的地活动，无任何自发言语，呼之不应，貌似清醒，实无意识；存在睡眠觉醒周期，但时间是紊乱的；缺乏随意运动，但原始反射活动保留；情感反应缺乏，偶有无意识哭叫或自发性强笑；四肢腱反射亢进，病理反射阳性；大小便失禁，腺体分泌亢进；觉醒时交感神经功能亢进，睡眠时副交感神经功能占优势。表现出特殊的身体姿势，双前臂屈曲和内收，腕及手指屈曲，双下肢伸直，足跖屈。

03.188　去大脑强直　decerebrate rigidity
严重脑损害引起的脊柱反张后挺、四肢伸直内旋、足跖屈等异常姿势。见于中脑损害和弥漫性的脑损害等。

03.189　无动性缄默症　akinetic mutism
又称"睁眼昏迷（coma vigil）"。脑干上部、丘脑的网状激活系统或额叶受损引起的一种特殊的意识障碍。患者无自发言语，四肢不能活动，睡眠觉醒周期保留，觉醒期可无意识地睁眼，对外界刺激无反应。

03.190 木僵 stupor
以缄默、随意运动缺失、显著减低或受阻，以及精神运动无反应性为特征的一种精神病理状态。意识可以是紊乱的，因病因性质而定。可见于大脑器质性疾病、精神分裂症（特别是畸张型）、抑郁症、癔症性精神病和急性应激反应。

03.191 头眼反射 oculocephalogyric reflex
又称"玩偶眼反射（doll eye reflex）"。将患者头部向左右及上下转动时眼球向头部运动的相反方向移动的反射。可用于判断脑干损害。

03.192 过度换气后呼吸暂停 hyperventilation after apnea
每5～10次深呼吸后，有12～30秒的呼吸暂停。为大脑半球广泛损害所致。

03.193 库斯莫尔呼吸 Kussmaul respiration
一种频率变快、幅度加深，但节律规整的呼吸形式。见于各种原因引起的严重代谢性酸中毒。

03.194 潮式呼吸 tidal breathing
一种呼吸节律改变，呼吸有节奏地由暂停—浅呼吸—深呼吸—浅呼吸—暂停，周而复始，周期为30秒至2分钟的呼吸形式。是呼吸中枢兴奋性降低的表现。临床多见于中枢神经系统疾病、严重的药物中毒、心力衰竭、糖尿病昏迷及尿毒症等。

03.195 失认症 agnosia
大脑半球的损害，感觉信息向概念化水平的传输和整合过程受到破坏，失去了对外界事物特征的理解、分析和判断能力的一种病理状态。

03.196 失用症 apraxia
脑损害导致的不能以运动瘫痪、感觉丧失及共济失调所解释特定活动或运动的执行障碍。如观念性失用症、运动性失用症和结构性失用症等。

03.197 失语症 aphasia
由于特定脑区损害而丧失产生语言或理解语言的能力，不能说出有意义语言的现象。

03.198 构音障碍 dysarthria
由于神经病变，与言语有关的肌肉麻痹、收缩力减弱或运动不协调引起的言语障碍。

03.199 肌力 muscle strength
骨骼肌收缩产生的最大力量。是人体随意运动能力的基础。判断肌力时常采用六级记录法。0级：完全瘫痪；1级：肌肉可收缩，但不能产生动作；2级：肢体能水平移动，不能抵抗自身重力；3级：肢体能抵抗重力，不能抵抗阻力；4级：肢体能做抗阻力动作，但未达到正常；5级：正常肌力。

03.200 肢体坠落试验 limb drop test
一种用于检查肢体肌力的试验。患者仰卧，检查者将其两上肢伸直提起与躯干垂直，观察上肢坠落情况。昏迷患者瘫痪侧迅速坠落且沉重，常落在自己胸部，而健侧则向外侧倾倒，坠落速度较慢。如果患肢为轻瘫，则可维持于垂直位一段时间，但比健侧时间短。

03.201 下肢外旋征 external rotation sign of lower extremity
判断昏迷患者是否存在肢体瘫痪的一种体征。患者仰卧，双下肢伸直位，瘫痪侧下肢外旋。

03.202 痛刺激试验 pain stimulation test
判断昏迷患者是否存在肢体瘫痪的一种方

法。利用针刺等疼痛刺激方法刺激患者肢体皮肤，健侧肢体可见回避动作，瘫痪侧肢体回避动作消失或明显减弱。

03.203　上肢平伸试验　pronator drift test
一侧上肢轻瘫的检查方法。嘱患者手心向下平伸上肢，数分钟后可见轻瘫侧上肢逐渐下垂并旋前。

03.204　数指试验　counting finger test
对采用一般方法不能确定的上肢轻瘫的患者进行的一种检查方法。嘱患者手指全部屈曲，然后依次伸直，做计数动作，或手指全部伸直后顺次屈曲，轻瘫侧动作笨拙或不能。

03.205　指环试验　finger running test
对采用一般方法不能确定的上肢轻瘫的患者进行的一种检查方法。嘱患者拇指分别与其他各指组成环状，检查者以一手指穿入环内快速将其分开，测试各指肌力。

03.206　巴利分指试验　Barre dividigital finger test
用于检查手指轻瘫的方法。嘱患者双手五指分开并伸直，数秒后轻瘫侧手指逐渐并拢并屈曲，提示骨间肌力弱。

03.207　小指征　little finger sign
一种上肢轻瘫时出现的体征。嘱患者双上肢平举，手心向下，轻瘫侧小指轻度外展。

03.208　外旋征　extorsion sign
又称"杰克逊征（Jackson sign）"。一种判断下肢轻瘫的体征。嘱患者仰卧，双下肢伸直，可见轻瘫侧下肢呈外旋位。

03.209　下肢下垂试验　lower limb prolapse test
对采用一般方法不能确定的下肢轻瘫的患者进行的一种检查方法。嘱患者仰卧，双下肢膝关节、髋关节均屈曲成直角，数十秒后轻瘫侧下肢逐渐下垂。

03.210　指鼻试验　finger-to-nose test
一种检查共济运动的方法。患者先将一侧上肢伸直外展，然后用伸直的示指指尖以不同的方向和速度反复触碰鼻尖，睁眼、闭眼比较，左右两侧比较。共济运动障碍患者指鼻不准，辨距不良，动作笨拙伴意向性震颤；感觉性共济失调患者睁眼做此试验时基本正常，闭眼时则明显异常。

03.211　指指试验　finger-to-finger test
一种检查共济运动的方法。患者上肢向前平伸，示指掌面触及检查者固定不动的手指，然后维持上肢伸直并抬高，使示指离开检查者手指至一定高度的垂直位置，再次下降至检查者的手指上。先睁眼再闭眼重复相同动作，注意睁、闭眼动作及两侧动作准确性的比较。前庭性共济失调者双侧上肢下落时示指均偏向病变侧；小脑病变者患侧上肢向外侧偏斜；感觉性共济失调者闭眼时不能触及目标。

03.212　反跳试验　bounce test
一种检查共济运动的方法。嘱患者用力屈肘，检查者握住其腕部向相反方向用力，随即突然松手，正常人因为对抗肌的拮抗作用而使前臂屈曲迅即终止。小脑病变时缺少对抗肌的拮抗作用，屈肘力量使前臂或掌部碰击到自己的身体。

03.213　跟膝胫试验　heel-knee-shin test
一种检查共济运动的方法。嘱患者仰卧，抬高一侧下肢，屈膝后将足跟置于对侧膝盖上，然后贴胫骨向下移动至踝部。小脑性共济失调患者抬腿和触膝时动作幅度大，不准确，贴胫骨下移时摇晃不稳。感觉性共济失调患者难以准确触及膝盖，下移时不能保持和胫骨的接触。

03.214　轮替试验　alternating movement
一种检查共济运动的方法。嘱患者前臂旋前或旋后之后用手掌和手背快速交替接触床面或桌面，或伸指和握拳快速交替进行。观察患者快速、往复动作的准确性和协调性。小脑性共济失调患者动作缓慢、节律不匀和不准确。

03.215　起坐试验　sit-up test
让患者仰卧，嘱其两手置于胸前并尽力使躯干向前抬起的检查方法。正常时，躯干抬起两下肢并向下压，若躯干抬起两下肢后并不下压，而是出现臀部和躯干联合屈曲，即为起坐试验阳性。阳性见于小脑性共济失调患者。

03.216　龙贝格征　Romberg sign
共济失调患者不能在闭目时保持站立的现象。嘱患者双足并拢站立，双手向前平伸，然后闭目。感觉性共济失调患者睁眼站立较稳，闭目时不稳；小脑性共济失调患者睁眼、闭眼均不稳，闭眼时更明显；小脑半球病变患者易向患侧倾倒；蚓部病变患者易向后倾倒；前庭性共济失调患者闭目后经过一段时间才出现不稳，身体多向两侧倾倒。

03.217　大脑脚综合征　syndrome of cerebral peduncle
又称"韦伯综合征（Weber syndrome）"。病变位于一侧中脑大脑脚脚底，侵犯了动眼神经和锥体束，表现为病灶侧动眼神经麻痹，病灶对侧偏瘫（包括中枢性面瘫和舌肌瘫痪）。

03.218　贝内迪克特综合征　Benedikt syndrome
由中脑动眼神经、红核和大脑脚病变所致的综合征。可见于大脑后动脉中脑脚间支闭塞。临床表现为病变同侧动眼神经麻痹、对侧肢体不完全瘫痪，伴有震颤或舞蹈、手足徐动样运动。

03.219　定位诊断　topical diagnosis
以神经解剖学、生理学、病理学等理论为基础，根据患者症状、体征及辅助检查结果确定病损累及部位的诊断。

03.220　定性诊断　qualitative diagnosis
又称"病因诊断（etiologic diagnosis）"。针对神经系统疾病，在定位诊断的基础上，根据起病形式、疾病进展模式、时空演变过程等，确定病变的性质和原因的过程。

03.221　周围神经病　peripheral neuropathy
由周围运动神经、感觉神经和自主神经的结构及功能障碍引起的一类疾病。周围神经包括嗅神经、视神经以外的脑神经和脊神经。

03.222　脑神经疾病　cranial nerve disease
由脑神经结构和功能障碍引起的一类疾病。可为单个或多个神经受累，损害部位在脑干内或脑干外。脑神经损害可分为原因未明的原发性损害和由各种原因引起的继发性损害。

03.223　三叉神经痛　trigeminal neuralgia
三叉神经分布区内反复发作的阵发性剧烈疼痛。多见于中老年人。性质如刀割、火烙，每次发作持续数秒至数分钟不等，发作间歇不疼痛；疼痛多以一侧的颊部或下颌开始，常因洗脸、说话等诱发，有"扳机点"。神经系统检查无阳性发现。

03.224　面神经麻痹　facial nerve palsy
又称"贝尔麻痹（Bell palsy）"。因茎乳孔内面神经非特异性炎症所致的周围性面神经麻痹。确切的病因未明，通常急性起病，表现为口角歪斜、流涎、讲话漏风，吹口哨或发笑时尤为明显。体格检查时可见病侧面部表情肌瘫痪、额纹消失、眼裂扩大、鼻唇沟变浅、口角下垂、面部被牵向健侧。面部肌肉运动时，因健侧面部的收缩牵引使上述体征更为明显，病侧不能做皱额、蹙眉、闭目、露齿、鼓气和吹口哨等动作。闭目时瘫痪侧眼球转向上外方，露出角膜下的白色巩膜。

03.225　坐骨神经痛　sciatica
坐骨神经通路上，即腰、臀、大腿后、小腿后外侧和足外侧的疼痛综合征。可由多种病因引起，临床表现分为根性和干性坐骨神经痛，查体可有坐骨神经压痛和拉塞格征阳性。

03.226　多发性神经病　polyneuropathy
又称"末梢神经病"。以肢体远端受累为主的多发性神经损害。临床表现为四肢相对对称性运动、感觉障碍和自主神经功能障碍。病理改变主要为周围神经轴索变性、节段性脱髓鞘及神经元变性等。受累肢体远端早期可出现感觉异常，如针刺、蚁走、烧灼、触痛和感觉过度等刺激性症状。随病程进展，逐渐出现肢体远端对称性深浅感觉减退或缺失，呈手套袜套样分布。肢体呈下运动神经元性瘫痪，远端对称性肌无力，可伴肌萎缩、肌束颤动等。四肢腱反射减弱或消失，通常为疾病早期表现。

03.227　脊髓炎　myelitis
由各种感染性、自身免疫性或变态反应性病

因引起的脊髓炎症。脊髓的灰质和白质均可受累。主要由自身免疫反应介导，呈急性或亚急性起病，表现为截瘫、感觉障碍、排便排尿功能障碍等。糖皮质激素及免疫球蛋白治疗有效。

03.228　脊髓病　myelopathy
由外伤、压迫血管、放射、代谢、营养和遗传因素所引起的脊髓病变。

03.229　脊髓压迫症　compressive myelopathy
又称"压迫性脊髓病"。一组由椎管内或椎骨占位性病变引起的脊髓受压综合征。早期表现为神经根痛及脊髓刺激症状，随病变进展出现脊髓半切综合征、横贯性损伤及椎管梗阻，脊神经根和血管可不同程度受累。

03.230　脑血管疾病　cerebrovascular disease, CVD
各种原因所致的脑血管病变或血流障碍引发的脑功能障碍。包括血管腔闭塞、血管破裂、血管壁损伤或血液成分异常所引起的神经功能障碍。

03.231　短暂性脑缺血发作　transient ischemic attack, TIA
由局部脑、脊髓或视网膜缺血导致的短暂的、可逆的神经功能障碍。可见于动脉粥样硬化、心房颤动、心脏瓣膜病、动脉夹层、动脉炎等。临床表现因不同血管供血区而各异。短暂性脑缺血发作后发生卒中的风险明显增加，应针对病因积极治疗。

03.232　[脑]卒中　stroke
起病急，迅速出现的脑循环障碍。症状一般持续24小时以上，可迅速导致局限性或弥漫性脑功能缺损。按病理类型可分为缺血性和出血性两大类，包括脑梗死、脑出血和蛛网膜下腔出血等。具有高发病率、高死亡率和高致残率的特点。常见的病因包括高血压、糖尿病、心脏病、血脂异常和吸烟等。

03.233　脑梗死　cerebral infarction
又称"缺血性脑卒中（ischemic stroke）"。各种原因所致脑部血液供应障碍，导致局部脑组织缺血、缺氧性坏死，引起相应神经功能损伤的一类临床综合征。

03.234　脑血栓形成　cerebral thrombosis
脑动脉管壁发生病损，形成血栓，使管腔变狭或闭塞，甚至引起局部脑组织坏死的一种急性缺血性脑血管疾病。最常见的原因是脑动脉粥样硬化。

03.235　脑栓塞　cerebral embolism
各种栓子（如心源性栓子、动脉源性栓子、脂肪、肿瘤或空气等）随血流进入脑动脉阻塞血管，引起脑部血液供应障碍，从而导致脑组织发生不可逆损伤，引起局灶性症状和体征，与受累血管的血供区域相一致。

03.236　腔隙性脑梗死　lacunar cerebral infarction
大脑半球或脑干深部小穿通动脉闭塞形成的梗死灶。病变血管多为深穿支动脉，脑梗死病灶直径多小于15mm。病因主要为高血压、动脉粥样硬化、糖尿病和吸烟等。临床表现多样，与梗死部位相关，头部磁共振成像检查较计算机体层成像更易明确诊断。

03.237　脑静脉血栓形成　cerebral venous thrombosis，CVT
由多种原因所致的脑静脉回流受阻的一组脑血管疾病。包括颅内静脉窦和静脉血栓形成。病因复杂，发病形式多样，临床表现无特异性，诊断困难，容易漏诊和误诊。

03.238　盗血综合征　steal syndrome
各种原因引起动脉狭窄或闭塞时，其远端动脉压力明显降低，因虹吸作用而使邻近动脉的血流逆行至较低血压的动脉以代偿其血供，被盗动脉的供血减少并引起其供血区的缺血，并出现临床症状或体征的综合征。

03.239　脑动脉盗血综合征　cerebral artery steal syndrome
各种原因引起的主动脉弓及其附近大动脉血管严重狭窄和闭塞，狭窄远端的动脉内压力明显下降，邻近的脑动脉血液逆流至压力较低的动脉代偿其供血，导致被盗血的脑动脉供血显著减少，引起脑组织缺血，并出现相应的临床症状和体征的综合征。常见的脑动脉盗血综合征有锁骨下动脉盗血综合征、颈动脉盗血综合征和椎基底动脉盗血综合征。

03.240　血管性痴呆　vascular dementia，VAD
由脑血管疾病所致脑功能障碍引发的痴呆。通常包括记忆力、认知力、情绪与行为等一系列的症状与体征。因颅外大血管或心脏病变间接影响致脑血管供血不足也是重要病因。可分为多发梗死性痴呆、大面积脑梗死性痴呆、宾斯旺格病、特殊部位梗死所致痴呆、出血性痴呆。

03.241　多发性硬化　multiple sclerosis，MS
一种较常见的中枢神经系统炎性脱髓鞘病。发病机制与自身免疫有关，多见于青中年女性，病灶在时间和空间上呈现多发的特点，因损害部位不同而临床表现多样，常见表现有视力下降、感觉异常、肢体无力、共济失调、大小便障碍等。脑脊液白细胞数量正常或轻度升高，常可见寡克隆区带。磁共振成像检查可提示主要累及脑白质的特征性改变。

03.242　视神经脊髓炎　neuromyelitis optica，NMO
以视神经和脊髓同时或先后受累为特征的中枢神经系统炎性脱髓鞘病。发病机制与体液免疫相关，特别是与水通道蛋白4的自身抗体有关。亚洲人群发病率高，女性多见，临床表现为眼痛、视力下降甚至失明和长节段性脊髓炎，复发率与致残率高，糖皮质激素、血浆置换及免疫抑制剂治疗有一定疗效。

03.243　帕金森病　Parkinson disease，PD
又称"震颤麻痹（tremor paralysis）"。常见于中老年人的神经系统变性疾病。临床上以静止性震颤、运动迟缓、肌强直和姿势平衡障碍为主要特征。由英国医生詹姆斯·帕金森（James Parkinson）首先报道并命名。

03.244　抽动秽语综合征　Gilles de la Tourette syndrome
一种表现为全身多部位不自主运动及发声的运动障碍性疾病。可能与纹状体多巴胺系统中多巴胺活动过度或多巴胺受体超敏有关。见于儿童，男性多见，表现为以头、面、颈部为主的全身多部位的多变的肌肉快速收缩，如挤眉、瞬目、咧嘴、耸肩、转颈、躯干扭转、怪声或秽语等。

03.245　癫痫发作　epileptic seizure
由脑神经元高度同步化异常放电引起的短暂脑功能障碍。通常指一次发作过程，具有发作性、短暂性、刻板性的特点。包括运动、感觉、自主神经、精神行为异常等多种发作

形式。一次癫痫发作持续的时间非常短，数秒至数分钟。

03.246　癫痫　epilepsy
由多种病因引起的，以脑神经元过度放电导致的突然、反复和短暂的中枢神经系统功能失常为特征的慢性脑部疾病。

03.247　癫痫综合征　epilepsy syndrome
由一组症状与体征组成的特定的癫痫。具有独特的临床特征、病因及预后。1989年国际抗癫痫联盟将癫痫综合征分为4种类型：部位相关性癫痫及综合征、全面性癫痫及综合征、未能确定是否为局灶或全面性癫痫的类型、特殊的综合征。

03.248　癫痫持续状态　status epilepticus，SE
一种以持续的癫痫发作为特征的病理状态。在此状态下，癫痫发作持续足够长的时间或在足够短的时间间隔内反复出现，从而造成不变而持久的癫痫状态。一般的临床标准为出现两次或多次的癫痫发作而在发作间期没有意识的完全恢复，或者癫痫发作持续30分钟或更长时间。

03.249　头痛　headache
（1）广义指头部的所有疼痛。（2）狭义指局限于头颅上半部，包括眉弓、耳轮上缘和枕外隆凸连线以上部位的疼痛。

03.250　偏头痛　migraine
反复发生并伴有多种神经系统表现的一种常见的原发性头痛。表现为反复发作的单侧或双侧搏动性头痛，并常伴有恶心、呕吐、畏声、畏光等症状，活动后加重；病因可能与遗传因素、5-羟色胺递质改变、三叉神经血管系统激活等有关。

03.251　丛集性头痛　cluster headache

一种具有三叉自主神经性头痛特点的原发性头痛。临床表现为发生于眶、眶上、颞部的重度、严格的单侧头痛发作，每次持续15～180分钟，频率从隔日1次到每日8次，同侧可伴有结膜充血、流泪、鼻充血、流涕、前额和面部出汗、瞳孔缩小、上睑下垂、眼睑水肿等表现。大部分患者在发作时焦躁不安。

03.252　紧张性头痛　tension headache
以轻度到中度双侧压迫性或紧箍样的头痛为特点的原发性头痛。无恶心和呕吐，常无畏光和畏声。病因不明，可能与周围及中枢性伤害性痛觉机制及情绪障碍等有关。

03.253　药物过度使用性头痛　medication-overuse headache，MOH
长期使用或不当使用头痛急性对症药物引起的头痛慢性迁延（尤其在老年人群中），原发性头痛由发作性进展为慢性的一类头痛。致残率和疾病负担较高。男女患病率之比约1∶3.5，多见于30岁以上。

03.254　低颅压性头痛　intracranial hypotension headache
因脑脊液压力降低引起的头痛。头痛在坐位、立位时加重，卧位时减轻，并可伴有颈项强直、耳鸣、听力减退等表现。

03.255　阿尔茨海默病　Alzheimer disease，AD
一种病因未明的原发退行性大脑疾病。发病潜隐，在数年之内缓慢但稳定发展。晚发病者，即65岁以后发病者（Ⅰ型）进展缓慢，以记忆受损为主要特征；65岁前发病者（Ⅱ型）表现为相对较快的衰退进程，并有明显的多种高级皮质功能障碍。该病具有特征性的神经病理和神经生化改变，包括伴有神经原纤维缠结和神经炎性嗜银斑的皮质萎缩，

胆碱乙酰转移酶、乙酰胆碱及其他神经递质和神经调质明显减少。

03.256　脑性瘫痪　cerebral palsy
简称"脑瘫"。婴儿出生前到出生后1个月内，由各种原因导致的一种非进行性脑损害综合征。主要表现为先天性运动障碍及姿势异常，可伴有不同程度的智力低下、语言障碍及精神、行为异常等。

03.257　重症肌无力　myasthenia gravis
一种累及神经肌肉接头突触后膜乙酰胆碱受体的自身免疫性疾病。任何年龄均可发病，骨骼肌无力，累及四肢、眼外肌、面肌、球部肌肉，严重者累及呼吸肌，具有晨轻暮重和易疲劳的特点，呈慢性波动性病程，常伴有胸腺增生或胸腺瘤。新斯的明试验阳性，部分患者血清乙酰胆碱受体抗体阳性。重频神经刺激提示波幅递减。免疫治疗有效，包括血浆置换及静脉注射大剂量免疫球蛋白、激素、免疫抑制剂，胆碱酯酶抑制剂可减轻症状。

03.258　肌无力危象　myasthenic crisis
重症肌无力患者的肌无力症状严重加重的现象。出现呼吸肌严重无力，导致呼吸困难。胆碱酯酶抑制剂可减轻症状，免疫治疗可以缓解病情，必要时应给予辅助呼吸支持。

03.259　托德瘫痪　Todd paralysis
局灶运动性癫痫发作后，在发作累及的部位可出现一过性肌力减弱或瘫痪。数分钟至数小时恢复，一般不超过24小时。由爱尔兰人托德（Robert Bentley Todd）于1849年首次描述。

03.260　进行性肌营养不良　progressive muscular dystrophy，PMD
以缓慢进行性对称性肌无力和肌萎缩为特

征的一组遗传性肌肉变性疾病。肌电图提示为肌源性受损。病理显示广泛肌纤维萎缩，伴肌纤维变性、坏死和再生，严重者伴大量脂肪及结缔组织增生。目前无有效治疗方法。

03.01.04　其他内科急症

03.261　高温综合征　hyperthermia syndrome
高温环境下，由体温调节中枢功能障碍、汗腺功能衰竭或水电解质丢失过多引起，以体温升高和（或）中枢神经系统功能障碍和（或）心血管功能障碍等为主要表现的急性全身性疾病。依据发病机制和临床表现又可分为热痉挛、热衰竭和热射病3种类型。

03.262　热痉挛　heat cramp
高热环境下出汗过多，盐分大量丢失，引起肌肉组织兴奋性升高而继发的肌肉疼痛和痉挛的一种高温综合征。

03.263　热衰竭　heat exhaustion
热应激情况下体液、体钠丢失过多导致水电解质紊乱而引起的以有效循环血容量不足为特征的一组临床综合征。如得不到及时诊治，可发展为热射病。

03.264　热射病　heat stroke
高温高湿环境下进行高强度体力活动后产热过多和（或）散热过少引起的体温急剧升高，伴有意识障碍的一种急性疾病。

03.265　急性胆碱能危象　acute cholinergic crisis
乙酰胆碱在突触间隙大量积聚时产生的相应胆碱能神经过度兴奋的急性危害性现象。其表现包括毒蕈碱样症状、烟碱样症状和中枢神经系统症状（先兴奋后抑制）。常见于有机磷中毒。

03.266　毒蕈碱样症状　muscarinic symptom
又称"M样症状"。副交感神经末梢过度兴奋而表现出的平滑肌痉挛、括约肌松弛、腺体分泌增加、气道分泌物增多等症状。类似毒蕈碱样作用。

03.267　烟碱样症状　nicotinic manifestation
又称"N样症状"。横纹肌神经肌肉接头处乙酰胆碱蓄积过多，出现肌纤维颤动、全身肌强直性痉挛，或肌力减退、瘫痪、呼吸肌麻痹，以及交感神经节后纤维末梢释放儿茶酚胺致血压升高和心律失常等症状。

03.268　阿托品化　atropinization
当大量阿托品类物质进入人体后，胆碱能神经兴奋时毒蕈碱样症状被抑制，出现皮肤黏膜干燥、面色潮红、心率加快、瞳孔较前扩大且不再缩小、肺部湿啰音消失的一种状态。

03.02　外　科　学

03.02.01　体液平衡失调

03.269　脱水　dehydration
水分摄入不足或丢失过多所引起的体液总量的减少。除丧失水分外，尚有钠、钾和其他电解质的丢失。

03.270　脱水程度　degree of dehydration

累积体液丢失量占体重的百分比。一般分为轻度脱水、中度脱水和重度脱水。

03.271　轻度脱水　mild dehydration
体液总量的减少（失水量）<5%体重或相当于体液丢失<50ml/kg的脱水类型。临床表现为精神稍差、略烦躁，有眼泪，口渴轻，尿量稍有减少，皮肤稍干燥，黏膜略干，眼窝稍凹陷，前囟稍下陷（婴幼儿），四肢温暖，无休克征象。

03.272　中度脱水　moderate dehydration
体液总量的减少（失水量）占5%～10%的体重或相当于体液丢失50～100ml/kg的脱水类型。临床表现为精神萎靡、烦躁，眼泪少，口渴明显，尿量减少，皮肤干燥、苍白、弹性差，黏膜干燥，眼窝凹陷，前囟下陷（婴幼儿），四肢稍凉，休克征象不明显。

03.273　重度脱水　severe dehydration
体液总量的减少（失水量）>10%体重或相当于体液丢失100～120ml/kg的脱水类型。临床表现为精神淡漠甚至昏迷，无眼泪，烦渴，尿量极少或无尿，皮肤干燥、出现花纹、弹性极差，黏膜极干燥，眼窝明显凹陷，前囟明显下陷（婴幼儿），四肢厥冷，有休克征象、脉细、血压下降。

03.274　脱水性质　dehydration property
脱水状态下，现存体液相对于生理状态出现的渗透压改变。可以反映水和电解质的相对丢失量。钠是决定细胞外液渗透压的主要成分，所以临床根据血清钠的水平将脱水分为低渗性脱水、高渗性脱水和等渗性脱水3种。

03.275　低渗性脱水　hypotonic dehydration
又称"低容量性低钠血症（hypovolemic hyponatremia）"。失钠多于失水，血清钠离子浓度低于135mmol/L，血浆渗透压也相应小于280mOsm/（kg·H_2O）的脱水类型。临床特点为脱水症状较其他两种类型严重，较早发生休克。神经细胞水肿者可出现头痛、烦躁不安、嗜睡、昏迷或惊厥等神经系统症状。

03.276　高渗性脱水　hypertonic dehydration
又称"低容量性高钠血症（hypovolemic hypernatremia）"。失水多于失钠，血清钠浓度高于145mmol/L，血浆渗透压高于320mOsm/（kg·H_2O）的脱水类型。是临床少见的脱水类型。

03.277　等渗性脱水　isotonic dehydration
失水同时伴有失钠，且两者丢失的比例相同或大体相同，血浆钠离子浓度（135～145mmol/L）和渗透压皆维持在正常范围的脱水类型。是临床最常见的脱水类型。

03.278　液体疗法　fluid therapy
通过补充液体及电解质来纠正体液容量及成分的紊乱，以保持机体正常生理功能的一种治疗方法。包括补充累积损失量、继续损失量和生理需要量三部分。补充液体的方法有口服补液法和静脉补液法两种，方案宜简单化、个体化，不宜过于繁杂。

03.279　累积损失量　accumulated loss
累积损失的液体量。根据脱水程度而定，轻度脱水为30～50ml/kg，中度脱水为51～100ml/kg，重度脱水为101～150ml/kg。

03.280　继续损失量　continuing loss
治疗过程中因呕吐、腹泻、胃肠引流等原因继续丢失的液体量。

03.281　生理需要量　physiological need
机体维持基础代谢所需的液体量。取决于尿

量、大便丢失和不显性失水。

03.282 溶液张力 solution tension
溶液中电解质所产生的渗透压。

03.283 口服补液盐 oral rehydration salt, ORS
世界卫生组织推荐用于治疗急性腹泻合并脱水的一种口服药物。1967年世界卫生组织制定的配方是氯化钠3.5g、碳酸氢钠2.5g、氯化钾1.5g和葡萄糖20g，加水至1000ml后饮用。1984年世界卫生组织将配方更改为氯化钠1.75g、氯化钾0.75g、枸橼酸钠1.45g、无水葡萄糖10g。2006年世界卫生组织公布的配方是氯化钠2.6g、氯化钾1.5g、枸橼酸钠2.9g、无水葡萄糖13.5g。一般适用于轻度或中度脱水、无严重呕吐者。

03.284 水过多 water excess
人体入水总量超过排出总量，以致水在体内潴留，引起血液渗透压下降和循环血量增多的病理状态。正常情况下，水过多较少发生，但在抗利尿激素分泌过多或肾功能不全等情况下，人体摄入或输入的水过多，可造成水在体内蓄积，导致水过多。

03.285 水中毒 water intoxication
因摄入过量水而导致的脱水、低血钠继而引起的一组细胞水肿综合征。表现为全身水肿，严重时可引起肺水肿、脑水肿、胃肠及泌尿系统水肿等；出现精神萎靡、嗜睡、面色苍白、体温低下，严重者出现惊厥和昏迷；肌张力低下，四肢无力，共济失调，腱反射迟钝或消失，心音低钝及腹胀；厌食、恶心及呕吐、腹胀；少尿甚至无尿；四肢凉、脉细弱、尿少、皮肤弹性差、眼窝凹陷等。常见原因是大量出汗后仅补充白开水。处理方法是尽快采用高渗盐水补钠并处理脑水肿、肺水肿等并发症。

03.286 水肿 edema
过多的液体积聚在组织间隙，致使组织肿胀的现象。

03.287 低钠血症 hyponatremia
血清钠浓度低于正常值下限（135mmol/L）的病理生理状态。

03.288 高钠血症 hypernatremia
血清钠浓度高于正常值上限（145mmol/L）的病理生理状态。

03.289 低钾血症 hypokalemia
血清钾浓度低于正常值下限（3.5mmol/L）的病理生理状态。

03.290 高钾血症 hyperkalemia
血清钾浓度高于正常值上限（5.5mmol/L）的病理生理状态。

03.02.02 酸碱平衡失调

03.291 酸碱平衡失调 acid-base imbalance
又称"酸碱平衡紊乱（acid-base disturbance）"。酸碱负荷过度或调节机制障碍，导致体液酸碱平衡稳态的破坏。多是某些疾病或疾病过程的继发性变化，使得病情加重或更加复杂。

03.292 代谢性酸中毒 metabolic acidosis
以原发性血浆碳酸氢根离子浓度降低导致动脉血pH<7.35，二氧化碳分压代偿性下降为特征的酸碱代谢紊乱。可因有机酸生成增加、肾脏排泄氢离子减少或丢失碳酸氢盐引起。严重者可出现库斯莫尔呼吸。

03.293　代谢性碱中毒　metabolic alkalosis
由各种原因引起的原发性血浆碳酸氢根离子浓度升高的一种病理生理状态。血浆pH升高或正常，在呼吸功能正常的情况下常伴随动脉血二氧化碳分压的代偿性升高。

03.294　呼吸性酸中毒　respiratory acidosis
因呼吸功能障碍所致肺泡换气减少，机体内二氧化碳储留，二氧化碳分压升高，血碳酸浓度上升，pH下降而引起的一系列病理生理改变。

03.295　呼吸性碱中毒　respiratory alkalosis
因呼吸功能障碍所致肺泡通气过度，机体内二氧化碳排出过多，二氧化碳分压下降，血碳酸浓度降低，pH升高而引起的一系列病理生理改变。

03.296　混合型酸碱平衡失调　mixed acid-base imbalance
两种或两种以上的单纯性原发性酸碱平衡失调同时存在，血浆pH或高或低或在正常范围。

03.02.03　外　科　休　克

03.297　休克　shock
机体在受到各种严重致病因素侵袭后所发生的以有效循环血量急剧减少、组织血液灌注量严重不足为特征，导致细胞缺氧以致各重要脏器功能代谢紊乱和结构损害的全身性病理生理变化及临床病程。

03.298　低血容量性休克　hypovolemic shock
有效血容量急剧减少所致的血压降低和微循环障碍。临床表现为头晕、面色苍白、出冷汗、肢端湿冷、烦躁不安或表情淡漠，严重者出现昏厥甚至昏迷、脉搏细速、血压下降、呼吸急促、发绀、尿少甚至无尿。

03.299　血管源性休克　vasogenic shock
外周血管扩张，血管床容量增加，大量血液淤滞在扩张的小血管内，使有效循环血量减少且分布异常，导致组织灌流量减少引起的休克。

03.300　心源性休克　cardiogenic shock
心脏泵衰竭的极期表现。由于心脏排血功能障碍，不能维持其最低限度的心输出量，导致血压下降，重要脏器和组织供血严重不足引起全身性微循环功能障碍，从而出现一系列以缺血缺氧、代谢障碍及重要脏器损伤为特征的病理生理过程。

03.301　创伤性休克　traumatic shock
机体遭受暴力作用后，严重创伤引起机体系统性反应而造成的休克。病理生理反应复杂，与重要脏器功能受损、失血、疼痛、坏死组织吸收及精神神经因素等相关。

03.302　失血性休克　hemorrhagic shock
由出血引起机体有效循环血容量减少而发生的休克。常见于创伤失血、胃溃疡出血、食管静脉出血、异位妊娠破裂出血、产后大出血和弥散性血管内凝血等。

03.303　过敏性休克　anaphylactic shock
因机体对某种物质产生变态反应而引起的休克。属于Ⅰ型变态反应。以休克为主要表现，严重者1小时内可致死亡。

03.304　感染性休克　infectious shock
由各种病原体感染及所产毒素引起的全身

微循环障碍，血流动力学异常，细胞缺血、缺氧，代谢紊乱，重要脏器及多个脏器功能障碍的综合征。

03.305　全身炎症反应综合征　systemic inflammatory response syndrome，SIRS

机体对感染、创伤、休克等感染或非感染性侵袭做出的全身反应。实质上是各种严重侵袭造成体内炎症介质大量释放而引起的全身效应，包括体温、呼吸、心率及白细胞计数方面的改变，最终可导致微循环障碍、代谢紊乱及器官功能不全。临床出现下述所列两项或两项以上表现时即可诊断：体温>38℃或<36℃；心率>90次/分；呼吸频率>20次/分，或动脉血二氧化碳分压<32mmHg；白细胞计数>$12×10^9/L$或<$4×10^9/L$，或幼稚型白细胞>10%。

03.02.04　损伤与创伤

03.306　损伤　injury

各种物理、化学和生物等外源性致伤因素作用于机体，导致体表皮肤、黏膜和（或）体内组织器官结构完整性的损害，或出现的一系列功能障碍和精神障碍。

03.307　创伤　trauma

各种物理、化学和生物等外源性致伤因素作用于机体，导致体表皮肤、黏膜和（或）体内组织器官结构完整性的损害，以及同时或相继出现的一系列功能障碍和精神障碍。

03.308　开放性损伤　opened injury

受伤部位体表皮肤或黏膜有破损的损伤类型。如擦伤、撕裂伤、切割伤、砍伤和刺伤等。

03.309　闭合性损伤　closed injury

受伤部位体表皮肤或黏膜无破损的损伤类型。如挫伤、挤压伤、扭伤、震荡伤、关节脱位及半脱位等。

03.310　腹腔开放伤　open abdominal injury

腹部开放性损伤，伤口完全穿透腹壁形成通道，使腹腔通过伤口与外界环境直接相通，伴有或不伴有腹腔内脏器损伤的损伤类型。

03.311　腹腔闭合伤　closed abdominal injury

腹部受外力作用造成腹腔内脏器损伤，而腹壁不存在穿透性伤口的损伤类型。即腹腔未能通过伤口与外界环境直接相通。腹腔闭合伤一定存在腹腔内脏器损伤。

03.312　致命性三联征　triad of death

创伤并发休克的患者因严重生理功能紊乱和机体代谢功能失调而出现的低体温、凝血功能障碍和酸中毒。是创伤患者预后不良的指标。

03.313　损伤控制性复苏　damage control resuscitation，DCR

对创伤并发大出血、低体温、酸中毒、凝血障碍的极度危重症患者采取的维持基础生命体征至稳定状态的抢救性治疗措施。

03.314　损伤控制手术　damage control operation，DCO

对于严重创伤患者，为挽救生命在创伤早期进行的非修复性手术。

03.315　损伤控制外科　damage control surgery，DCS

对于严重创伤及失血性休克患者，在全身情况很差、生理耐受程度低时，采用分阶段的方式完成手术的治疗方法。可以较大限度地减少生理功能紊乱，避免出现致命性三联征引起的不可逆的病理损害，降低患者死亡率。主要分为三个阶段：简洁复苏后快速止血和控制感染；进行重症监护和复苏性治疗及纠正生理功能紊乱；实施确定性手术，包括探查和修复性手术等。

03.02.05　颅内压增高与脑疝

03.316　颅内压增高　increased intracranial pressure

正常成人颅内脑脊液压力超过1.96kPa（200mmH$_2$O）的现象。常以头痛、呕吐、视盘水肿为主要表现。可由颅脑损伤、肿瘤、血管病、脑积水、炎症等多种病理损害导致。

03.317　全身血管加压反应　systemic vaso-pressor response

又称"库欣反应（Cushing response）"。在颅内压明显增高、脑灌注压下降、脑血流量减少致使脑组织严重缺氧、脑血管的自动调节功能基本丧失的状态下，为保持必需的脑血流量，机体通过自主神经系统的反射作用，使全身周围血管收缩，血压升高，心搏出量增加，心率相对缓慢，以提高脑灌注压；与此同时呼吸减慢、加深，使肺泡内气体获得充分交换，提高血氧饱和度。即动脉血压升高并伴心率相对缓慢、呼吸深慢的三联反应。此反应多见于急性颅内压增高病例，慢性者则不明显。

03.318　脑疝　brain hernia

由于颅内压增高，部分脑组织从压力较高处向压力低处移动，通过正常生理孔道疝出的病理过程。

03.319　小脑幕切迹疝　transtentorial herni-ation

小脑幕幕上一侧病变引起颅内压增高时，脑干和患侧大脑半球向对侧移位，半球上部由于有大脑镰限制，移位较小，但半球底部近中线结构如颞叶的钩回等则向下移位疝入脚间池而形成的脑疝。可造成患侧动眼神经、脑干、后交通动脉及大脑后动脉受到挤压和牵拉。

03.320　枕骨大孔疝　transforamen magna herniation

又称"小脑扁桃体疝（cerebellar tonsillar herniation）"。颅内压增高时，小脑扁桃体经枕骨大孔疝入颈椎管内的现象。多发生于颅后窝占位病变，也见于小脑幕切迹疝晚期。可致使延髓生命中枢遭受急性压迫而功能衰竭，患者常迅速死亡。与小脑幕切迹疝相比，其特点是生命体征变化出现较早，瞳孔改变和意识障碍出现较晚。

03.02.06　颅　脑　损　伤

03.321　颅脑损伤　craniocerebral injury

头颅部位受外力作用而造成的损伤的统称。按损伤发生的组织分为头皮损伤、颅骨损伤和脑损伤，三者虽皆可单独发生，但须警惕其合并存在；也可按受伤机制分为直接颅脑损伤、间接颅脑损伤。损伤程度及其处理效果对预后起决定性作用。

03.322　头皮损伤　scalp injury

外界暴力作用引起的头颅部位皮肤、浅筋

膜、肌肉及腱膜、腱膜下疏松结缔组织损伤的统称。

03.323　颅骨损伤　skull injury
外界暴力作用引起的头颅骨及骨膜组织的损伤。

03.324　脑损伤　brain injury, cerebral injury
外界暴力作用引起的颅腔内脑实质、脑膜、神经及血管的损伤。

03.325　原发性脑损伤　primary brain injury
外力作用于头部时立即发生的脑损伤。包括脑震荡、脑挫裂伤。

03.326　继发性脑损伤　secondary brain injury
外力作用于头部时受伤一定时间后出现的脑损伤。包括脑水肿、颅内血肿等。

03.327　开放性脑损伤　open brain injury
受伤部位的头皮（黏膜）、颅骨、硬脑膜同时破裂，脑脊液流出、脑组织与外界相通的脑损伤。

03.328　闭合性脑损伤　closed brain injury
受伤部位的头皮（黏膜）、颅骨有或无破裂，硬脑膜完整，脑脊液未能流出、脑组织不与外界相通的脑损伤。

03.329　脑震荡　brain concussion
以伤后即刻发生短暂的意识障碍和近事遗忘为特点，神经系统检查多无明显阳性体征，腰椎穿刺显示颅内压力正常和脑脊液检查无红细胞，计算机体层成像检查示颅内无异常的脑损伤。属于原发性脑损伤。

03.330　脑挫裂伤　brain contusion and laceration

外力作用于头部对脑组织造成的挫裂伤。属于原发性脑损伤。

03.331　弥漫性轴索损伤　diffuse axonal injury
头部遭受加速性旋转外力作用时，因剪应力造成的以脑内神经轴索肿胀断裂为主要特征的损伤。伤后即刻发生长时间的严重意识障碍是典型的临床表现。

03.332　颅内血肿　intracranial hematoma
颅内出血形成的血肿。是颅脑损伤中最常见、最严重的继发病变，可因颅内压升高形成脑疝而危及生命。也可以见于高血压患者。

03.333　硬脑膜下血肿　subdural hematoma
位于硬脑膜与蛛网膜之间的血肿。多属于急性或亚急性，慢性硬脑膜下血肿有其特殊性。出血来源主要是脑皮质血管，大多由对冲性脑挫裂伤所致，好发于额极、颞极及其底面，可视为脑挫裂伤的一种并发症。

03.334　硬脑膜外血肿　epidural hematoma
发生在硬脑膜和颅骨之间的血肿。出血主要来源于脑膜中动脉，以进行性意识障碍为主要症状，中间清醒期是其典型的临床表现，其变化过程与原发性脑损伤的轻重和血肿形成的速度密切相关。

03.335　脑出血　intracerebral hemorrhage
脑实质内的出血。常见病因包括高血压、动脉瘤、动静脉畸形、血液病、肿瘤、血管炎、静脉窦血栓形成等。多发于基底节、脑叶、丘脑和脑桥等，可破入脑室系统。临床表现与出血量及出血部位有关，头部计算机体层成像、磁共振成像检查可确诊。

03.336　直接颅脑损伤　direct craniocerebral

injury

外界暴力直接作用于头颅部位引起的损伤。

03.337　加速性颅脑损伤　acceleration cranio-cerebral injury

相对静止的头部突然遭受外力打击，头部沿外力作用方向呈加速运动而造成的损伤。这种方式造成的损伤主要发生在着力部位，即着力伤。如钝器击伤。

03.338　减速性颅脑损伤　deceleration cranio-cerebral injury

运动着的头部突然撞于静止的物体所引起的损伤。这种方式所致的损伤不仅发生于着力部位，也常发生于着力部位的对侧，即对冲伤。如坠落或跌倒时头部着地造成的颅脑损伤。

03.339　挤压性颅脑损伤　compressional craniocerebral injury

两个不同方向的外力同时作用于头部，颅骨发生严重变形而造成的损伤。如车轮压轧伤和新生儿产伤等。

03.340　间接颅脑损伤　indirect craniocerebral injury

暴力作用于身体其他部位，然后传导至头部所造成的损伤。

03.341　挥鞭样颅脑损伤　whiplash cranio-cerebral injury

外力作用于躯干引起躯干突然加速运动时，头颅由于惯性，其运动落后于躯干，此时在颅颈之间发生强烈的过伸或过屈，或先过伸，后又回跳性地过屈，犹如挥鞭样动作，造成颅颈交界处延髓与脊髓连接部的损伤。

03.342　脑脊液鼻漏　cerebrospinal fluid rhinorrhea

颅底骨板和脑膜在鼻腔、鼻窦等处发生破裂或缺损，使颅、鼻之间有直接交通，致使脑脊液自鼻内漏出的表现。可引起脑膜炎反复发作。以外伤性最为多见。

03.343　脑脊液耳漏　cerebrospinal fluid otorrhea

颅底骨折同时伴有硬脑膜和蛛网膜撕裂，脑脊液通过损伤的颞骨岩部经中耳和外耳道漏出。

03.344　蛛网膜下腔出血　subarachnoid hemorrhage，SAH

某些疾病或外伤等原因引起的脑血管破裂，血液流至蛛网膜下腔的表现。分为自发性和外伤性两类，颅内动脉瘤和脑血管畸形是最常见的原因。

03.02.07　乳　房　疾　病

03.345　急性乳腺炎　acute mastitis

细菌由乳头破损或皲裂处侵入，到达乳腺组织导致的乳腺急性化脓性感染。患者多是产后哺乳的妇女，以初产妇多见，往往发生在产后3～4周。

03.346　乳腺囊性增生病　cystic hyperplasia of breast

以乳腺组织中不同程度的纤维囊性变为特征的一种非炎症性、非肿瘤性病变。其病理形态复杂，增生可发生于腺管周围并伴有大小不等的囊肿形成；或腺管内表现为不同程度的乳头状增生，伴乳管囊性扩张；也有发生于小叶实质者，主要为乳管及腺泡上皮增生，造成乳腺正常结构紊乱。

03.347　连枷胸　flail chest
多肋骨多处骨折时，肋骨断离段脱离了胸廓整体，吸气时受胸腔负压吸引而内陷，呼气时受肺内正压推动而外膨，呈反常呼吸，即局部胸壁的运动方向与胸廓整体运动方向相反。

03.348　气胸　pneumothorax
胸膜破损，导致肺泡气体或空气等进入胸膜腔的病理改变。此时胸膜腔内压力升高，甚至负压变成正压，使肺压缩，静脉回心血流受阻，可能产生不同程度的肺、心功能障碍。临床上可分为闭合性气胸、开放性气胸和张力性气胸三类。

03.349　闭合性气胸　closed pneumothorax
胸膜破裂口较小，随肺萎缩而闭合，肺泡气达一定量后不再继续进入胸膜腔的气胸类型。胸膜腔内压接近或略超过大气压，可为正压亦可为负压，抽气后压力下降而不复升。

03.350　开放性气胸　open pneumothorax
胸壁破裂口较大或因两层胸膜间有粘连或牵拉，使破口持续开放，吸气与呼气时空气自由进出胸膜腔的一种气胸类型。

03.351　张力性气胸　tension pneumothorax
胸膜破裂口呈单向活瓣或活塞作用导致的气胸类型。吸气时胸廓扩大，胸膜腔内压变小，空气进入胸膜腔；呼气时胸膜腔内压升高，压迫活瓣使之关闭，致使胸膜腔内空气越积越多，胸膜腔内压持续升高，使肺受压，纵隔向健侧移位，影响心脏血液回流。必须紧急抢救处理。

03.352　血胸　hemothorax
胸膜腔内积聚血液的病理改变。主要因心脏、胸内大血管及其分支、胸壁、肺组织、膈肌和心包血管损伤引起。胸腔积血量取决于血管破口的大小、血压高低和出血持续的时间。

03.353　创伤性窒息　traumatic asphyxia
当胸部与上腹部受到暴力挤压时，患者声门紧闭，胸膜腔内压骤然剧增，右心房血液经无静脉瓣的上腔静脉系统逆流，造成末梢静脉及毛细血管过度充盈扩张并破裂出血的现象。

03.02.09　腹 部 疾 病

03.354　腹外疝　external abdominal hernia
腹腔内的脏器或组织连同壁腹膜，经腹壁薄弱点或孔隙向体表突出所形成的疝。腹壁强度降低和腹内压力增高是其发病的主要原因。

03.355　腹股沟疝　inguinal hernia
腹腔内容物在腹股沟区域通过腹壁薄弱点或孔隙向体表突出形成的腹外疝。通常将其分为腹股沟斜疝和腹股沟直疝两种。

03.356　腹股沟斜疝　indirect inguinal hernia
疝囊经过腹壁下动脉外侧的腹股沟管深环（内环）突出，向内、向下、向前斜行经过腹股沟管，再穿出腹股沟管浅环（皮下环）形成的疝。可进入阴囊，是最多见的腹外疝。

03.357　腹股沟直疝　direct inguinal hernia

疝囊经腹壁下动脉内侧的三角区直接由后向前突出形成的疝。不经过腹股沟管内环，也不进入阴囊。

03.358　股疝　femoral hernia
疝囊通过股环经股管向卵圆窝突出形成的疝。多见于40岁以上的妇女，女性骨盆较宽广，而联合肌腱和腔隙韧带较薄弱，以致股管上口宽大、松弛，故而易发病。妊娠是腹内压增高的主要原因。

03.359　急腹症　acute abdomen
以急性腹痛为主要表现，需要早期诊断和及时治疗的腹部疾病的总称。具有发病急、进展快、变化多、病情重、病因复杂的共同特点。一旦延误诊断或治疗方法不当将会给患者带来严重危害甚至死亡。

03.360　腹腔间室综合征　abdominal compartment syndrome
各种原因造成的腹腔内压力急剧升高，影响腹腔内、外组织器官的血液循环，进而引起多器官功能障碍或衰竭等一系列病理生理改变的综合征。2006年世界腹腔间隔室综合征协会将其定义为腹腔内压力稳定升高并＞20mmHg，伴或不伴腹腔灌注压≤60mmHg，同时合并新的器官功能障碍和衰竭。

03.02.10　胃 肠 疾 病

03.361　胃十二指肠溃疡　gastroduodenal ulcer
胃十二指肠黏膜的局限性圆形或椭圆形的全层黏膜缺损。发病与胃酸分泌过多、胃黏膜屏障功能受损、幽门螺杆菌感染有关。

03.362　十二指肠憩室　duodenal diverticulum
部分十二指肠肠壁向腔外凸出所形成的袋状结构。直径从数毫米至数厘米，多数发生于十二指肠降部，可单发，也可多发。75%的憩室位于十二指肠乳头周围2cm内。

03.363　良性十二指肠淤滞症　benign duodenal stasis
又称"肠系膜上动脉综合征（superior mesenteric artery syndrome）"。肠系膜上动脉压迫十二指肠水平部引起梗阻，导致十二指肠近端淤滞、扩张。临床表现主要为反复发作性上腹部饱胀、腹痛、呃逆、恶心及呕吐。呕吐多在进食后15～40分钟出现，部分患者有呕吐宿食史，呕吐物为胃内容物，含有胆汁。发病时采取俯卧位或胸膝位约2/3的患者症状可得到缓解。

03.364　肠梗阻　intestinal obstruction
各种原因引起肠内容物阻塞，不能顺利通过和运行的现象。临床常出现腹胀、腹痛、呕吐、排便障碍等表现，严重者可并发肠穿孔、水电解质紊乱、感染，是临床常见的急腹症之一。

03.365　机械性肠梗阻　mechanical intestinal obstruction
由机械性因素引起肠腔狭小或不通，致使肠内容物不能通过，是临床最常见的肠梗阻类型。

03.366　动力性肠梗阻　dynamic intestinal obstruction
神经抑制或毒素刺激以致肠壁平滑肌运动紊乱，使肠蠕动丧失或肠管痉挛，以致肠内容物不能正常运行的一种肠梗阻。无器质性肠腔狭窄，多发生于腹腔手术后、腹部创伤或弥漫性腹膜炎患者。痉挛性肠梗阻较为少见，可发生于急性肠炎、肠道功能紊乱或慢性铅中毒患者。

03.367　血运性肠梗阻　vascular intestinal obstruction
肠系膜血管栓塞或血栓形成，使肠管血运障碍，肠管失去蠕动能力，肠腔虽无阻塞，但肠内容物停止运行的一种肠梗阻。可以迅速出现肠坏死，在处理上与肠麻痹截然不同。

03.368　单纯性肠梗阻　simple intestinal obstruction
仅有肠内容物通过受阻而无肠管血运障碍的一种肠梗阻。

03.369　绞窄性肠梗阻　strangulated intestinal obstruction
伴有肠系膜血管或肠壁小血管受压、血管栓塞或血栓形成而使相应肠段急性缺血的一种肠梗阻。可引起肠坏死、穿孔。

03.02.11　肝胆胰腺疾病

03.370　门静脉高压症　portal hypertension
门静脉循环受阻或门静脉血流过多导致压力高于正常的临床综合征。临床可表现为脾大、门静脉侧支循环形成及腹水。内镜下可见食管、胃、十二指肠等部位的静脉曲张。超声内镜下可见门静脉增宽。

03.371　胆石症　cholelithiasis
胆道系统（包括胆囊和胆管）内发生结石的疾病。按结石成分分为胆固醇结石、胆色素结石和混合性结石。临床表现取决于结石的部位及是否造成胆道梗阻和感染等因素。

03.372　急性胆囊炎　acute cholecystitis
细菌感染或化学性刺激所引起的胆囊急性炎症性病变。其病因主要是胆结石阻塞胆管诱发急性细菌性感染。主要表现为发热、右上腹疼痛和压痛、黄疸及外周血白细胞计数升高等。

03.373　慢性胆囊炎　chronic cholecystitis
急性胆囊炎反复多次发作或胆囊结石长期存在，导致的胆囊慢性炎症性病变。可以表现为胆囊萎缩、囊壁增厚、功能不良等。临床症状常不典型，大多数患者有胆绞痛的病史，而后有厌油腻饮食、腹胀、嗳气等消化不良的症状。也可有右上腹隐痛，很少有发热。体检可发现右上腹胆囊区有轻压痛或不适。

03.374　急性胆管炎　acute cholangitis
胆管不同程度的梗阻合并不同程度的感染而表现出的急性炎症性病变。由于患者胆管梗阻的水平不同、梗阻的程度及胆道感染程度的不同，其临床表现也不完全相同：左、右肝管汇合部以上梗阻合并感染者腹痛轻微，一般无黄疸，以高热、寒战为主要临床表现；肝外胆管梗阻合并感染可出现典型的上腹部剧烈疼痛、寒战、高热和黄疸，感染继续加重会并发低血压和神志改变。

03.375　沙尔科三联征　Charcot triad
上腹部剧烈疼痛、寒战、高热和黄疸同时存在，是急性胆管炎的典型临床表现。

03.376　雷诺五联征　Reynolds pentad
急性胆管炎患者在临床表现为上腹部剧烈疼痛、寒战、高热和黄疸的基础上出现低血压和神志改变，是急性梗阻性化脓性胆管炎的典型表现。

03.377　急性胰腺炎　acute pancreatitis
胰腺消化酶被异常激活后对胰腺自身及其周围脏器产生消化作用而引起的炎症性疾病。急性腹痛为主要症状，同时伴有腹胀、恶心、呕吐、黄疸、发热等，吐后不能使腹痛缓解。重症急性胰腺炎可出现休克和脏器功能障碍。

03.378　慢性胰腺炎　chronic pancreatitis
多种原因引起的胰腺实质节段性或弥漫性渐进性炎症与纤维性病变。常伴有胰管狭窄及扩张，以及胰管结石或胰腺钙化。表现为反复发作的上腹部疼痛，伴有程度不同的胰腺外分泌与内分泌功能减退。

03.379　胰岛素瘤　insulinoma
来源于胰腺B细胞，引起内源性高胰岛素血症的肿瘤。临床症状复杂多样，可能与低血糖程度有关。临床表现为典型的惠普尔三联征者应考虑此病。

03.380　惠普尔三联征　Whipple triad
多种原因引起的血糖浓度低于正常的一种临床综合征。表现为空腹或运动后出现低血糖症状、症状发作时血糖低于2.2mmol/L、进食或静脉注射葡萄糖可迅速缓解症状。常见于胰岛素瘤。

03.381　胃泌素瘤　gastrinoma
以高胃酸分泌、顽固性溃疡和胰岛非B细胞瘤为特征的一种消化道肿瘤。该病症状由肿瘤组织大量分泌胃泌素引起，肿瘤发生部位除胰腺外，40%～50%位于十二指肠，也有发生在胃、空肠等部位。90%的肿瘤位于胃泌素瘤三角区。

03.382　胃泌素瘤三角区　triangle of gastrinoma
肝十二指肠韧带与胰头及十二指肠所组成的好发胃泌素瘤的三角区域。上起胆囊管与胆总管交界处，下至十二指肠降部与水平部交界处，内至胰腺颈体交界处。

03.383　黄疸　jaundice, icterus
多种原因引起的血胆红素升高，使患者巩膜、皮肤、黏膜及内脏器官和体液发生黄染的一种临床表现。

03.02.12　血　管　外　科

03.384　间歇性跛行　intermittent claudication
患者行走时发生腓肠肌麻木、疼痛以致痉挛，皮肤蚁行感，休息后症状消失，再走时又出现的现象。多由血栓性闭塞性动脉炎和下肢动脉粥样硬化引起。是腿部动脉血供障碍造成的特殊表现。

03.385　动脉瘤　aneurysm
动脉壁的病变或损伤，形成动脉壁局限性或弥漫性扩张或膨出的病理表现。以膨胀性、搏动性肿块为主要症状，可以发生在动脉系统的任何部位，以主动脉、肢体主干动脉和颈动脉较为常见。

03.386　动脉栓塞　arterial embolism
来自于心脏、近端动脉壁或者其他来源的栓子，随动脉血流冲入并栓塞远端动脉，引起受累供血脏器或肢体的急性缺血。特点是起病急骤、症状明显、进展迅速、后果严重，需积极处理。肢体动脉栓塞的临床表现以"5P"征为特征，即无脉（pulselessness）、疼痛（pain）、苍白（pallor）、感觉异常（paresthesia）和运动障碍（paralysis）。

03.387　血栓闭塞性脉管炎　thromboangiitis

obliterans

主要累及四肢远端中动脉、小动脉、静脉的慢性、节段性、周期性发作的一种血管炎性病变。好发于男性青壮年，发病与吸烟密切相关，可能还与遗传易感性、寒冷刺激、男性激素、血液高凝状态、内皮细胞功能受损及免疫状态紊乱等有关。

03.388　闭塞性动脉硬化　arteriosclerotic obliterans，ASO
全身动脉硬化病变的重要组成部分，表现为动脉内膜增厚、钙化、继发血栓形成等导致动脉狭窄甚至闭塞的一组慢性缺血性疾病。多见于50岁以上的中老年人，男性多见，腹主动脉远端及髂动脉、股动脉、腘动脉等大、中动脉最易受累，后期可以累及腘动脉远端的主干动脉，病变呈多平面、多节段分布的特征。其病程可分为轻微症状期、间歇性跛行期、静息痛期、溃疡和坏死期。

03.389　颅外颈动脉硬化狭窄性疾病　extracranial carotid stenotic disease
颈总动脉和颈动脉粥样硬化性狭窄或闭塞引起的缺血性卒中和短暂性脑缺血发作等疾病的统称。本病是全身动脉硬化性疾病的一个组成部分，患者往往同时伴有颅内脑动脉硬化、冠状动脉粥样硬化和下肢动脉硬化性闭塞症等。

03.390　多发性大动脉炎　polyarteritis，Takayasu arteritis
主要累及主动脉及其重要分支的一种慢性、多发性、非特异性炎症性疾病。可造成管腔狭窄或闭塞，引起病变动脉供血组织的临床缺血性表现。好发于青年人，尤以女性多见。

03.391　雷诺综合征　Raynaud syndrome
一种确切病因不明的小动脉阵发性、痉挛性疾病。发病与寒冷刺激、情绪波动、精神紧张、感染、疲劳等有关，多见于青壮年女性，好发于手指，常为双侧性，偶可累及足趾、面颊及外耳。典型症状是依次出现皮肤苍白、青紫和潮红。

03.392　下肢静脉曲张　varicose vein of lower limb
由于下肢浅静脉瓣膜关闭不全，静脉内血液倒流，远端静脉血液淤滞，继而病变静脉壁扩张、变性，出现浅静脉延长、不规则膨出、迂曲的现象。先天性浅静脉壁薄弱和静脉瓣膜结构不良是发病的主要原因，持久站立工作、体力活动强度高、久坐者多见。

03.393　浅静脉瓣膜功能试验　superficial venous valve function test
又称"布罗迪-特伦德伦堡试验（Brodie-Trendelenburg test）"。用于检测浅静脉瓣膜功能的一种试验。患者取仰卧位抬高下肢使静脉排空，于腹股沟下方缚止血带压迫大隐静脉，嘱患者站立，释放止血带后10秒内如出现自上而下的静脉曲张则提示大隐静脉瓣膜功能不全。同样的原理，在腘窝处缚止血带，可检测小隐静脉瓣膜功能。

03.394　深静脉通畅试验　deep vein patency test
又称"佩尔特斯试验（Perthes test）"。用于检测深静脉功能的一种试验。患者取站立位，于腹股沟下方缚止血带压迫大隐静脉，待静脉充盈后，嘱患者用力踢腿或下蹲十余次，如充盈的曲张静脉明显减轻或消失，则提示深静脉通畅；反之，则可能有深静脉阻塞。

03.395　交通静脉瓣膜功能试验　communicating venous valve function test
又称"普拉特试验（Pratt test）"。用于检测贯通静脉瓣膜功能的一种试验。患者取仰卧位抬高下肢，于腹股沟下方缚止血带，先从足趾向上至腘窝缚第1根弹力绷带，再从止血带处向下缚第2根弹力绷带。嘱患者站立，一边向下解开第1根绷带，一边继续向下缚第2根绷带，如果在两根绷带的间隙出现曲张静脉，则提示该处有功能不全的穿通静脉。

03.396　原发性下肢深静脉瓣膜关闭不全 primary lower extremity deep venous valve insufficiency
无深静脉血栓形成的下肢深静脉瓣膜关闭

不全，出现深静脉血液倒流至膝部以下乃至踝部静脉的病理改变，从而引起一系列静脉淤滞症状的病症。

03.397　深静脉血栓形成 deep venous thrombosis，DVT
血液在深静脉腔内不正常凝结，阻塞静脉腔，导致静脉回流障碍的一种现象。全身主干静脉均可发病，尤其多见于下肢，以左下肢最多见，典型病例的急性期临床表现为突发性单侧肢体肿胀、疼痛、压痛、发热、浅静脉曲张、股青肿。血栓脱落后栓子可随静脉血液回流至心脏，进入肺动脉引起肺动脉栓塞。

03.02.13　泌尿系统疾病

03.398　尿频 frequent micturition
排尿次数增多的现象。即成人每日排尿≥8次或夜间排尿≥2次，且每次排出尿量小于200ml。

03.399　尿急 urgent micturition
突发、急迫且很难被延迟的尿意。严重时可造成急迫性尿失禁。可由膀胱炎、膀胱异物、神经源性膀胱、膀胱出口梗阻等引起。

03.400　尿痛 dysuria
排尿时感到尿道疼痛的现象。一般呈烧灼、针刺样痛感。可发生在排尿初、排尿中、排尿末或排尿后。见于膀胱、尿道或前列腺感染。

03.401　膀胱刺激征 irritation sign of bladder
尿频、尿急、尿痛同时存在的综合征。提示泌尿系统感染。

03.402　排尿困难 urination difficulty
须增加腹压才能排出尿液的现象。可分为功

能性和阻塞性两大类。

03.403　尿潴留 urinary retention
由排尿困难导致膀胱内充满尿液而不能排出的现象。分为急性尿潴留和慢性尿潴留，前者发病突然，胀痛难忍，需积极解除病因尽快恢复排尿；后者起病缓慢，可排尿但残余尿较多，可伴尿频、尿细、尿不尽感。病因分为机械性梗阻和动力性梗阻两方面。

03.404　急性尿潴留 acute urinary retention
突然出现排尿障碍，导致尿液潴留的状态。原因有机械性梗阻和动力性梗阻。机械性梗阻包括尿道损伤、结石、良性前列腺增生、尿道狭窄等。动力性梗阻包括中枢和周围神经急性损伤、炎症、麻醉、使用各种松弛平滑肌药物如阿托品等。

03.405　慢性尿潴留 chronic urinary retention
膀胱以下不全梗阻或膀胱功能受损后引起残余尿量增加的状态。患者多无明显痛苦。由于膀胱长期过度膨胀，膀胱内压力增高，尿液失去控制随意排出，表现为充溢性尿失禁。长期尿路梗阻是常见原因。长期慢性尿潴留可引起肾及输尿管积水。

03.406　尿失禁　urinary incontinence
由于膀胱括约肌损伤或神经功能障碍而丧失排尿自控能力，尿液不自主地流出的现象。

03.407　真性尿失禁　true urinary incontinence
在逼尿肌不活动和腹压不增高的情况下，尿道松弛进而出现漏尿的状况。可见于尿道括约肌损伤。

03.408　充盈性尿失禁　urinary retention with overflow incontinence
又称"假性尿失禁（false incontinence）"。慢性尿潴留或膀胱痉挛使膀胱内压力超过尿道阻力时引起的溢尿。

03.409　压力性尿失禁　stress urinary incontinence
腹腔内压升高时，膀胱内压力大于尿道阻力引起的漏尿。多在直立体位时发生，任何增加腹压的动作如咳嗽、大笑、举重等均可诱发。

03.410　急迫性尿失禁　urge urinary incontinence
突发强烈、不能被延迟的尿意，继而出现尿液不自主流出的现象。见于膀胱炎、神经源性膀胱、膀胱过度活动症等。

03.411　尿量异常　abnormality of urine volume
成人非生理性24小时尿量减少或增多并超出正常范围的病理状态。正常成人排尿量为每24小时1000～2000ml，平均1500ml。

03.412　少尿　oliguria
成人24小时尿量＜400ml的状态。常见于严重脱水、重度休克或急性肾衰竭的少尿期。

03.413　无尿　anuria
成人24小时尿量＜100ml或12小时完全无尿的状态。持续性无尿见于器质性肾衰竭，表现为氮质血症或尿毒症。

03.414　尿闭　ischuria
各种尿道梗阻原因所致尿液储存在膀胱内无法排出而造成的急性排尿困难。

03.415　多尿　polyuria
成人24小时尿量＞2.5L的状态。可见于急性肾衰竭的多尿期、尿崩症或使用利尿药后。

03.416　尿三杯试验　urinary three cups test
根据红细胞或白细胞在排尿过程的不同阶段尿中出现的状况，对病灶在泌尿系统部位进行初步定位的检查方法。分别收集一次连续排尿过程中的三段尿液：初始尿液、中段尿液和末段尿液。分别进行尿液显微镜检查。

03.417　急性肾盂肾炎　acute pyelonephritis
肾盂和肾实质的急性细菌性炎症。致病菌多经膀胱上行感染肾盂，再经肾盂感染肾实质，也可经血液直接播散到肾盂和肾实质。

03.418　肾皮质多发脓肿　multiple renal abscess
位于肾皮质部的局限性化脓性细菌感染所引发的炎症反应，并因组织坏死、溶解而形成充满脓液腔隙的病理状态。由来自于疖、痈、龋齿、扁桃体炎、肺部感染、骨髓炎和前列腺炎等远处炎性病灶的金黄色葡萄球菌、大肠埃希菌和变形杆菌等致病菌经血行播散引起，并在肾皮质形成多发性小脓肿。临床表现为腰部疼痛并有肿块、畏寒、高热的全身性感染症状，病程迁延者可出现消瘦、贫血。

03.419　肾周围炎　perinephritis
肾周组织的化脓性炎症。感染多来自肾，如肾盂的感染或肾皮质脓肿穿破肾包膜侵入肾脂肪囊。也可由肾外伤血肿、尿外渗继发感染引起，少数来自肾以外的感染病灶经血行播散而来。临床表现主要为腰痛、肾区压痛、叩击痛和局部肌紧张，形成脓肿后可有全身中毒症状，如畏寒、发热等。

03.420　急性细菌性膀胱炎　acute bacterial cystitis
膀胱的急性细菌性炎症。多为上行感染所致，致病菌多数为大肠埃希菌，其次为变形杆菌、克雷伯菌、葡萄球菌及铜绿假单胞菌等。女性多发，突然起病，临床表现为尿频、尿急、尿痛、尿道烧灼感。尿频程度不一，全身症状不明显。

03.421　慢性细菌性膀胱炎　chronic bacterial cystitis
膀胱的慢性细菌性炎症。多继发于下尿路梗阻性疾病，如前列腺增生、尿道狭窄、膀胱结石等。女性多继发于尿道口处女膜融合、处女膜伞、尿道旁腺炎等。也可由尿路急性感染反复发作迁延引起。临床表现为尿频、尿急、尿痛反复发作或持续存在，症状较急性发作时轻微，患者一般可以忍受。膀胱区或会阴部不适，膀胱充盈时疼痛较明显，常有尿液混浊。

03.422　急性尿道炎　acute urethritis
多为不同致病菌导致的尿道急性炎症。可以分为一般的细菌性尿道炎、淋菌性尿道炎和非淋菌性尿道炎。

03.423　急性附睾炎　acute epididymitis
以突然发生的附睾疼痛和肿胀为临床表现

的附睾炎症性疾病。临床起病急，附睾突然肿大，压痛明显，伴畏寒、发热、头痛、恶心、呕吐，往往累及精索。

03.424　慢性附睾炎　chronic epididymitis
以慢性疼痛为主要表现的附睾炎症性疾病。不伴水肿，持续超过6周者。临床表现为附睾局部不适、坠胀感或阴囊疼痛，也可放射到下腹部和同侧大腿内侧。有时可有急性发作症状。可发生于单侧或双侧，也可表现为从轻微性、间歇性不适到剧烈性、持续性疼痛等程度不同的症状。

03.425　尿石症　urolithiasis
多种病理因素相互作用引起的泌尿系统内任何部位的结石病。包括肾结石、输尿管结石、膀胱结石和尿道结石。结石形成大致经过4个过程，即晶核形成、结晶生长、结晶聚集、结晶滞留。临床表现有疼痛、血尿、排石、尿道梗阻等。

03.426　鞘膜积液　hydrocele
鞘膜囊内积聚的液体增多而形成的囊肿。根据积液所在的部位与鞘状突闭合的情况可分为睾丸积液、精索积液、精索睾丸积液、混合性积液和交通性积液。一般无症状，常于洗澡或体检时发现。当体积较大时可有阴囊下垂感，影响排尿、行走和运动。

03.427　睾丸鞘膜积液　testicular hydrocele, hydrocele of testis
鞘状突闭合正常，睾丸鞘膜内有较多积液，外观呈球形或卵圆形的一种囊肿病变。多见于儿童，是临床最常见的鞘膜积液类型。一般无症状，常于洗澡或体检时发现。肿物位于阴囊内，表面光滑，无压痛，有囊性感，体积大时睾丸、附睾可触摸不清，透光试验阳性。

03.428　精索鞘膜积液　funicular hydrocele,

hydrocele of the spermatic cord

鞘状突的两端闭合，中间的精索鞘膜囊未闭合并由液体聚集其内而造成的一种囊肿病变。病变与腹腔、睾丸鞘膜囊都不相通，可为一个，也可为多个，呈椭圆形、梭形或者哑铃形。儿童多见，一般无症状，常于洗澡或体检时发现。沿精索生长，囊肿可随精索移动，其下方可触及睾丸与附睾。

03.429　交通性鞘膜积液　communicating hydrocele

鞘状突完全未闭合，鞘膜囊的积液可经一小管与腹腔相通的一种囊肿病变。多见于儿童，其内积液为腹腔内液体，积液量随体位变化，立位积液较多，卧位或挤压积液可减少或消失；通道较大时可伴腹股沟斜疝。

03.430　婴儿鞘膜积液　infantile hydrocele

由于腹鞘膜突在出生前后未能闭合而形成的一个鞘膜腔，其导致液体的积聚、扩张而形成梨形腔囊的一种囊肿病变。

03.02.14　肾上腺疾病

03.431　原发性醛固酮增多症　primary hyperaldosteronism，PHA

肾上腺皮质分泌过量的醛固酮激素引起的以高血压、低血钾、低血浆肾素活性和碱中毒为主要表现的临床综合征。为继发性高血压最常见的病因。

03.432　皮质醇增多症　hypercortisolism

又称"库欣综合征（Cushing syndrome）"。机体长期在过量糖皮质激素的作用下出现的一系列相关临床症状和体征的综合征。典型的临床表现有向心性肥胖，皮肤菲薄，下腹部、股内侧、腋下皮肤紫纹，高血压，性腺功能紊乱，骨质疏松症，以及精神症状如失眠、记忆力减退、注意力分散等。多见于15～30岁的女性。

03.433　儿茶酚胺增多症　hypercatechola-minism

体内嗜铬细胞生成过多的儿茶酚胺，从而引起以高血压为主要特征的临床综合征。主要包括肾上腺及肾上腺外嗜铬细胞瘤、肾上腺髓质增生、多发性内分泌肿瘤Ⅱ型。

03.02.15　运动系统体征

03.434　方肩　square shoulder

肩部失去原有的形态，肩峰显著突出，外形呈扁平或方形的畸形。多由三角肌萎缩或肩关节脱位引起。

03.435　翼状肩胛　winged scapula

前锯肌瘫痪，肩胛骨丧失贴胸能力，上肢向前平举时其脊柱缘失去牵拉而翘起所形成的畸形。

03.436　杜加斯征　Dugas sign

一种判断患者是否存在肩关节脱位的体征。正常人将手搭在对侧肩上，肘部能贴近胸壁。肩关节前脱位时肘部内收受限，伤侧的手搭在对侧肩上，肘部则不能贴近胸壁，或肘部贴近胸部时，则手不能搭到对侧肩上，此为杜加斯征阳性。

03.437　肘后三角　posterior cubital triangle

正常肘关节完全屈曲时，肱骨内、外上髁和尺骨鹰嘴构成的等腰三角形。这三个凸起在肘关节完全伸直时在一直线上。肘关节脱位时此三点关系发生改变，肱骨髁上骨折时此三点关系不变。

03.438 米尔征 Mill sign
检查肱骨外上髁炎患者时出现的疼痛反应。肘关节伸直、前臂旋前、腕关节被动屈曲，引起肱骨外上髁处疼痛即为阳性。

03.439 握拳尺偏试验 finkelstein test
一种诊断桡骨茎突狭窄性腱鞘炎的方法。拇指屈曲，其他四指握住拇指后，被动尺偏腕关节，引起腕关节桡侧疼痛为阳性。

03.440 腕关节尺侧挤压试验 ulnar compression test of wrist joint
腕三角软骨损伤或尺骨茎突骨折的检查方法。检查方式为腕关节中立位，使之被动尺偏并挤压，下尺桡关节疼痛为阳性。

03.441 上臂牵拉试验 upper arm pull test
又称"伊顿试验（Eaton test）"。一种检查颈椎病的方法。患者取坐位，检查者一手将患者头部推向健侧，另一手握住患者腕部向外下牵引，如出现患肢疼痛、麻木感为阳性。见于颈椎病。

03.442 椎间孔挤压试验 spurling test
一种检查颈椎病的方法。患者取端坐位，头后仰以接受检查，头向患侧侧屈，检查者在患者后面用双手按住头顶向下施加压力，如该侧上肢发生放射性疼痛则为阳性。阳性多见于颈椎病。

03.443 幼儿脊柱活动检查法 spinal movement test for young children
一种检查儿童脊柱的方法。患儿取俯卧位，检查者双手抓住患儿双踝上提，如有椎旁肌痉挛，则脊柱生理前凸消失，呈板样强直为阳性。常见于脊柱结核患儿。

03.444 拾物试验 pick up test
一种判断患者手的综合感觉的方法。嘱患者拾起放在桌上的硬币、钥匙、螺丝钉、圆钉等大小和形状不同的物体，凭感觉说出其名称。

03.445 髋关节过伸试验 hyperextension test of hip joint
又称"约曼试验（Yeoman test）"。一种检查髋关节及骶髂关节病变的方法。患者取俯卧位，检查者一手压在患者骶部，一手将患侧膝关节屈至90°，握住踝部，向上提起，使髋过伸，此时必扭动骶髂关节，如有疼痛即为阳性。此试验可同时检查髋关节及骶髂关节的病变。

03.446 骶髂关节扭转试验 sacroiliac joint torsion test
又称"根斯伦试验（Gaenslen test）"。一种检查腰骶关节病变的方法。患者取仰卧位，屈健侧髋关节、膝关节，让患者抱住，患侧大腿垂于床缘外。检查者一手按健侧膝，一手压患侧膝，出现骶髂关节痛者为阳性，说明腰骶关节有病变。

03.447 腰骶关节过伸试验 lumbosacral joint hyperextension test
一种检查腰骶关节病变的方法。患者取俯卧位，检查者的前臂插在患者两大腿的前侧，另一手压住腰部，将患者大腿向上抬，若骶髂关节有病变，即有疼痛。

03.448 骶髂关节斜扳试验 oblique-pulling test of sacroiliac joint
一种检查腰骶关节病变的方法。患者取仰卧位，充分屈曲患侧髋关节、膝关节，检查者一手按住患侧肩部，一手按住患侧膝部的外侧，向健侧推去，骶髂关节疼痛者为阳性。

03.449　直腿抬高试验　straight leg raising test

又称"拉塞格试验（Lasègue test）"。一种检查腰椎间盘突出症的方法。患者取仰卧位，检查者一手托患者足跟，另一手保持膝关节伸直缓慢抬高患肢，如在抬高60°范围之内即出现坐骨神经的放射痛为试验阳性。

03.450　直腿抬高加强试验　Bragard additional test

又称"布拉加德试验（Bragard test）"。一种检查腰椎间盘突出症的方法。在直腿抬高试验阳性的前提下，缓慢放低患肢高度，待放射痛消失后，再将踝关节被动背屈，如再度出现放射痛，则为试验阳性。为腰椎间盘突出症的主要诊断依据。

03.451　滚动试验　rolling test

一种检查急性关节炎的方法。患者取仰卧位，检查者将一手掌放在患者大腿上轻轻使其反复滚动，急性关节炎时可引起疼痛或滚动受限。

03.452　骶髂关节分离试验　Patrick test

一种检查骶髂关节或髋关节病变的方法。患者取仰卧位，健肢伸直，患侧髋关节与膝关节屈曲，大腿外展、外旋将小腿置于健侧大腿上，形成一个"4"字，一手固定骨盆，另一手下压患肢，出现疼痛为阳性。见于骶髂关节及髋关节内有病变或内收肌有痉挛的患者。

03.453　托马斯征　Thomas sign

一种判断髋关节屈曲畸形的体征。患者取仰卧位，充分屈曲健侧髋关节、膝关节并使腰部贴于床面，若患肢自动抬离床面，或迫使患肢与床面接触则腰部前凸为阳性。见于髋关节病变和腰肌挛缩。

03.454　骨盆挤压分离试验　pelvic compression and separation test

一种检查骨盆骨折的方法。患者取仰卧位，两掌用力对挤和分撑患者两髂嵴，观察骨盆环是否某处出现疼痛，以判断骨盆骨折或骶髂关节病变的检查方法。

03.455　特伦德伦堡试验　Trendelenburg test

一种检查先天性髋关节脱位的方法。患者背向检查者，健侧肢屈髋、屈膝上提，用患肢站立，如健侧骨盆及臀褶下降为阳性。多见于臀中肌、臀小肌麻痹，髋关节脱位及陈旧性股骨颈骨折等。

03.456　阿利斯征　Allis sign

一种判断髋关节脱位、股骨颈骨折的体征。患者取仰卧位，屈髋、屈膝，两足平行放于床面，足跟对齐，观察双膝的高度，如一侧膝部比另一侧膝部高即为阳性。见于髋关节脱位及股骨或胫骨缩短。

03.457　推拉试验　push pull test

又称"望远镜试验（telescope test）"。一种检查儿童先天性髋关节脱位的方法。患者取仰卧位，下肢伸直，检查者一手握住患侧小腿，沿身体纵轴上下推拉，另一手触摸同侧大转子，如出现活塞样滑动感为阳性。

03.458　博勒尔征　Bohler sign

一种判断内侧或外侧副韧带损伤的体征。患者取仰卧位，将膝关节置于完全伸直位，分别做膝关节的被动外翻和内翻检查，与健侧对比，若超出正常外翻或内翻范围则为阳性。

03.459　抽屉试验　drawer test

一种检查前或后交叉韧带断裂的方法。患者取仰卧位，屈膝关节90°，检查者轻坐在患侧足背上（固定），双手握住小腿上段，向后推，再向前拉，前拉或后推范围超过0.5cm

时为阳性。将膝关节置于屈曲10°～15°进行拉赫曼（Lachman）试验，则可提高本试验的阳性率，有利于判断前交叉韧带的前内束或后外束损伤。

03.460　麦氏征　McMurray sign
一种判断半月板病变的体征。患者取仰卧位，检查者一手按住患膝，另一手握住踝部，将膝关节完全屈曲，足踝抵住臀部，然后将小腿极度外展外旋或内收内旋，在保持这种应力的情况下逐渐伸直，在伸直过程中若能听到或觉察到响声，或出现疼痛为阳性。

03.461　浮髌试验　floating patella test
一种检查膝关节腔积液的方法。嘱患者伸直膝关节，检查者一手压在髌上囊部，另一手示指、中指置于髌骨上垂直向下按压，观察是否有髌骨浮动感和撞击感。

03.462　垂腕畸形　wristdrop deformity
桡神经损伤导致伸腕肌麻痹，伸腕不能，腕关节下垂的畸形。

03.463　猿手畸形　ape hand deformity
正中神经损伤时，拇指处于手掌桡侧，不能掌侧外展以完成对掌及对指并存在大鱼际肌萎缩的畸形。

03.464　弗罗门特征　Froment sign
一种判断尺神经损伤的体征。表现为拇指、示指远侧指间关节不能屈曲，使两者不能捏成"O"形。即示指用力与拇指对指时，呈现示指近侧指间关节明显屈曲、远侧指间关节过伸及拇指掌指关节过伸、指间关节屈曲。

03.465　爪形手　clawhand
典型的尺神经损伤表现。小指和环指指间关节屈曲，掌指关节过伸，形成"爪"样畸形。

03.466　腕掌屈试验　wrist bending test
又称"弗伦试验（Phalen test）"。持患者手部，拇指抵于腕关节掌侧正中，其余四指置于手背，使腕部屈曲，以拇指对抗按压腕掌侧正中1～2分钟，观察是否出现手掌麻痛，以判断腕管综合征的检查方法。

03.467　蒂内尔征　Tinel sign
神经损伤后或损伤神经修复后，近侧断端出现再生，再生的神经纤维开始呈枝芽状，无髓鞘，在相应平面轻叩神经干可诱发其分布区出现放射麻痛、过电感等过敏现象。本质是叩击部位存在不成熟的触觉神经纤维。

03.468　研磨试验　grind test
又称"阿普利试验（Apley test）"。患者取俯卧位，屈曲膝关节、踝关节各90°，双手握足并固定膝部，沿小腿纵轴下压足部并内外旋转膝关节，观察是否出现膝关节疼痛，以判断膝关节半月板或关节软骨损伤的检查方法。

03.469　肢体抬高试验　elevated limb test
又称"伯格试验（Buerger test）"。患者取平卧位，膝关节伸直，下肢逐渐被动抬起，观察抬腿高度及是否出现下肢放射性疼痛，以判断神经根或坐骨神经受压的检查方法。

03.470　仰卧挺腹试验　supinating and throwing out belly test
患者取仰卧位，腰部后伸挺腹，增加腹压，观察是否引起腰部疼痛及患肢放射痛，是判断腰椎间盘突出症的检查方法。

03.471　股神经牵拉试验　femoral nerve stretch test
一种检查腰3/4椎间盘突出症的方法。患者取俯卧位，膝关节屈曲90°，上提小腿或极度屈曲膝关节，观察是否出现大腿前侧放射性疼痛。

03.472　屈颈试验　Linder test

一种检查腰椎间盘突出症"根肩型"的方法。患者取仰卧位，也可取端坐位或者直立位，检查者一手置于患者胸部前，另一手置于枕后，缓慢、用力上抬其头部，使颈前屈，观察下肢是否出现放射痛。

03.02.16　骨　折

03.473　骨折　fracture
因外伤、疾病所引发的骨骼断裂，即骨连续性的中断。

03.474　开放性骨折　open fracture
骨折处组织破损，骨折端与外界相通的骨折。

03.475　闭合性骨折　closed fracture
骨折处的皮肤或黏膜完整，骨折端不与体外相通的骨折。

03.476　不完全骨折　incomplete fracture
骨的完整性或连续性仅有部分破坏或中断的一类骨折。按照其形态可分为裂纹骨折、青枝骨折。

03.477　裂纹骨折　fissure fracture
骨折处可见裂纹，但无移位的一类骨折。

03.478　青枝骨折　greenstick fracture
仅有部分骨质和骨膜被拉长、皱褶或破裂，常有成角、弯曲畸形，如青嫩的树枝被折断状的一类骨折。多见于儿童。

03.479　完全骨折　complete fracture
骨的完整性或连续性全部破坏或中断的一类骨折。管状骨多见。根据X线片上骨折线的方向可分为横行骨折、斜行骨折、螺旋形骨折、粉碎性骨折、嵌插骨折、压缩骨折及骨骺分离。

03.480　横行骨折　transverse fracture
骨折线几乎与骨干纵轴垂直的一类骨折。

03.481　斜行骨折　oblique fracture
骨折线与骨干纵轴不垂直的一类骨折。

03.482　螺旋形骨折　spiral fracture
骨折线呈螺旋形的一类骨折。

03.483　粉碎性骨折　comminuted fracture
骨质碎裂成3块以上的一类骨折。

03.484　嵌插骨折　impacted fracture
多发生在长管状骨干骺端骨密质与骨松质交界处，骨折后骨密质嵌入骨松质内的一类骨折。

03.485　压缩骨折　compression fracture，compressed fracture
多因颈椎屈曲暴力所致椎体被压缩形成的骨折。椎体被压成楔形或压扁。

03.486　骨骺分离　epiphyseal separation
骨折线完全或部分以水平、垂直或斜方向经骺线而发生的骨折。

03.487　稳定性骨折　stable fracture
骨折端不易发生移位的骨折。如裂缝骨折、青枝骨折、横行骨折、压缩骨折、嵌插骨折等。

03.488　不稳定骨折　unstable fracture
骨折端易发生移位的骨折。如斜行骨折、螺旋形骨折、粉碎性骨折等。

03.489　骨折专有体征　specific sign of fracture
只出现在骨折时的体征。包括骨折畸形、反常活动、骨擦音或骨擦感。以上三种体征只要出现其中一种，即可诊断为骨折。但未见此三种体征时也不排除骨折。

03.490　骨折复位　fracture reduction
将移位的骨折段恢复正常或接近正常的解剖关系，重建骨骼支架作用的方法。复位是治疗骨折的首要步骤，也是骨折固定和功能锻炼的基础。早期正确的复位是骨折愈合的必要条件。根据复位的情况分为解剖复位和功能复位。

03.491　解剖复位　anatomic reduction
骨折段通过复位，恢复正常的解剖关系，对位对线完全良好的状态。

03.492　功能复位　functional reduction
对骨折复位后，两骨折段虽未恢复正常的解剖关系，但在骨折愈合后对肢体功能无明显影响者。是有别于解剖复位的一种复位状态。

03.493　骨折愈合　fracture healing
断裂的骨或骨小梁连续性恢复，重新获得骨结构强度的过程。

03.494　骨折延迟愈合　delayed healing of fracture
超过同类骨折正常愈合的期限，骨折断端仍未出现骨连接的状态。

03.495　骨折不愈合　nonunion

骨折延迟愈合经再度延长治疗仍未连接，骨愈合功能停止的状态。

03.496　骨折畸形愈合　malunion of fracture
骨折断端位置未达到功能复位的要求，存在成角、旋转或重叠畸形，并影响功能活动的骨折愈合。

03.497　骨筋膜室综合征　osteofascial compartment syndrome
骨、骨间膜、肌肉间隔和深筋膜形成的骨筋膜室内压力增高导致的肌肉和神经因急性缺血而产生的一系列早期症状和体征。最常发生于小腿和前臂掌侧。进一步发展可以导致肌肉和神经的坏死。

03.498　肱骨近端骨折　proximal humeral fracture
肱骨大结节、小结节和肱骨外科颈部位的骨折。

03.499　肱骨干骨折　humeral shaft fracture
肱骨外科颈下1～2cm至肱骨髁上2cm段内的骨折。肱骨下1/3段骨折常因滋养动脉损伤发生骨愈合不良或不愈合；在肱骨干中下1/3段骨折容易发生桡神经损伤。

03.500　肱骨髁上骨折　supracondylar fracture of humerus
肱骨干与肱骨髁的交界处发生的骨折。该部位是骨皮质与骨松质交界处，是较薄弱处，这是容易发生肱骨髁上骨折的解剖因素。

03.501　尺骨桡骨骨干骨折　ulnar radial shaft fracture
发生在尺骨桡骨骨干部分的骨折。可由直接暴力、间接暴力、扭转暴力引起。

03.502　蒙泰贾骨折　Monteggia fracture

尺骨近端1/3骨折合并桡骨头脱位。

03.503　加莱亚齐骨折　Galeazzi fracture
桡骨远端1/3骨折合并尺骨小头脱位。

03.504　桡骨远端骨折　distal fracture of radius
距桡骨远端关节面3cm以内的骨折。该部位是骨松质与骨皮质的交界处，为解剖薄弱处，一旦遭受外力，容易骨折。

03.505　伸直型桡骨远端骨折　extension fracture of distal radius, straighten fracture of distal radius
又称"科利斯骨折（Colles fracture）"。发生在桡骨远端，骨折远端向背侧移位的骨折。可出现典型畸形姿势，即侧面观呈"银叉"畸形，正面观呈"枪刺样"畸形。多由间接暴力引起，通常是腕关节处于背伸位、手掌着地、前臂旋前时受伤，应力通过手掌传导到桡骨下端发生骨折。

03.506　屈曲型桡骨远端骨折　flexion fracture of distal radius
又称"史密斯骨折（Smith fracture）"。发生在桡骨远端，骨折远端向掌侧移位的骨折。常由跌倒时腕关节屈曲、手背着地受伤引起。也可由腕背部受到直接暴力打击造成。较伸直型桡骨远端骨折少见。

03.507　桡骨远端关节面骨折　fracture of distal radial articular surface
又称"巴顿骨折（Barton fracture）"。桡骨远端关节面骨折伴腕关节脱位是桡骨远端骨折的一种特殊类型。在腕背伸、前臂旋前位跌倒，手掌着地，暴力通过腕骨传导，撞击桡骨关节背侧发生骨折，腕关节也随之向背侧移位。临床表现为与伸直型桡骨远端骨折相似的"银叉"畸形及相应的体征。对于

复位后很不稳定者，可行切开复位、钢针内固定。

03.508　股骨颈骨折　femoral neck fracture
股骨头下至股骨颈基底之间部位的骨折。多见于中老年人，其移位骨折难以获得满意的复位和稳定，易发生不愈合，晚期可出现股骨头坏死，老年人易发生严重的全身并发症。

03.509　股骨转子间骨折　femoral intertro-chanteric fracture
发生在从股骨颈基底至小转子水平以上的骨折。股骨转子间血运丰富，很少不愈合和发生股骨头坏死。

03.510　股骨干骨折　fracture of shaft of femur
发生在股骨小转子下至股骨髁上一段骨干的骨折。患侧肢体可有短缩和畸形，功能障碍，可有骨擦感。骨折后出血多，常见低血容量性休克、脂肪栓塞综合征、深静脉血栓、创伤性关节炎等并发症。

03.511　股骨远端骨折　distal femur fracture
股骨下端9cm内的骨折。包括股骨髁上骨折、股骨髁间骨折和累及股骨远端关节面的股骨髁骨折。易发生腘动脉血管损伤，膝内、外翻畸形，关节粘连、僵直及继发骨关节炎等并发症。

03.512　膝关节韧带损伤　ligamentous injury of knee joint
包绕膝关节的内、外侧副韧带及膝关节内的前、后交叉韧带的损伤。

03.513　膝关节交锁　knee joint interlocking
由关节内的机械性因素引起的膝关节在某种体位时屈伸活动受到限制的现象。

03.514　胫骨平台骨折　tibial plateau fracture
胫骨近端关节内的骨折。可有不同程度的关节面压缩与移位，产生膝内、外翻畸形，影响膝关节的对合稳定性与运动，严重者还可合并半月板或韧带损伤，引起膝关节功能严重障碍。

03.515　胫腓骨干骨折　fracture of shaft of tibia and fibula
胫腓骨骨干部位的骨折。可分为三种类型：胫腓骨干双骨折、单纯胫骨干骨折、单纯腓骨干骨折。临床以胫腓骨干双骨折最多见。

03.516　胫骨骨折　tibial fracture
累及胫距关节面的胫骨远端骨折。约75%的胫骨骨折伴有腓骨骨折。多由高能损伤所致，常有多发伤，骨折处理困难，经常出现软组织坏死、感染、骨不连及复位不良引起的创伤性关节炎。

03.517　踝韧带扭伤　strained ankle ligament
踝关节受到内翻、外翻或旋转伤力造成的韧带损伤。韧带损伤也常与骨折合并发生。

03.518　骨盆骨折　pelvic fracture
组成骨盆的诸骨（骶骨、尾骨、髋骨、耻骨、坐骨）的任一部位或多个部位骨折的统称。骨盆骨折时，膀胱、尿道和直肠易受损伤，出血是骨盆骨折严重的并发症。

03.519　脊柱骨折　spine fracture
任意节段的脊椎骨的骨折。占全身骨折的5%～6%，其中胸腰段骨折最多见。脊柱骨折可以并发脊髓或马尾神经损伤，特别是颈椎骨折-脱位合并颈髓损伤可高达71%，可严重致残甚至危及生命。

03.02.17　脊柱脊髓损伤

03.520　脊髓震荡　concussion of spinal cord
脊髓受到强烈震荡后发生超限抑制，脊髓功能处于生理停滞的状态。脊髓神经细胞结构正常，无形态学改变。临床表现为损伤平面以下感觉、运动及反射完全消失或大部分消失。一般经过数小时至数天，感觉和运动开始恢复，不留任何神经系统后遗症。

03.521　脊髓休克　spinal shock
脊髓锥体束急性病损早期，肌肉牵张反射被抑制而呈现弛缓性瘫痪的状态。表现为受损水平以下的肢体瘫痪、肌张力减低和腱反射减低或消失。

03.522　不完全性脊髓损伤　incomplete spinal cord injury
损伤平面以下保留部分感觉或运动功能的一类脊髓损伤。提示脊髓损伤平面未发生完全性横贯性损害。

03.523　前脊髓综合征　anterior cord syndrome
脊髓前2/3的损伤造成皮质脊髓束、前外侧脊髓丘脑束及灰质部分受损的状态。患者表现为受伤平面以下无运动功能和痛温觉消失，轻触觉、位置觉、运动觉和震动觉良好。此型损伤的预后在不完全性损伤中最差。

03.524　后脊髓综合征　posterior cord syndrome
脊髓后半部分损伤，脊髓受损平面以下运动功能和痛温觉、触觉存在但深感觉全部或部分消失的状态。

03.525　中央脊髓综合征　central cord syndrome

又称"中央管综合征"。常见于不完全性颈脊髓损伤。是由于脊髓中央区即中央管周围，包含灰质和白质都受到破坏所致，但以灰质及紧邻灰质的白质损伤为重。为颈椎脊髓损伤最常见的类型。

03.526　脊髓半切综合征　Brown-Sequard syndrome

又称"布朗-塞卡综合征"。病损平面以下同侧肢体上运动神经元瘫，深感觉消失，精细触觉障碍，血管舒缩功能障碍，对侧肢体痛温觉障碍等，双侧触觉保留的临床综合征。主要发生于颈椎。

03.527　完全性脊髓损伤　complete spinal cord injury

损伤平面以下的运动、感觉、括约肌功能完全丧失的一类脊髓损伤。为脊髓实质完全性横贯性损伤。

03.528　脊髓圆锥综合征　spinal conus syndrome

脊髓末端的骶3～5脊髓段（脊髓圆锥）损伤，表现为会阴部（鞍区）皮肤感觉缺失，括约肌功能丧失致大小便不能控制和性功能障碍，双下肢的感觉和运动仍保持正常的一组临床症状。

03.529　马尾损伤　injury of cauda equina

腰椎以下椎管内马尾状神经束损伤。表现为周围神经损伤，其分布区域出现感觉和运动功能障碍及膀胱和直肠功能障碍。

03.02.18　关节脱位

03.530　关节脱位　joint dislocation

组成关节的各骨关节面失去正常对应关系的一种关节移位。临床上可分为损伤性脱位、先天性脱位及病理性脱位。

03.531　创伤性脱位　traumatic dislocation

由暴力所致的关节脱位。

03.532　病理性脱位　pathological dislocation

由疾病所致的关节脱位。

03.533　肩关节脱位　shoulder dislocation

肱骨头与肩胛盂失去正常的对合关系。约占全身关节脱位的50%。根据肱骨头移位的方向分为4类：前脱位、后脱位、盂上脱位及盂下脱位。

03.534　肘关节脱位　elbow dislocation

肘关节的脱位损伤。一般分为肘关节前脱位和后脱位，肘关节前脱位较少见，占1%～

2%。肘关节后脱位发生于摔倒时手伸出支撑、肘过伸或外展。肘关节前脱位则多在肘屈曲位时，肘后方直接受到暴力，使鹰嘴发生骨折后产生。

03.535　桡骨头半脱位　subluxation of radial head

外力作用下，桡骨小头部分脱离其正常位置的一种关节脱移位。出现以肘部疼痛、功能障碍为主的临床表现。

03.536　髋关节脱位　hip dislocation

股骨头与髋臼构成的关节发生的一种脱移位。根据股骨头的移位方向，髋关节脱位分为前脱位、后脱位和中心脱位，其中以后脱位最多见。常由强大的间接暴力作用引起。

03.537　阿利斯法　Allis therapy

髋关节后脱位的一种手法复位方法。具体做法：在麻醉充分、肌肉松弛状态下，患者取仰卧位，助手双手向下按压两侧髂前上棘以固定骨盆。术者一手握住患肢踝部，另一前臂置于小腿上端近腘窝处，使髋、膝关节屈曲90°，再向上用力提拉持续牵引。待肌肉松弛后，再缓慢内、外旋，当听到或感到弹响时，表明股骨头滑入髋臼，然后伸直患肢。若局部畸形消失、关节活动恢复，表示复位成功。

03.538　斯廷森法　Stimson therapy
髋关节后脱位的一种手法复位方法。具体做法：在麻醉充分、肌肉松弛状态下，患者俯卧于检查床上，患侧下肢悬空，髋关节及膝关节各屈曲90°。助手固定骨盆，术者手握住患者的踝部，另一手置于小腿近侧，靠近腘

窝部，沿股骨纵轴向下牵拉，即可复位。有多发伤不适宜俯卧位者不适用。

03.539　髋关节前脱位复位术　reduction of anterior dislocation of hip joint
髋关节前脱位的一种手法复位方法。应在脱位早期进行。具体做法：在麻醉充分、肌肉松弛状态下，患者仰卧于检查床上，术者位于患者侧方，用手握住患肢小腿上端使髋关节轻度外展并屈膝屈髋90°，再沿股骨纵轴持续牵引。助手站于对侧并用双手推按患者大腿内上端向外。当股骨头接近髋臼时，术者在持续牵引下内收、内旋髋关节，股骨头滑入髋臼时常能听到或感到弹响、震动，提示复位成功。

03.02.19　断　　肢

03.540　断肢　amputated limb
四肢肢体外伤后的离断。按损伤程度不同分为完全性断肢和不完全性断肢两大类。

03.541　断指　amputated finger
掌指关节平面以远的手指离断。

03.542　断趾　amputated toe
跖趾关节水平以远的趾体离断。

03.543　完全性断肢　complete amputated limb
外伤所致断肢残端完全断离的状况。没有任

何组织相连或虽有受伤失活组织相连但清创时必须切除。

03.544　不完全性断肢　incomplete amputated limb
外伤所致断肢的断面有骨折或脱位、断面相连的软组织少于断面总量的1/4，主要血管断裂或伤肢断面只有肌腱相连，残留的皮肤不超过周径1/8的状况。其余组织包括神经、血管断裂，而伤肢的远侧部分无血液循环或严重缺血，不缝接血管将引起肢体残端坏死者。

03.02.20　运动系统慢性损伤

03.545　腰肌劳损　lumbar muscle strain
腰部肌肉及其附着点的筋膜、韧带甚或骨膜的慢性疲劳应力造成的损伤性炎症。为腰痛常见的原因。

03.546　髌骨软骨软化症　chondromalacia patellae

髌骨软骨面因慢性损伤后，软骨肿胀、侵蚀、龟裂、破碎、脱落，最后与之相对的股骨髁软骨也发生相同病理改变而形成的髌股关节骨关节病。

03.547　股骨头坏死　osteonecrosis of femoral head，femoral head necrosis

股骨头血循环障碍，局部骨小梁断裂或股骨头囊变、塌陷，以患侧髋关节疼痛、活动受限为主要临床表现的疾病。

03.548　平足症　flat foot

又称"扁平足"。先天性或姿势性的原因导致的足弓低平、足部软组织松弛、跟骨外翻等畸形。足着地时，内侧纵弓消失，伴有中足下坠，后足外翻，前足外展、外旋，严重者可引起足痛、活动障碍等症状。

03.02.21　骨与关节炎症性疾病

03.549　滑囊炎　bursitis
滑囊壁在创伤、免疫、代谢、感染等因素下发生的感染性或非感染性炎症反应。滑囊内滑液分泌增多，可形成积液，使滑囊膨大。滑囊炎好发于骨结构突出的部位，长期、反复、集中和力量稍大的摩擦与压迫是产生滑囊炎的主要原因。

03.550　狭窄性腱鞘炎　stenosing tenosyno-vitis
腱鞘因机械性摩擦引起的慢性无菌性炎症改变。频繁活动引起过度摩擦，使腱鞘发生慢性纤维结缔组织增生、肥厚、粘连、变性等病理变化，临床表现为局部疼痛、压痛及关节活动受限等。

03.551　腱鞘囊肿　ganglion cyst
手、足小关节处的滑液囊疝（腕背侧舟月关节、足背中附关节等处）和发生在肌腱腱鞘的囊性肿块的统称。慢性损伤使滑膜腔内滑液增多而形成囊性疝出，或结缔组织黏液退行性变可能是发病的重要原因。

03.552　肱骨外上髁炎　external humeral epicondylitis
前臂过度旋前或旋后位，被动牵拉前臂伸肌（握拳、屈腕）和主动收缩伸肌（伸腕）时，使肱骨外上髁处的伸肌总腱起点张力增加，长期反复这种动作引起该处的慢性损伤。

03.553　肩关节周围炎　periarthritis of shoul-der joint，scapulohumeral periarthritis
肩周肌腱、肌肉、滑囊及关节囊的慢性损伤性炎症。以活动时疼痛、功能受限为其临床特点。多发生于40岁以上的中老年人，女性多于男性，肩关节各方向主动、被动活动均不同程度受限，有自限性，一般在6～24个月可自愈，但部分不能恢复到正常功能水平。

03.554　化脓性骨髓炎　pyogenic osteomye-litis
化脓性细菌感染引起的骨组织（骨膜、骨皮质、骨松质及骨髓组织）炎症的统称。感染途径有三种：血源性感染、创伤后感染、邻近病灶直接蔓延感染。

03.555　局限性骨脓肿　localized bone abscess
又称"布罗迪脓肿（Brodie abscess）"。由化脓性细菌引起的一种局限性慢性骨髓炎。通常发生于长骨的干骺端，多见于胫骨、股骨和肱骨。一般认为是细菌毒力低、身体抵抗力强，使化脓性感染长期局限化所致。一般无明显症状，但当机体抵抗力降低时局部出现红、肿、热、痛，可反复发作。

03.556　硬化性骨髓炎　sclerosing osteomye-litis
又称"加雷骨髓炎（Garré osteomyelitis）"。一种由低毒性细菌引起的、以骨质硬化为主要特征的慢性骨髓炎。常见于大龄儿童和成人，多发于股骨、胫骨等长骨骨干。症状较轻微，可表现为久站或行走时隐痛，夜间明显，劳累后加重。常在机体抵抗力降低时急性发作，局部表现为红、肿、热，有轻压痛，软组织可无肿胀。X线检查可见骨干局部或广泛骨质增生硬化现象。

03.557　化脓性关节炎　suppurative arthritis
关节内化脓性感染。好发于髋关节、膝关节，其次为肘关节、肩关节及踝关节。最常见的致病菌是金黄色葡萄球菌，约占85%。细菌进入关节内的途径有血源性传播、邻近病灶直接蔓延及开放性关节损伤继发感染三种。起病急，受感染的关节疼痛剧烈，呈半屈位，怕活动，局部明显肿胀、压痛、皮温升高，全身中毒症状严重、高热，甚至出现中毒性休克和多处感染灶等。

03.558　骨关节炎　osteoarthritis
一种退行性病变。系由增龄、肥胖、劳损、创伤、关节先天性异常、关节畸形等诸多因素引起的关节软骨退化、关节边缘和软骨下

骨反应性增生。

03.559　强直性脊柱炎　ankylosing spondylitis，AS
一种以中轴骨小关节慢性炎症为主的全身性疾病。病变常从骶髂关节开始逐渐向上蔓延至脊柱，导致纤维性或骨性强直和畸形。可能与自身免疫相关。

03.560　类风湿[性]关节炎　rheumatoid arthritis
一种慢性全身性自身免疫性疾病。主要侵犯全身各处关节，呈多发性、对称性、弥漫性、增生性滑膜炎，引起关节软骨和关节囊的破坏，最后导致关节强直畸形。

03.561　痛风性关节炎　gouty arthritis
嘌呤代谢紊乱致使尿酸盐沉积在关节及其周围组织而引起的关节无菌性炎症。一种以局部红、肿、热、痛、功能障碍为主要临床表现的疾病。

03.02.22　运动系统综合征

03.562　周围神经卡压综合征　entrapment syndrome of peripheral nerve
周围神经在走行中，经过隧道、腱膜、筋膜时由于各种原因，如狭窄、增生、肥厚、粘连等致使该处的神经被挤压，继而使神经传导功能出现障碍的现象。根据受压神经的部位不同、组成纤维成分不同，其功能障碍表现各异。有的为单纯感觉障碍，有的为单纯运动障碍，也有的同时有感觉、运动障碍。

03.563　胸出口综合征　thoracic outlet syndrome
在左、右第1肋骨所包围的胸出口处，臂丛和锁骨下血管受到压迫而引起的综合征。根

据本综合征发生的原因可分为五类：颈肋综合征、前斜角肌综合征、肋锁综合征、第1肋骨综合征、过度外展综合征。颈肋与前斜角肌综合征最为常见且经常同时存在，可出现神经和血管受压相关的症状与体征。

03.564　肘管综合征　cubital tunnel syndrome
尺神经在肘部通过由肱骨内上髁、尺神经沟、鹰嘴及覆盖的腱膜构成的肘管时受卡压所致的神经卡压综合征。可有尺神经支配区感觉障碍、手内在肌萎缩、爪形手畸形及夹纸试验阳性等症状。

03.565　腕管综合征　carpal tunnel syndrome
腕骨和屈肌支持带在腕部构成腕管，任何原

因引起腕管内压力增高而导致通过腕管的正中神经受压所发生的神经功能障碍综合征。表现为拇指、示指、中指疼痛和麻木，也可出现大鱼际肌无力和萎缩。

03.02.23　脊柱和脊髓疾病

03.566　颈椎病　cervical spondylosis
颈椎椎间盘退变及继发性改变，刺激或压迫相邻脊髓、神经、血管等组织而出现一系列症状和体征的综合征。临床常分为神经根型颈椎病、脊髓型颈椎病、椎动脉型颈椎病和交感型颈椎病4种类型。

03.567　神经根型颈椎病　cervical spondylotic radiculopathy
颈椎退变，突出的椎间盘、增生的钩椎关节压迫脊神经根或被动牵拉脊神经，引起神经根性刺激症状的颈椎病。表现为与受累神经一致的神经干性痛或神经丛性痛，同时有感觉障碍、感觉减弱和感觉过敏等。神经支配区的肌力减退、肌肉萎缩，以大小鱼际和骨间肌为明显。检查时压颈试验阳性。是颈椎病中最常见的类型。

03.568　脊髓型颈椎病　cervical spondylotic myelopathy
颈椎退变机械性压迫脊髓或压迫供应脊髓的血管而出现的一系列包括四肢感觉、运动、反射及二便功能障碍综合征的颈椎病。检查时可有感觉障碍平面，肌力减退，四肢腱反射活跃或亢进，而浅反射减弱，锥体束征可呈阳性。为颈椎病最严重的类型。

03.569　椎动脉型颈椎病　vertebral artery type of cervical spondylosis
颈椎退变机械性压迫因素或颈椎退变所致颈椎节段性不稳定致使椎动脉遭受压迫或刺激，椎动脉狭窄、迂曲或痉挛而造成椎基底动脉供血不足的颈椎病。患者可出现头晕、恶心、耳鸣、偏头痛等症状，或转动颈椎时突发眩晕而猝倒。因椎动脉周围有大量交感神经的节后纤维，患者还可出现自主神经症状，如心悸、心律失常、胃肠功能减退等。此型在临床上存在争议。

03.570　交感型颈椎病　sympathetic cervical spondylosis
退变因素（如椎间盘突出、小关节增生等）、颈椎不稳刺激或压迫颈部交感神经纤维而引起的一系列反射性交感神经症状的颈椎病。表现为主观症状多，客观体征少。多与长期低头、伏案工作有关，有交感神经抑制或兴奋的症状。此型在临床上存在争议。

03.571　颈椎间盘突出症　cervical disc herniation
在颈椎间盘退变的基础上，因轻微外力或无明确诱因导致的椎间盘突出而致脊髓和神经根受压的一组病症。依据颈椎间盘组织突出程度及部位出现相应的颈神经根症状，临床上以压迫神经根者为多。

03.572　颈椎后纵韧带骨化症　ossification of cervical posterior longitudinal ligament, OPLL
颈椎后纵韧带异常增殖并骨化导致椎管容积减小，进而引起脊髓损害和四肢功能障碍的一种疾病。临床表现为头颈痛、四肢感觉异常、疼痛或功能障碍。最典型的症状是步态不稳，早期常表现为下楼困难，晚期可伴有大小便障碍。

03.573　腰椎间盘突出症　lumbar interverte-

bral disc herniation
在腰椎间盘退行性改变的基础上，在外力作用下，纤维环部分或全部破裂，单独或者连同髓核、软骨终板向外突出，刺激或压迫窦椎神经和神经根引起的以腰腿痛为主要症状的一种病变。腰椎间盘突出症是引起腰腿痛的最常见原因。

03.574　腰椎管狭窄　lumbar canal stenosis
由于黄韧带肥厚增生、小关节增生内聚、椎间盘膨隆突出、骨退行性变，腰椎中央管、神经根管或侧隐窝狭窄引起其中内容物，如马尾、神经根受压而出现的相应神经功能障碍。

03.575　腰椎滑脱症　lumbar spondylolis-thesis
腰椎相邻椎体间发生滑移，导致神经根或马尾神经受压，出现以腰痛或下肢麻木、疼痛为主要表现的疾病。

03.02.24　肿　瘤

03.576　肿瘤　tumor
机体在各种致病因子作用下，细胞遗传物质发生改变、基因表达异常、细胞异常增殖而形成的新生物。肿瘤细胞失去正常调控功能，具有自主或相对自主生长能力，当致病因子消失后仍能继续生长。依据组织形态学不同可分为良性肿瘤、恶性肿瘤及交界性肿瘤。

03.577　良性肿瘤　benign tumor
瘤细胞分化程度高，包膜或边界清楚，呈膨胀性生长，生长速度缓慢，对机体危害小，无浸润和转移能力的肿瘤。包括乳头状瘤、腺瘤等。

03.578　乳头状瘤　papilloma
来源于上皮组织，大体检查或在显微镜下表现为指状突起的乳头状结构的良性肿瘤。如鳞状上皮或尿路上皮的乳头状瘤。

03.579　腺瘤　adenoma
来源于腺上皮或分泌性上皮的良性肿瘤。如结肠或甲状腺的良性肿瘤。

03.580　恶性肿瘤　malignant tumor
细胞分化不成熟、生长较迅速、浸润破坏器官的结构和功能并可发生转移、对机体影响较为严重的肿瘤。除可引起局部压迫和阻塞等症状外，还可因浸润和转移导致相应的临床表现，有时会出现贫血、发热、体重下降、夜汗、感染、恶病质等全身表现。

03.581　癌　carcinoma
发生在上皮组织的恶性肿瘤。具有向周围组织浸润并可能因此发生转移的能力。

03.582　原位癌　carcinoma _in situ_
又称"上皮内癌（intraepithelial carcinoma）"。黏膜或皮肤的异型增生已累及上皮的全层，但尚未突破上皮的基底膜，无明确的间质浸润，一般不会发生转移的肿瘤。

03.583　浸润癌　invasive carcinoma
突破基底膜侵犯间质的上皮性恶性肿瘤。依据浸润深度分为早期、中期和晚期。

03.584　肉瘤　sarcoma
发生于实体间叶组织及其衍生物（包括纤维结缔组织、脂肪、肌肉、脉管、骨、软骨组织等）的恶性肿瘤。

03.585　母细胞瘤　blastoma
组织学上形似器官胚基组织的恶性肿瘤。如视网膜母细胞瘤、肾母细胞瘤。偶尔也用于某些幼稚细胞的良性肿瘤，如脂肪母细胞瘤、软骨母细胞瘤等。

03.586　恶性淋巴瘤　malignant lymphoma
原发于淋巴结或结外淋巴组织的恶性肿瘤。发生在淋巴结者临床以无痛性、进行性淋巴结肿大为主要表现。主要分为霍奇金淋巴瘤和非霍奇金淋巴瘤两大类。其发生与基因突变、病毒及其他病原体感染、放射线、化学药物和自身免疫性疾病等有关。

03.587　白血病　leukemia

由造血干/祖细胞于发育成熟过程中的不同阶段发生分化阻滞、凋亡障碍和恶性增殖引起的一组异质性造血系统恶性肿瘤。

03.588　交界性肿瘤　borderline tumor
简称"交界瘤"。有良性肿瘤的形态学特征，但又具有一定的局部侵袭性和偶发转移特点的肿瘤。是介于良性、恶性之间的肿瘤。组织病理学表现为细胞具有轻中度异型性，但缺乏重度异型表现，并且没有明确的间质浸润。

03.03　妇产科学

03.03.01　女性生殖系统生理

03.589　月经　menstruation
伴随卵巢周期性变化而出现的子宫内膜周期性脱落及出血。规律月经的出现是生殖功能成熟的重要标志，属于生育期女性重要的生理现象，正常月经具有周期性及自限性。

03.590　月经来潮　menstrual onset
女性体内的雌孕激素撤退，导致子宫内膜失去激素的支持，出现自然萎缩剥落的过程。

03.591　月经初潮　menarche
女性第一次月经来潮。为青春期重要标志。月经初潮平均晚于乳房发育2.5年。

03.592　月经周期　menstrual cycle
出血的第1天为月经周期的开始，为两次月经第1天的间隔时间。

03.593　绝经　menopause
卵巢功能衰退，月经停止。可分为自然绝经和人工绝经两种。

03.594　绝经过渡期　menopausal transition period
卵巢功能开始衰退至最后一次月经的时期。可始于40岁，历时短至1～2年，长至10余年。此期卵巢功能逐渐衰退，最终因卵巢功能衰竭而绝经。

03.595　围绝经期　perimenopausal period
又称"更年期（climacteric period）"。从卵巢功能开始衰退直至绝经后2年内的时期。

03.596　绝经综合征　menopausal syndrome，MPS
女性绝经前后出现性激素波动或减少所致的一系列躯体及精神心理症状。

03.597　月经过多　menorrhagia
一种出血量异常的月经，指一次月经的总出血量＞80ml。

03.598　月经失调　menstrual disorder，menoxenia

又称"月经不调"。月经周期和（或）经血量的异常。可伴月经前、月经期的腹痛及全身症状。多发生于生育期女性。

03.599 闭经 amenorrhea
无月经或月经停止6个月以上。根据既往有无月经来潮，分为原发性闭经和继发性闭经两类。

03.600 原发性闭经 primary amenorrhea
年龄超过14岁，第二性征未发育，或年龄超过16岁，第二性征已发育，月经还未来潮的现象。

03.601 继发性闭经 secondary amenorrhea
正常月经建立后月经停止6个月，或按自身原有月经周期计算停止3个周期以上的闭经。

03.602 痛经 dysmenorrhea
行经前后或月经期出现的下腹部疼痛、坠胀，伴有腰酸或其他不适的现象。症状严重者会影响生活质量。

03.603 原发性痛经 primary dysmenorrhea
生殖器官无器质性病变的痛经。占痛经的90%以上。

03.604 继发性痛经 secondary dysmenor-rhea
由盆腔器质性疾病引起的痛经。

03.605 经前期综合征 premenstrual syn-drome
反复在黄体期出现周期性的以情感、行为和躯体障碍为特征的综合征。月经来潮后，症状自然消失。

03.03.02 妊 娠

03.606 胎儿附属物 fetal appendage
胎儿以外的组织。包括胎盘、胎膜、脐带和羊水，对维持胎儿宫内的生命和生长发育起重要作用。

03.607 胎盘 placenta
由胎儿部分的羊膜和叶状绒毛膜及母体部分的底蜕膜构成的胎儿重要附属结构。具有胎儿与母体间物质交换、内分泌和屏障功能。

03.608 胎膜 fetal membrane
由外层的平滑绒毛膜和内层的羊膜组成的胎儿重要附属结构。

03.609 脐带 umbilical cord
连接胎儿与胎盘的条索状组织。胎儿借助脐带悬浮于羊水中。足月妊娠的脐带长30～

100cm，平均55cm，直径0.8～2.0cm。是母体与胎儿气体交换、营养物质供应和代谢物排出的重要通道。

03.610 羊水 amniotic fluid
羊膜腔中的液体。最早由羊膜上皮分泌而来，当羊膜壁上出现血管后，部分羊水来自血管渗透，当胚胎出现吞咽和泌尿功能后，羊水便开始了动态循环。妊娠后期，胎儿的胎脂、脱落上皮、胎粪等也进入羊水。足月胎儿的羊水量为1000ml左右。

03.611 妊娠 pregnancy
胚胎和胎儿在母体内发育成长的过程。从卵子受精开始直到胎儿及其附属物自母体排出而终止。

03.612 妊娠期 duration of pregnancy

又称"孕期"。胚胎和胎儿在母体内发育成长的整个时期。成熟卵子在母体内受精开始至胎儿及其附属物从母体排出，妊娠期约266天。临床上，从末次月经第1日算起，妊娠期约280天（40周），并将其分为早、中、晚3个时期。

03.613　早期妊娠　early pregnancy
又称"孕早期"。从妊娠开始到妊娠12周末的阶段。为受精卵着床、胚胎发育、主要器官完成分化并初步成形的时期。

03.614　中期妊娠　mid-pregnancy
妊娠第13～27周末的阶段。为胎儿各器官功能快速发育发展的时期。

03.615　晚期妊娠　late pregnancy
妊娠第28周及其后的阶段。为胎儿各器官进一步快速发育成熟的时期。

03.616　早孕反应　early pregnancy reaction, morning sickenss
妊娠早期出现的头晕、乏力、嗜睡、食欲缺乏、偏食或厌恶油腻、恶心、晨起呕吐等症状。约半数妇女于停经6周左右出现，12周左右自行消失。

03.617　妊娠试验　pregnancy test
利用绒毛膜促性腺激素的生物学和免疫学特点，检测体内人绒毛膜促性腺激素或人绒毛膜促性腺激素β亚单位的水平，以确定妊娠、滋养细胞疾病的试验。一般受精后7天即可在血清中检测到人绒毛膜促性腺激素。常用放射免疫法检测亚型，若值<3μg/ml为阴性，>6μg/ml为阳性；也常用试纸法检测尿中人绒毛膜促性腺激素。

03.618　胎动　fetal movement
胎儿在母体子宫内的活动。妊娠18周后超声检查可发现，妊娠妇女多于妊娠20周开始自

觉胎动，每小时3～5次。其随孕周增加而逐渐增强，至妊娠32～34周达高峰，妊娠39周后胎动逐渐减少。

03.619　胎心音　fetal heart beat
胎儿心脏搏动的声音。呈双音，似"钟摆"音。正常时每分钟110～160次。听到胎心音能够确诊为妊娠且为活胎。

03.620　仰卧位低血压综合征　supine hypotensive syndrome
晚期妊娠妇女取仰卧位时出现头晕、恶心、呕吐、胸闷、面色苍白、出冷汗、心率加快及不同程度血压下降等症状，当转为侧卧位后，上述症状即减轻或消失的一组综合征。是由晚期妊娠妇女仰卧位时增大的子宫压迫下腔静脉，回心血量减少、心输出量减少、迷走神经兴奋而使血压下降引起的。

03.621　胎势　fetal attitude
胎儿在子宫内的姿势。正常的胎儿姿势为胎头俯屈，颏部紧贴胸壁，脊柱略前弯，四肢屈曲交叉于胸腹前，整个胎体呈椭圆形。妊娠28周前，由于胎儿小，羊水相对较多，胎儿在宫内的活动范围大，姿势不固定。妊娠34周后，胎儿生长迅速，羊水相对减少，胎儿姿势相对恒定。由于胎儿在子宫内的位置不同，因此有不同的胎产式、胎先露及胎方位。

03.622　胎产式　fetal lie
胎体纵轴与母体纵轴的关系。最常见的是纵产式，少见横产式和斜产式。

03.623　纵产式　longitudinal lie
胎体纵轴与母体纵轴呈平行关系的胎产式。占妊娠足月分娩总数的99.75%。

03.624　横产式　transverse lie
胎体纵轴与母体纵轴呈垂直关系的胎产式。

仅占妊娠足月分娩总数的0.25%。

03.625   斜产式   oblique lie
胎体纵轴与母体纵轴呈交叉成角而非垂直
关系的胎产式。为暂时性，在分娩过程中多
数转为纵产式，偶尔转成横产式。

03.626   胎先露   fetal presentation
最先进入母体骨盆入口的胎儿部分。头最为
常见，另有臀、肩，偶见复合先露。

03.627   胎方位   fetal position
胎儿先露部的指示点与母体骨盆的关系。据
指示点与母体骨盆前、后、左右、横的关系
可有不同的胎方位。

03.03.03 流   产

03.628   流产   abortion
妊娠不足28周、胎儿体重不足1000g而终止
者。根据孕周，流产可分为早期流产和晚期
流产；根据流产方式方法可分为自然流产和
人工流产。按流产发展的不同阶段，临床上
分为4种类型，即先兆流产、难免流产、不
全流产和完全流产。

03.629   先兆流产   threatened abortion
妊娠28周前，出现少量阴道出血，或伴有
轻微腹痛、腰痛或下坠感，但早孕反应仍
存在的现象。妇科检查时可见宫颈口未开，
羊膜囊未破裂，子宫大小与停经月份相符。
尿妊娠试验阳性，超声检查示妊娠早期有
胚囊、胚芽搏动，中期可见胎儿成形，有
胎动、胎心搏动。如胚胎正常，消除流产
的原因则出血停止，症状消除，妊娠可以
继续。

03.630   难免流产   inevitable abortion
不可避免地发生流产。发生在保胎的过程
中，一般多由先兆流产发展而来，但阴道出
血更多，阵发性腹痛更加剧烈或出现阴道流
水（胎膜破裂）。妇科检查时可见宫颈口已
扩张，有时可见胚囊或胚胎组织堵塞于宫颈
口内，子宫与停经时间相符或略小，超声检
查可仅见胚囊而无胚胎（或胎儿）或有胚胎
但无心管搏动。

03.631   不全流产   incomplete abortion
发生流产后，孕囊没有完全排出宫腔或者
宫腔内有残留物质没有完全排出的临床
表现。

03.632   完全流产   complete abortion
妊娠物已全部排出，阴道出血逐渐停止，腹
痛消失，妇科检查时可见宫颈口关闭，子宫
迅速复旧，子宫大小正常的临床表现。

03.633   早期流产   early abortion
妊娠满12周之前的流产。自然流产中早期
流产占80%以上，早期流产中2/3为隐性
流产。

03.634   隐性流产   clinically silent miscarriage
又称"生化妊娠（chemical pregnancy）"。
发生在月经期前的流产。分为两种情况，一
是受精卵未着床，二是着床形成胎囊后胚胎
发育很快停止，两者均随子宫内膜的剥落一
起被排出体外。多在孕妇不知情的情况下发
生，约占早期流产的2/3。

03.635   晚期流产   late abortion
妊娠12周至不足28周终止的情况。

03.636   自然流产   spontaneous abortion
因胚胎或胎儿发育异常、母体因素（疾病、
创伤、药物作用）、环境影响等原因引起的

非意愿性流产。发生率为15%～25%。

03.637　人工流产　artificial abortion
人为地采取使用药物或手术的方法、以终止妊娠为目的的流产。

03.638　稽留流产　missed abortion
又称"过期流产（overdue abortion）"。胚胎或胎儿已死亡并滞留于宫腔内未能及时自然排出的流产。

03.639　复发性流产　recurrent abortion
又称"习惯性流产（habitual abortion）"。自然流产连续3次以上者。常见原因为胚胎

染色体异常、免疫因素异常、甲状腺功能低下、子宫畸形或发育不良、宫腔粘连、宫颈内口松弛等。每次流产常发生在同一妊娠月份，其临床过程与一般流产相同。

03.640　流产感染　septic abortion
流产合并生殖系统的感染。是严重的流产并发症，多继发于不全流产或人工流产消毒不严格。患者有各阶段流产症状，伴发热、下腹痛及阴道分泌物有臭味。妇科检查可发现子宫及附件有明显压痛。易并发腹膜炎或败血症，可引起感染性休克而危及生命。治疗应先控制感染，及时行刮宫术。

03.03.04　妊　娠　急　症

03.641　异位妊娠　ectopic pregnancy
俗称"宫外孕"。受精卵在子宫体腔以外着床发育的妊娠。受精卵着床的部位有输卵管、宫颈、卵巢、腹腔、阔韧带等，其中以输卵管妊娠最常见。是妇产科常见的急腹症之一。

03.642　输卵管妊娠　tubal pregnancy
受精卵着床于输卵管，是最常见的异位妊娠（占90%～95%）。多发生于壶腹部（占75%～80%），其次为峡部，伞部及间质部妊娠少见。典型临床表现包括停经、腹痛和阴道出血。

03.643　妊娠剧吐　hyperemesis gravidarum, HG
发生于妊娠早期，以严重恶心、呕吐为主要症状，伴有脱水、电解质紊乱和酸中毒等表现的一组临床症状。开始以晨间、餐后为重，逐渐发展为频繁呕吐，诊治不当者可因营养失调、代谢性酸中毒、电解质紊乱、肝肾衰竭而危及生命。发病率为0.5%～2%。

03.644　妊娠高血压　gestational hypertension
妊娠20周以后出现血压升高，收缩压≥140mmHg或舒张压≥90mmHg（至少测量两次血压，两次间隔至少4小时），并于产后12周内恢复正常，尿蛋白阴性的疾病。产后方可确诊。

03.645　先兆子痫　preeclampsia
妊娠20周以后出现血压升高和蛋白尿，并可出现头痛、目眩、恶心、呕吐、上腹不适等症状。可发展成更为严重的子痫，引起抽搐发作或昏迷。是妊娠期特有的疾病，基本病理生理变化是全身小血管痉挛和血管内皮损伤。治疗原则主要为降压、解痉、镇静等，适时终止妊娠是最有效的处理措施。

03.646　子痫　eclampsia
妊娠高血压综合征患者发生的急性脑病。机制类似于高血压脑病，多数在先兆子痫基础上发展而来，表现为局灶性或全面性痫性发

作和意识障碍等。

03.647　慢性高血压并发先兆子痫 chronic hypertension complicated with pre-eclampsia
高血压女性妊娠20周以前无尿蛋白，妊娠20周后出现以24小时尿蛋白≥0.3g，或高血压女性妊娠前有蛋白尿，妊娠20周后突然尿蛋白增加，或血压进一步升高或血小板<100×10^9/L为表现的疾病。

03.648　妊娠合并慢性高血压 chronic hypertension complicating pregnancy
妊娠20周以前出现血压收缩压≥140mmHg和（或）舒张压≥90mmHg（除外滋养细胞疾病），妊娠期无明显加重；或妊娠20周后首次诊断高血压并持续到产后12周以后的疾病。

03.649　溶血-肝酶升高-血小板减少综合征 hemolysis, elevated liver enzymes, and low platelet count syndrome, HELLP syndrome
以溶血、肝酶升高及血小板减少为特点的妊娠期高血压疾病的严重并发症。常危及母儿生命。溶血、肝酶升高、血小板减少3项指标全部达到标准的为完全性溶血、肝酶升高及血小板减少综合征；其中任1项或2项异常，未全部达到上述标准的为部分性溶血、肝酶升高及血小板减少综合征。

03.650　妊娠期高血压性心脏病 hypertensive heart disease of pregnancy
妊娠前无心脏病病史，在妊娠期高血压的基础上，突然发生以左心衰竭为主的全心衰竭。由于冠状动脉痉挛、心肌缺血、周围小动脉阻力增加、水钠潴留及血黏度增加等，心脏负担加重而诱发急性心力衰竭。及时诊治常能度过妊娠期及分娩期，产后病因消除，病情会逐渐缓解，多不遗留器质性心脏病变。

03.651　围生期心肌病 peripartum cardiomyopathy，PCM
妊娠前无心脏病病史，妊娠晚期至产后6个月内发生的以累及心肌为主的一组临床综合征。发病时较年轻，再次妊娠可复发，50%的病例于产后6个月内完全或接近完全恢复。临床表现主要为劳累后气急、乏力，进而出现夜间阵发性呼吸困难、端坐呼吸等充血性心力衰竭的症状。易继发肺部感染，重者继发右心衰竭。

03.652　妊娠糖尿病 gestational diabetes mellitus，GDM
妊娠期首次发现或发生的糖代谢异常。

03.653　妊娠前糖尿病 pregestational diabetes mellitus，PGDM
妊娠前已确诊的糖尿病或妊娠期首次发现血糖升高已达糖尿病诊断标准。

03.03.05　胎儿发育异常

03.654　出生缺陷 birth defect
在胎儿期或出生时发现的各种胎儿缺陷。包括器官结构、功能、代谢及精神异常，这些缺陷可能由遗传因素、环境因素或二者共同作用导致。

03.655　巨大胎儿 fetal macrosomia
体重达到或超过4000g，超声测量各参数超过孕周正常均值2个标准差以上，或估计体重大于孕周的第90百分位的胎儿。

03.656　胎儿酸中毒 fetal acidosis

宫内胎盘功能减低或分娩前缺氧等所致胎儿体内细胞内乳酸和氢离子浓度增加的一种病理生理状态。

03.657 胎儿窘迫 fetal distress
胎儿在子宫内因急性或慢性缺氧出现的危及其健康和生命的症状。母体血液含氧量不足、母胎间血氧运输及交换障碍、胎儿自身因素异常，均可导致胎儿窘迫。

03.658 死胎 fetal death
妊娠20周后在子宫内死亡的胎儿。

03.659 死产 stillbirth
妊娠满28周及以上（如孕周不清楚，可参考出生体重达1000克及以上）的胎儿在分娩过程中死亡的情况。

03.660 多胎妊娠 multiple pregnancy
一次妊娠有两个或两个以上胚胎或胎儿同时存在的现象。

03.661 双胎妊娠 twin pregnancy
一次妊娠宫腔内同时有两个胎儿的现象。包括双卵双胎和单卵双胎两种。

03.662 双卵双胎 dizygotic twins
来自两个受精卵的两个孪生胎儿。两者遗传构成及表型的相近程度与通常的兄弟姐妹相同，两个胎儿具有各自独立的胎盘、羊膜囊和绒毛膜囊。发生率为7‰～11‰，双胎妊娠中约2/3为双卵双胎。

03.663 单卵双胎 monozygotic twins
来自一个受精卵的两个孪生胎儿。两个胎儿的遗传构成和表型完全相同，其胎盘及胎膜关系视两个胚胎相互分离的时间而定。

03.664 同期复孕 superfecundation
两个卵子在短时间内不同次性交中先后受精而形成的双卵双胎。精子也可来自不同的男性。

03.665 前置胎盘 placenta praevia
附着于子宫下段或覆盖于子宫内口处，位置低于胎儿先露部的胎盘。有完全性前置胎盘、部分性前置胎盘及边缘性前置胎盘三种。宫颈内口全部为胎盘组织所覆盖者为完全性或中央性前置胎盘，宫颈内口部分为胎盘组织所覆盖者为部分性前置胎盘，胎盘附于子宫下段而未超过宫颈内口者为边缘性前置胎盘。可引起妊娠中晚期、分娩及分娩后大出血。

03.666 完全性前置胎盘 total placenta praevia
胎盘组织覆盖全部宫颈内口的前置胎盘。

03.667 部分性前置胎盘 partial placenta praevia
胎盘组织覆盖部分宫颈内口的前置胎盘。

03.668 边缘性前置胎盘 marginal placenta praevia
胎盘附着于子宫下段，下缘达到宫颈内口，但未覆盖宫颈内口的前置胎盘。

03.669 低置胎盘 low-lying placenta
生长于近宫颈内口的子宫下段，但没有覆盖宫颈内口的胎盘。并非真正的胎盘前置。其出血发生于妊娠晚期或分娩时，妊娠期发生者以37～40周最多。分娩时或分娩后都可出血，出血量较正常多。诊断时需用手指绕子宫内口四周探索才能发现胎盘组织。分娩后检查胎盘，可见边缘破裂，低置的下端有陈旧的血液凝结。

03.670 胎盘早剥 placental abruption
妊娠20周后或分娩期，正常位置的胎盘在胎儿娩出前部分或全部从子宫壁剥离的情况。临床表现为突发性、持续性腹痛，伴阴道出血。有妊娠高血压综合征、高血压或外伤史的妊娠妇女，于妊娠末期或临产时忽然发生腹部剧痛，继之发生少量阴道出血、急性贫血及休克，休克程度与阴道外出血不成比例。

03.671　显性剥离　revealed abruption
胎盘剥离面随出血量增多而扩大，血液冲开胎盘边缘及胎膜经宫颈流出，表现为外出血的胎盘早剥。

03.672　隐性剥离　concealed abruption
胎盘剥离面小，血液很快凝固而出血停止，胎盘边缘或胎膜与子宫壁未分离，或胎头进入骨盆入口压迫胎盘下缘，使血液积聚于胎盘与宫壁之间不能外流而致无阴道流血的胎盘早剥。

03.673　子宫胎盘卒中　uteroplacental apoplexy
胎盘早剥内出血急剧增多时，血液积聚于胎盘与子宫壁之间，胎盘后血肿压力增加，血液侵入子宫肌层，引起肌纤维分离、断裂甚至变形，当血液渗透至子宫浆膜层时，子宫表面呈现紫蓝色瘀斑的情况。

03.674　胎膜早破　premature rupture of membrane
临产前胎膜发生的自然破裂。是围生期最常见的并发症，根据妊娠是否足月分为足月胎膜早破和未足月胎膜早破。感染是引起胎膜早破的主要原因，90%的患者突感较多液体从阴道流出，无腹痛等其他产兆，肛门检查时上推胎儿先露部，阴道流液增加。

03.675　足月胎膜早破　term premature rupture of membrane，TPROM

妊娠足月后（满妊娠37周后）发生的胎膜早破。为即将临产的征兆。足月胎膜早破者需预防和监测绒毛膜羊膜炎，尽早终止妊娠。

03.676　未足月胎膜早破　preterm premature rupture of membrane，PPROM
妊娠未足月（未满妊娠37周）时发生的胎膜早破。其处理的总体原则是一旦感染的风险超过早产并发症的风险，立即终止妊娠。孕周大小是决定处理方案的关键因素。

03.677　羊水过少　oligohydramnios
妊娠晚期羊水量少于300ml的情况。主要与羊水产生减少或外漏增加有关，部分羊水过少原因不明，是胎儿危险的重要信号。

03.678　脐带先露　presentation of umbilical cord
胎膜未破时脐带位于胎先露部前方或一侧。为脐带轻度脱垂。

03.679　脐带脱垂　umbilical cord prolapse
当胎膜破裂，脐带脱出于胎先露部下方，经宫颈进入阴道，甚至经阴道显露于外阴部。

03.680　脐带缠绕　umbilical cord entanglement
脐带围绕胎儿颈部、四肢或躯干的情况。约90%为脐带绕颈，以绕颈1周者居多，占分娩总数的20%左右。发生原因和脐带过长、胎儿过小、羊水过多及胎动过频等有关；对胎儿的影响与脐带缠绕松紧、缠绕周数及脐带长短有关。当胎心监护出现异常，经吸氧、改变体位不能缓解时应及时终止妊娠。

03.681　脐带过短　excessively short umbilical cord

脐带长度短于30cm的情况。妊娠期间常无临床征象，临产后由于胎先露部下降，脐带被牵拉过紧，使胎儿血液循环受阻，胎儿缺氧，严重者可导致胎盘早剥。脐带过短还可使胎先露下降受阻，引起产程延长。若临产后胎心率异常，疑有脐带过短，经吸氧、改变体位，胎心率仍无改善者，应尽快行剖宫产术结束分娩。

03.682　脐带过长　excessively long umbilical cord
脐带长度超过100cm的情况。过长的脐带易造成脐带缠绕、打结、扭转等，导致胎儿宫内缺氧、生长受限等；分娩时影响产程，易发生脐带脱垂，导致死胎、死产等。

03.683　脐带打结　umbilical cord knot
由于脐带发育过长，胎儿在宫腔内活动的过程中容易出现脐带缠绕并形成打结的现象。有假结和真结。多数在分娩后确诊。

03.684　脐带假结　false knot of umbilical cord
因脐血管较脐带长，血管卷曲似结，或脐静脉较脐动脉长，形成迂曲似结的情况。一般不影响胎儿血液循环，对胎儿危害不大。

03.685　脐带真结　true knot of umbilical cord
脐带缠绕胎体，胎儿穿过脐带套环形成。较少见，未拉紧则无症状，拉紧后胎儿血液循环受阻，可引起胎儿宫内生长受限，过紧可致胎死宫内。

03.686　脐带扭转　torsion of umbilical cord
胎儿活动致使脐带顺其纵轴扭转呈螺旋状的情况。生理性扭转可达6～11周；脐带过度扭转呈绳索样，可使胎儿血液循环缓慢，导致胎儿宫内缺氧；严重者脐带近胎儿脐轮

部变细坏死，引起血管闭塞或血栓形成，血液循环中断而致胎儿死亡。

03.687　早产　premature delivery
妊娠满28周至不满37周出生的情况。早产儿出生后延长30～120秒后断脐带，以期减少新生儿输血和新生儿脑室内出血。

03.688　先兆早产　threatened premature labor
妊娠满28周至不满37周，出现规律宫缩（每20分钟4次或每60分钟内8次及以上），但宫颈尚未扩张，而经阴道超声测量宫颈长度（CL）≤20mm的情况。妊娠28～34周出现先兆早产应尽量防止即刻早产并给予糖皮质激素促进胎肺成熟。

03.689　早产临产　preterm delivery in labor
妊娠满28周至不满37周，出现规律宫缩（每20分钟4次或每60分钟内8次及以上），伴有宫颈管进行性缩短（宫颈管消退≥80%）、宫颈扩张的情况。

03.690　生理性子宫收缩　physiological uterine contractions
又称"布拉克斯顿·希克斯宫缩（Braxton Hicks contraction）"，俗称"假临产（false labor）"。分娩发动前由于子宫肌层敏感性增强出现的不规律宫缩。其特点：①宫缩频率不一致，持续时间短、间歇时间长且无规律；②宫缩强度不增强；③常在夜间出现而于清晨消失；④不伴有宫颈管缩短、宫口扩张等宫颈形态学变化；⑤给予镇静剂能抑制宫缩。

03.691　过期妊娠　prolonged pregnancy
在月经周期规则的情况下，妊娠满42周或超过42周（≥294天）尚未分娩的情况。过期妊娠时母婴并发症高。

03.692　分娩　parturition
妊娠满28周及以后，胎儿及其附属物从临产开始至全部从母体排出的过程。决定分娩的因素是产力、产道及胎儿，尚不可忽略精神、心理因素。

03.693　正常分娩　normal labor
俗称"顺产（spontaneous labor）"。孕妇在全面检查结果都正常的情况下，胎儿从阴道顺利自然娩出的生产方式。

03.694　产力　force of labor
分娩过程中将胎儿及其附属物从子宫内逼出的力量。包括子宫收缩力（简称宫缩）及腹肌、膈肌和肛提肌收缩力。子宫收缩力是临产后的主要产力，贯穿于整个分娩过程。正常的子宫收缩具有节律性、对称性、极性及缩复作用。

03.695　产道　birth canal
胎儿娩出的通道。由骨产道与软产道两部分组成。

03.696　骨产道　bony birth canal
为真骨盆，是产道的组成部分。

03.697　软产道　soft birth canal
由子宫下段、宫颈、阴道及骨盆盆底组织构成的弯曲管道。是产道的组成部分。

03.698　分娩机制　mechanism of labor
胎先露部在通过产道时，为适应骨盆各平面形态被动地进行一系列适应性转动，以其最小径线通过产道的全过程。临床上以枕先露左前位最多见，故以枕左前位为例，包括胎头衔接、下降、俯屈、内旋转、仰伸、复位及外旋转等动作。

03.699　胎头衔接　engagement of fetal head
胎头双顶径进入骨盆入口平面，胎头颅底最低点达到坐骨棘水平的情况。

03.700　胎头下降　descent of fetal head
分娩中胎头沿骨盆轴前进的动作。下降贯穿分娩全程，并与其他动作同时进行；当子宫收缩时胎头下降，间歇时胎头又稍退回，因此胎头与骨盆之间的相互挤压也呈间歇性，这样对母婴均有利。胎头下降主要是因为宫缩时宫底直接压迫胎臀并通过羊水传导的压力，由胎轴传至胎头。初产妇胎头下降速度因宫口扩张缓慢和软组织阻力大较经产妇慢，观察胎头下降的程度是临床判断产程进展的重要标志。

03.701　胎头俯屈　flexion of fetal head
分娩中胎头下降至骨盆底遇到阻力，处于半俯屈状态的胎头进一步屈曲，使胎儿的颏部更加接近胸部，使胎头衔接时的枕额径改变为枕下前囟径的过程。俯屈有利于胎头进一步下降。

03.702　胎头内旋转　internal rotation of fetal head
分娩中胎头下降到骨盆底遇到阻力时，胎头为适应中骨盆前后径长、横径短的特点，枕部向母体中线方向旋转45°达耻骨联合后面，使其矢状缝与骨盆的前后径相一致的动作。胎头于第一产程末完成内旋转；枕先露时胎头枕部最低，遇到骨盆底肛提肌阻力，肛提肌收缩将胎儿枕部推向阻力小、部位宽的前方。

03.703　胎头仰伸　extension of fetal head

分娩中胎头经过内旋转后呈俯屈状态到达阴道外口，宫缩、腹压、肛提肌收缩，合力使胎头沿骨盆轴下段向下向前继续前进，胎头枕骨下部达耻骨联合下缘时即以耻骨弓为支点逐渐伸直后仰的过程。仰伸过程中胎头的顶、额、鼻、口、颏相继娩出，胎儿双肩径进入骨盆入口左斜径。

03.704 胎头复位 reduction of fetal head
胎头娩出时胎儿双肩径沿骨盆入口左斜径下降，胎头娩出后胎头枕部向母体左外旋转45°，使胎头与胎肩恢复正常解剖关系，回到原来方向的过程。

03.705 胎头外旋转 external rotation of fetal head
胎头复位后沿骨盆入口左斜径下降的双肩中前（右）肩向母体中线旋转45°（使胎儿双肩径与骨盆出口前后径相一致的方向），为保持胎头与胎肩的垂直关系，复位后的胎头枕部在外继续向母体左外侧旋转45°的过程。

03.706 先兆临产 threatened labor
分娩发动前出现的一些预示即将临产的征象。如胎儿下降感、不规律宫缩及阴道少量出血等。

03.707 临产 in labor
分娩的开始，为产妇进入产程的表现。重要标志为有规律且逐渐增强的宫缩，持续时间30秒及以上，间歇5～6分钟，同时伴进行性宫颈管消失、宫口扩张及胎先露下降。镇静剂不能抑制宫缩。

03.708 产程 stage of labor
从规律宫缩开始至胎儿、胎盘娩出的全过程。临床上分为第一产程、第二产程、第三产程三个阶段。

03.709 第一产程 first stage of labor
又称"宫颈扩张期（cervical dilation phase）"。为规律宫缩开始到子宫颈口开全的阶段。初产妇需11～22小时，经产妇需6～16小时。临床表现为宫缩规律、宫口扩张及胎膜破裂。此期胎儿历经衔接、下降、俯屈、内旋转，胎头到达阴道外口；根据宫口扩张变化分为潜伏期和活跃期。

03.710 [产程]潜伏期 [labor] latent phase
临产后规律宫缩开始至宫口扩张达6cm的时期。此期初产妇不超过20小时，经产妇不超过14小时。胎头在潜伏期下降不明显。

03.711 [产程]活跃期 [labor] active phase
宫颈口扩张6cm至宫口开全的时期。此期宫颈扩张速度显著加快，胎头下降加速，需1.5～2小时。

03.712 第二产程 second stage of labor
又称"胎儿娩出期（delivery of baby phase）"。宫口开全到胎儿娩出的阶段。初产妇需40分钟至3小时，经产妇一般数分钟即可完成，但也有长达2小时者。

03.713 胎头拨露 head visible on vulval gapping
第二产程初始时胎头于宫缩时露出于阴道口，而宫缩间歇期又缩回阴道内的征象。

03.714 胎头着冠 crowning of head
第二产程中在胎头拨露时胎头继续下降，双顶径越过骨盆出口后，宫缩间歇期胎头也不再回缩的征象。

03.715 第三产程 third stage of labor
从胎儿娩出后到胎盘娩出的阶段。需5～15分钟，不超过30分钟。

03.716 会阴保护 protection of perineum
分娩过程中为防止会阴部撕裂，在产妇的配合下接生者采取的一手托压产妇会阴，另一手协助胎儿胎头、胎肩娩出的一系列保护措施。保护会阴于胎头拨露使阴唇后联合紧张时开始，至双肩娩出后结束。

03.717 会阴切开术 episiotomy
会阴过紧或胎儿过大，产钳或吸引器助产，估计分娩时会阴撕裂不可避免者，或母儿有病理情况急需结束分娩时采取的切开会阴组织以扩大外阴口加速分娩的手术。包括会阴后侧切开术和会阴正中切开术。

03.718 会阴后侧切开术 posterolateral epi-siotomy
会阴切开缝合术的一种术式。多为左侧切开。术者于宫缩时以左手示、中两指伸入阴道内撑起左侧阴道壁，右手用剪刀自会阴后联合中线向左向后45°剪开会阴，长4～5cm。

03.719 会阴正中切开术 median episiotomy

会阴切开缝合术的一种术式。术者于宫缩时沿会阴后联合正中垂直剪开2cm。此法优点为剪开组织少，出血少，术后组织肿胀疼痛轻微。但切口有自然延长撕裂肛门括约肌的危险，胎儿大或接产技术不熟练者不宜采用。

03.720 胎盘剥离 placental separation
胎儿娩出后，子宫容积突然明显缩小，胎盘与子宫壁发生错位剥离，继而胎盘剥离面出血形成积血，子宫继续收缩，使胎盘完全剥脱的征象。

03.721 胎盘剥离征象 signs of placental separation
提示胎盘与子宫已经剥离的征象。具体包括宫体变硬呈球形，胎盘剥离后降至子宫下段，下段被扩张，宫体呈狭长形被推向上方，宫底升高达脐上；阴道口外露的脐带段自行延长；阴道少量流血；用手掌侧在产妇耻骨联合上方轻压子宫下段，宫体上升而外露的脐带不再回缩。胎盘剥离后从阴道排出体外。

03.03.07 异 常 分 娩

03.722 异常分娩 abnormal labor
产力、产道、胎儿及社会心理因素中任何一个或一个以上的因素发生异常及四个因素间相互不能适应，使分娩进程受阻的情况。常见病因为产力、产道及胎儿异常的情况。

03.723 胎盘滞留 retained placenta
胎盘在胎儿娩出后30分钟内未能娩出的情况。可导致出血。常见原因有膀胱充盈、胎盘嵌顿、胎盘剥离不全等。

03.724 植入性胎盘 placenta increta
胎盘绒毛植入子宫肌层的情况。主要引起产时出血、产后出血、子宫破裂和感染等

并发症，穿透性胎盘植入也可导致膀胱或直肠损伤。

03.725 胎盘部分残留 retained placenta fragment
部分胎盘小叶、副胎盘或部分胎膜残留于宫腔的情况。可因影响子宫收缩而导致产后出血。

03.726 产后出血 postpartum hemorrhage, PPH
阴道分娩时胎儿娩出后24小时内失血量超过500ml，剖宫产时超过1000ml的情况。为分娩期严重并发症，居中国产妇死亡原因首

位。其原因依次为子宫收缩乏力、胎盘因素、软产道裂伤及凝血功能障碍。主要临床表现为胎儿娩出后阴道出血及出现失血性休克、严重贫血等相应症状。

03.727　晚期产后出血　late postpartum hemorrhage
分娩结束24小时后，在产褥期内发生的子宫大量出血。临床表现为持续或间断阴道出血，亦可表现为突然阴道大量出血，可引起失血性休克。晚期产后出血多伴有寒战、低热。胎盘、胎膜残留是最常见的病因，多发生于产后10天左右。其他原因包括蜕膜残留、子宫胎盘附着部位复旧不全、感染、剖宫产术后子宫切口裂开、肿瘤等。

03.728　羊水栓塞　amniotic fluid embolism, AFE
在分娩或终止妊娠过程中，羊水内容物如胎脂、角化上皮细胞、胎粪、毳毛等进入母体血液循环，形成栓子堵塞肺血管，导致产妇发生休克、出血、弥散性血管内凝血等一系列严重症状的综合征。

03.729　子宫破裂　rupture of uterus
由于难产或引产处理不当，引起子宫肌壁全层断裂，瞬时可引起腹腔大出血的情况。常由胎位不正、头盆不称、使用药物或助产不当引起。

03.730　不完全性子宫破裂　incomplete uterine rupture
子宫肌层部分或全层破裂，但浆膜层完整，宫腔与腹腔不相通，胎儿及其附属物仍在宫腔内的情况。多见于子宫下段剖宫产切口瘢痕破裂，常缺乏先兆破裂症状，仅在不全破裂处有压痛，体征也不明显。

03.731　完全性子宫破裂　complete uterine rupture
子宫肌壁全层破裂，宫腔与腹腔相通的情况。子宫破裂常发生于瞬间，产妇突感腹部撕裂样剧烈疼痛，宫缩骤然停止，腹痛可暂时缓解。随着血液、羊水进入腹腔，腹痛持续加重，产妇可出现休克征象。体检全腹有压痛和反跳痛，可在腹壁下清楚地扪及胎体，在胎儿侧方可扪及缩小的宫体，胎动和胎心消失。

03.03.08　产褥期与急症

03.732　产褥期　puerperium
从胎盘娩出至产妇全身各器官除乳腺外恢复至正常未妊娠状态所需的一段时期。通常为6周。

03.733　子宫复旧　involution of uterus
子宫在胎盘娩出后逐渐缩小下降至骨盆腔内，恢复至妊娠前状态的过程。胎盘娩出后，子宫圆而硬，宫底在脐下一指。产后第1天上升至脐平，以后每天下降1～2cm，至产后1周在耻骨联合上方可触及，于产后10天子

宫降至骨盆腔内，腹部检查触不到宫底。

03.734　产后宫缩痛　after pain
产后子宫收缩引起的阵发性腹痛。经产妇较初产妇明显，哺乳者较不哺乳者明显。一般不需要特殊用药，必要时可酌情给予镇痛剂。

03.735　恶露　lochia
产后随子宫蜕膜脱落，经阴道排出的血液及坏死蜕膜等组织。

03.736　褥汗　perspire during the puerperium
产后1周内皮肤排泄功能旺盛，排出大量汗液的表现。以夜间睡眠和初醒时明显，不属病态，但要注意补充水分，防止脱水及中暑。

03.737　产褥中暑　puerperal heat stroke
产褥期间产妇在高温、高湿和通风不良的环境中体内余热不能及时散发，引起的以中枢性体温调节功能障碍为特征的急性热病。表现为高热、水电解质代谢紊乱、循环衰竭和神经系统功能损害等。处理要点为降低患者的体温，及时纠正脱水、电解质紊乱及酸中毒，积极防治休克。

03.738　产褥感染　puerperal infection
分娩时或产褥期内因生殖道创面受致病菌感染而引起的局部或全身炎症。

03.739　产褥期抑郁症　puerperal depression, depression postpartum
既往无精神障碍史，经历妊娠及分娩后的产妇在产褥期出现的抑郁症。

03.740　子宫内膜异位症　endometriosis
有生长功能的子宫内膜腺体和间质在子宫腔被覆黏膜及子宫体肌层以外的部位生长所引起的病症。是引起盆腔疼痛与不孕的妇科常见病。典型的子宫内膜异位症表现为继发性、进行性的痛经及性交痛，常伴有不孕及月经过多等症状。

03.741　假孕疗法　pseudopregnancy therapy
子宫内膜异位症患者长期连续使用口服避孕药造成类似妊娠的人工闭经的治疗方法。适用于轻度子宫内膜异位症患者。

03.742　子宫腺肌病　adenomyosis
子宫内膜腺体和间质侵入子宫肌层引起的病变。常同时合并子宫内膜异位症或子宫肌瘤。主要症状为经量过多、经期延长和逐渐加重的进行性痛经。可能为多基因遗传病。

03.743　子宫肌瘤　uterine fibroid, hysteromyoma
生长于子宫，由增生的子宫平滑肌及少量纤维结缔组织形成的良性肿瘤。好发于30～50岁，可能与女性激素有关，可生长于肌壁间、浆膜下或黏膜下。常为多个，是女性生殖器官中最常见的一种良性肿瘤。

03.04　儿　科　学

03.04.01　基　本　概　念

03.744　生长发育　growth and development
从受精卵到成人的成熟过程。生长和发育是儿童不同于成人的重要特点。其是连续的、阶段性的过程。

03.745　生长　growth
人体随着年龄的增长，机体内细胞增殖、增大，细胞间质增加，整体上表现为组织、器官及身体形态和重量的变化，以及身体化学组成成分改变的过程。

03.746　发育　development
细胞、组织、器官的分化与功能成熟。

03.747　胎儿期　fetal period
从受精卵形成到胎儿娩出的时期。正常胎儿

期约40周（40周±2周）。

03.748　新生儿期　neonatal period
出生后4周内的时期。

03.749　婴儿期　infant period
从出生后28天到满1周岁的时期。

03.750　幼儿期　toddler period
从1周岁到满3周岁的时期。

03.751　学龄前期　preschool stage
从3周岁至6～7周岁的时期。

03.752　学龄期　school stage
从6～7周岁至青春期来临前的时期。

03.753　青春期　adolescence
由儿童发育到成人的过渡期。是生殖器官、内分泌、体格逐渐发育至成熟的阶段。世界卫生组织规定的青春期为10～19岁。

03.04.02　儿 童 营 养

03.754　营养　nutrition
机体摄取食物，经过消化、吸收、代谢和排泄，利用食物中对身体有益的物质构建组织器官，调节各种生理功能，维持正常生长发育和防病保健的过程。

03.755　母乳喂养　breast feeding
以母乳为主要食物的喂养方式。母乳中的营养成分最适合婴儿吸收和消化，母乳中含有大量的免疫抗体，能增强婴儿的免疫力。应大力提倡母乳喂养。

03.756　部分母乳喂养　partial breast feeding
同时采用母乳与配方奶或动物乳喂养婴儿的方式。

03.757　人工喂养　artificial feeding
婴儿完全不用母乳，而改用动物乳（如牛乳、羊乳）或其他食品（如豆浆、奶糕、代乳粉等）喂养的方式。

03.758　营养支持　nutrition support
通过补充人体必需物质，达到维持正常代谢需要的方法。对危重症患者进行合理、有效的营养补充，能改善机体蛋白质合成及免疫功能，促进患者康复。

03.759　肠外营养　parenteral nutrition，PN
通过胃肠外（静脉）途径为人体代谢需要提供基本营养素的营养支持疗法。主要适用于肠内营养不能满足人体代谢需求或不宜给予肠内营养的各类患者，也可与肠内营养联合应用。

03.760　肠内营养　enteral nutrition，EN
通过胃肠道途径为人体提供代谢所需营养素的营养支持方法。相对肠外营养，肠内营养简单、方便、安全、成本低，营养成分更加全面、均衡，营养途径更符合生理过程。肠内营养应作为营养治疗的首选方式，应充分利用肠道的消化和吸收功能，使之成为获取足够营养的主要途径。

03.761　蛋白质-能量营养不良　protein-energy malnutrition，PEM
能量和（或）蛋白质不足所致的一种慢性营养缺乏性疾病。

03.762　单纯性肥胖　simple obesity
人体摄入的热量超过其消耗的热量，导致脂肪成分在体内积累过多形成的肥胖。

03.763　肥胖低通气综合征　obesity hypo-

ventilation syndrome

严重肥胖者脂肪的过度堆积限制胸廓和膈肌运动，致使呼吸功能受限引起的一系列综合征。其病理生理变化有肺通气量不足、呼吸浅快，肺泡换气量减少，造成低氧血症、气急、发绀、红细胞增多、心脏扩大或出现充血性心力衰竭甚至死亡。

03.764 维生素 **A** 缺乏症 vitamin A deficiency, VAD, hypovitaminosis A
缺乏维生素A所导致的一系列疾病。包括皮肤粗糙、干燥、黑暗适应能力下降（夜盲症）、生长发育迟缓等。

03.765 维生素 **D** 缺乏性佝偻病 vitamin D deficiency rickets
缺乏维生素D引起钙磷代谢失常的一种慢性营养性疾病。多见于2岁以内婴幼儿，主要表现为生长较快部位的骨骼改变、肌肉松弛和易惊等。

03.766 维生素 **D** 缺乏性手足搐搦症 tetany of vitamin D deficiency
维生素D缺乏时，血钙下降而甲状旁腺不能代偿性分泌增加，血钙继续降低引起神经肌肉兴奋性增高的病症。表现出惊厥、喉痉挛和手足抽搐等症状，并有程度不等的活动期佝偻病表现。

03.04.03 新生儿急症

03.767 新生儿 neonate
娩出母体并自脐带结扎起，至出生后满28天的婴儿。

03.768 围生期 perinatal stage, perinatal period
又称"围产期"。从受精后的第26周到胎儿出生后的第4周。

03.769 足月儿 term infant
胎龄等于或大于37周并小于42周（259～293天）的新生儿。

03.770 早产儿 premature infant
胎龄超过28周，但不满37周的活产婴儿。

03.771 过期产儿 post-term infant
胎龄等于或大于42周（≥294天）的新生儿。

03.772 超低出生体重儿 extremely low birth weight, ELBW
出生1小时内的体重小于1000g的新生儿。

03.773 极低出生体重儿 very low birth weight, VLBW
出生1小时内的体重小于1500g并等于或大于1000g的新生儿。

03.774 低出生体重儿 low birth weight, LBW
出生1小时内的体重小于2500g并等于或大于1500g的新生儿。

03.775 正常出生体重儿 normal birth weight, NBW
出生1小时内体重等于或大于2500g并小于或等于4000g的新生儿。

03.776 巨大儿 high birth weight, HBW
出生1小时内体重大于4000g的新生儿。

03.777 小于胎龄儿 small for gestational age infant, SGA
出生体重低于同胎龄平均体重的第10百分位数或低于同胎龄平均体重的2个标准差的

新生儿。

03.778　适于胎龄儿　appropriate for gestational age infant，AGA
出生体重在同胎龄平均出生体重的第10～90百分位数的新生儿。

03.779　大于胎龄儿　large for gestational age infant，LGA
出生体重在同胎龄平均出生体重的第90百分位数以上的新生儿。

03.780　正常足月儿　normal term infant
胎龄≥37周并＜42周、出生体重≥2500g并≤4000g、无畸形或疾病的活产婴儿。

03.781　高危新生儿　high risk infant
已发生或可能发生危重疾病而需要监护的新生儿。

03.782　动脉导管未闭　patent ductus arteriosus，PDA
为胎儿期血液循环重要通道的动脉导管于胎儿出生后持续开放并产生病理生理改变的病症。正常情况下，动脉导管随着新生儿首次呼吸的建立，动脉氧分压增高、肺循环阻力降低，动脉导管逐渐失用关闭，经数月到一年，在解剖学上也完全关闭。

03.783　新生儿窒息　neonatal asphyxia
婴儿出生后无自主呼吸或呼吸抑制而导致低氧血症和混合型酸中毒的状态。

03.784　新生儿呼吸窘迫综合征　neonatal respiratory distress syndrome
又称"肺透明膜病（hyaline membrane disease of lung）"。肺表面活性物质缺乏所致，出生后不久出现呼吸窘迫并进行性加重的临床综合征。在病理形态上有肺透明膜的形成。多见于早产儿，其胎龄越小，发病率越高。出生后不久（一般6小时内）出现呼吸窘迫，并呈进行性加重是本病特点。主要表现为呼吸急促（＞60次/分）、鼻翼扇动、呼气呻吟、吸气性三凹征、青紫。严重时表现为呼吸浅表、呼吸节律不整、呼吸暂停及四肢松弛。体格检查可见胸扁平、两肺呼吸音减低，肺泡有渗出时可闻及细湿啰音。

03.785　缺血缺氧性脑病　hypoxic-ischemic encephalopathy，HIE
围生期窒息导致脑的缺氧缺血性损害。包括特征性的神经病理及病理生理改变，临床表现为一系列脑病的症状。

03.786　新生儿黄疸　neonatal jaundice
又称"新生儿高胆红素血症（neonatal hyperbilirubinemia）"。胆红素在新生儿体内积聚引起的皮肤或其他器官黄染。是新生儿期最常见的临床问题，超过80%的正常新生儿在出生后早期可出现皮肤黄染。

03.787　生理性黄疸　physiological jaundice
又称"非病理性高胆红素血症（non-pathologic hyperbilirubinemia）"。新生儿出生时胆红素产量大于胆红素排泄量，出现暂时性总胆红素增高的情况。

03.788　新生儿溶血病　hemolytic disease of newborn，HDN
经胎盘传播的母体免疫球蛋白IgG抗体与胎儿红细胞上不同于母体（即遗传父系所得）的抗原结合，导致胎儿和（或）新生儿红细胞寿命缩短的一种疾病。

03.789　新生儿硬肿病　sclerema neonatorum
新生儿寒冷和（或）多种疾病所致以低体温和皮肤硬肿为主要表现的冷损伤综合征。有体温降低、皮肤硬肿即可诊断，重症可发生多器官功能损害。临床依据体温及皮肤硬肿范围分为轻、中、重三度。轻度：体温高于35℃，皮肤硬肿范围小于20%；中度：体温30～35℃，皮肤硬肿范围为20%～50%；重度：体温低于30℃，皮肤硬肿范围大于50%，常伴有器官功能障碍。

03.790 新生儿出血症 hemorrhagic disease of newborn，HDN
又称"新生儿维生素K缺乏性出血症（vitamin K deficiency bleeding of the newborn）"。新生儿维生素K缺乏导致体内某些维生素K依赖凝血因子（Ⅱ、Ⅶ、Ⅸ、Ⅹ）活性降低引起的出血性疾病。近年来，由于对新生儿出生时常规注射维生素K_1，此病发生率已显著下降。

03.791 新生儿低钙血症 neonatal hypocalcemia
新生儿血清总钙<1.75mmol/L（7mg/dl），血清游离钙<1mmol/L（4mg/dl）的情况。新生儿惊厥的常见原因之一。

03.792 新生儿产伤 neonatal birth injury
分娩过程中因机械因素对胎儿或新生儿造成的损伤。高危因素有产程延长、胎位不正、急产、巨大儿、母亲骨盆异常及接产方式不当等。产伤可发生于身体的任何部位，常见的部位有头皮软组织、骨骼、周围神经、内脏等。

03.04.04 儿 科 急 症

03.793 口炎 stomatitis
由各种感染引起的口腔黏膜炎症。多见于婴幼儿，可单独发生，亦可继发于全身疾病。感染常由病毒、真菌、细菌引起。不注意食具及口腔卫生或各种疾病导致机体抵抗力下降等因素均可导致口炎的发生。

03.794 鹅口疮 thrush
念珠菌属感染所引起的口腔黏膜急性假膜性损害。以口腔、舌上布满白屑为主要临床表现。

03.795 疱疹性口腔炎 herpetic stomatitis
单纯疱疹病毒1型感染所致的口腔炎。好发于颊黏膜、齿、舌、唇内、唇红部及邻近口周皮肤。多见于1～3岁婴幼儿，起病时发热1～2天后上述各部位口腔黏膜出现单个或成簇的小疱疹。

03.796 疱疹性咽峡炎 herpetic angina
主要由柯萨奇病毒A组和新型肠道病毒71型引起的上呼吸道感染。1～7岁儿童好发，起病急骤，突起高热、咽痛、吞咽受累，可伴有食欲缺乏、乏力，少数有呕吐、腹痛、头痛等。检查可见咽部充血，咽门、软腭、腭垂等处散在灰白色疱疹，1～2mm大小，周围有红晕。2天后疱疹增大到4～5mm，并形成溃疡，其周围红晕也扩大，颜色加深。发热持续2～3天，疱疹持续4～6天后恢复正常。

03.797 溃疡性口炎 ulcerative stomatitis
由链球菌、金黄色葡萄球菌、肺炎链球菌、铜绿假单胞菌或大肠埃希菌等感染引起的口腔炎症。

03.798 婴儿腹泻 infantile diarrhea
多病原、多因素引起的以大便次数增多和大便性状改变为特点的消化道综合征。是中国婴儿最常见的疾病之一。6个月至2岁婴儿发病率高，1岁以内约占半数，是造成儿童营养不良、生长发育障碍的主要原因之一。

03.799 肠套叠 intussusception
一段肠管套入与其相连的肠腔内，并导致肠内容物通过障碍的疾病。临床表现为腹痛、呕吐、便血、腹部包块等。

03.800 功能性消化不良 functional dyspepsia
以上腹痛、上腹烧灼感、餐后饱胀、早饱为主要症状的一组疾病。与脑-肠轴调节异常有关。

03.801 婴儿胆汁淤积 infantile cholestasis
1岁以内婴儿由各种原因导致的胆汁生成、分泌、排泄异常，从而引起以黄疸、粪便颜色变浅、肝大、结合胆红素及胆汁酸增高为主要临床表现，继而出现腹泻、体重不增、发育落后等表现的临床综合征。

03.802 急性细支气管炎 acute bronchiolitis
管径≤2mm支气管的急性炎症。好发于2岁以内的婴幼儿，2~10个月的婴儿高发。多在冬季发病，由病毒感染引起，易导致小气道阻塞或闭塞，最突出的症状是喘憋性呼吸困难。

03.803 支气管肺炎 bronchopneumonia
病原体经支气管入侵，引起细支气管、终末细支气管及肺泡的炎症。常继发于其他疾病，病原体多为细菌。常可闻及湿啰音，无实变体征。胸部X线片显示为沿肺纹理分布的不规则斑片状阴影，边缘密度浅而模糊。

03.804 化脓性胸膜炎 purulent pleurisy
肺内感染灶的病原菌侵犯胸膜或经淋巴管感染引起的炎症。少数是肺脓肿、纵隔炎、膈下脓肿蔓延或胸部创伤、手术、穿刺等操作直接污染，引起胸膜腔感染积脓。常有胸痛、发热、呼吸急促、脉快、周身不适、食

欲缺乏等症状。

03.805 先天性肺囊肿 congenital pulmonary cyst
由于部分支气管狭窄或闭锁，远端支气管分泌的黏液不能排出，积聚膨胀而成的囊肿。多由终末细支气管或细支气管融合扩大而成，囊肿大小不一，数目不定。严重者肺呈蜂窝状，常伴发慢性炎症。

03.806 咳嗽变异性哮喘 cough variant asthma
以干咳为主要症状的支气管哮喘。通常不伴喘息或气急。

03.807 先天性心脏病 congenital heart disease，CHD
又称"先天性心脏畸形（congenital heart deformity）"。胚胎时期心脏和大血管发育异常所形成的一大类疾病。患者出生时即有心血管畸形，确切病因仍不完全清楚。目前认为除少数由单基因突变和染色体畸变引起外，大多数由遗传因素和环境因素相互作用引起。

03.808 法洛四联症 tetralogy of Fallot，TOF
由肺动脉流出道狭窄、室间隔膜部缺损、主动脉右移、骑跨和右心室肥大扩张四种心脏及大血管畸形构成的组合性先天性心脏病。

03.809 右位心 dextrocardia
心脏在胸腔的位置移至右侧的总称。无其他先天性畸形的单纯右位心不引起明显的病理生理变化，但右位心常和较严重的先天性心血管畸形同时存在。

03.810 镜像右位心 mirror dextrocardia
左、右心房和胸腹部脏器位置全部对换的情况。典型镜像右位心心电图可以确诊，I导联各波形态为正常时的"镜像"，即QRS主

波向下，Ⅰ导联、V_1导联P波倒置，aVR导联P波直立；Ⅱ、Ⅲ导联互换，aVR、aVL导联互换；从V_1至V_6的R波逐渐减小，S波逐渐加深，R/S比逐渐减小。

03.811 孤立性右位心 isolated dextrocardia
指心房和内脏均正位的右位心。虽然心脏位于右胸腔，但右心房仍在右侧，左心房仍在左侧，即呈正位。

03.812 病毒性心肌炎 viral myocarditis
病毒感染引起的心肌本身的炎症病变。主要由柯萨奇病毒A组、柯萨奇病毒B组、埃可病毒B组、脊髓灰质炎病毒B组、流行性感冒病毒和人类免疫缺陷病毒等引起。

03.813 血管迷走性晕厥 vasovagal syncope, VVS
精神刺激、情绪紧张、持续站立、急性创伤等诱因刺激导致迷走神经兴奋性或张力升高，引起心率和血压下降而出现的晕厥。

03.814 肾病综合征 nephrotic syndrome, NS
由多种病因引起的以大量蛋白尿（>3.5g/d）、低蛋白血症（<30g/L）、水肿伴或不伴高脂血症为特点的一组临床综合征。可分为原发性与继发性。

03.815 尿路感染 urinary tract infection, UTI
由病原体直接侵入尿路，在尿液中生长繁殖，并侵犯尿路黏膜或组织而引起的感染性疾病。

03.816 急性肾小球肾炎 acute glomerulo-nephritis, AGN
一组病因不一，临床表现为急性起病，以血尿为主，伴不同程度蛋白尿，可有水肿、高血压或肾功能不全等特点的肾小球疾病。绝大多数病例属急性链球菌感染引起的免疫复合物性肾小球肾炎，呼吸道及皮肤感染为主要的前驱感染。

03.817 贫血 anemia
循环血液中红细胞总容量低于同年龄、同性别、同种族、同海拔人群正常值低限的疾病。临床应用红细胞压积、血红蛋白（Hb）浓度和（或）红细胞计数作为贫血指标。常用Hb浓度表示贫血：成年男性Hb<120g/L，成年女性Hb<110g/L，孕妇Hb<100g/L。

03.818 营养性缺铁性贫血 nutritional iron deficiency anemia
人体对铁的需求与供给失衡，导致体内储存铁耗尽，继之红细胞内铁缺乏引起的贫血现象。

03.819 营养性巨幼细胞贫血 nutritional megaloblastic anemia
维生素B_{12}和（或）叶酸缺乏所致的一种大细胞性贫血。主要临床特点是贫血、神经精神症状、红细胞胞体变大，骨髓中出现巨幼红细胞。用维生素B_{12}和（或）叶酸治疗有效。

03.820 再生障碍性贫血 aplastic anemia, AA
简称"再障"。由多种原因引起的骨髓衰竭综合征。临床常表现为二系或全血细胞减少，而肝、脾、淋巴结不增大。

03.821 细菌性脑膜炎 bacterial meningitis
由各种化脓性细菌引起的脑膜炎症。部分患者病变累及脑实质。多数是由体内局部感染的致病菌通过血行播散侵犯脑膜所致，临床以急性发热、惊厥、意识障碍、颅内压增高和脑膜刺激征及脑脊液脓性改变为特征。本病是儿童，尤其是婴幼儿时期常见的中枢神经系统感染性疾病。上呼吸道感染是最常见的前驱感染。

03.822　病毒性脑炎　viral encephalitis
病毒直接侵入脑实质引起的脑炎。病理特点为局部脑组织有炎症细胞浸润、胶质结节形成及包涵体形成等。临床表现为发热、癫痫、精神行为异常及各种神经系统局灶症状和体征。影像学可见脑组织有局灶性病灶。脑脊液白细胞数量呈轻度至中度升高，糖和氯化物含量一般正常。血及脑脊液病毒抗体检测有利于鉴别病毒感染种类。

03.823　嗜铬细胞瘤　pheochromocytoma
起源于肾上腺髓质嗜铬细胞的肿瘤。绝大多数为散发性，少数为家族性。临床表现多变，主要表现为儿茶酚胺分泌过多引起的症状和体征，特别是阵发性高血压。

03.824　甲状旁腺功能减退症　hypoparathyroidism
由甲状旁腺素缺少引起的钙代谢紊乱。以低血钙、高血磷、尿钙和尿磷低，以及低钙血症的神经肌肉兴奋性增高为特征。临床表现为肢端麻木、皮肤蚁行感或肌肉疼痛，膝腱反射亢进，有时可有口角抽动、手足抽搐或腓肠肌痉挛。面神经征阳性、束臂加压试验阳性有助于诊断神经肌肉兴奋性增高。

03.825　甲状旁腺功能亢进症　hyperparathyroidism
甲状旁腺分泌过多甲状旁腺激素的疾病。甲状旁腺自身发生病变，如过度增生、肿瘤甚至癌变，或身体存在其他病症，如长期维生素D缺乏、肾衰竭等都可能致病。临床表现为骨痛、骨折、高钙血症等，还可危害其他多个系统，需积极诊治。

03.05　老　年　学

03.05.01　老年学概论

03.826　老年学　gerontology
研究老年人的生理、心理特征和社会行为方式等方面的特点与变化规律，以及如何增进老年人身心健康的学科。

03.827　老年社会学　sociology of aging
研究与老年人健康有关的政治、经济、文化、教育、娱乐和环境，以及社会制度、家庭结构和风俗习惯等相关问题的学科。侧重于研究老年人的心理、智力和行为，以及老年人的社会福利、教育、保健护理、环境保护、合法权益的保护等问题。

03.828　老年医学　geriatrics
探讨人体衰老的起因、发生机制和发展过程，研究影响衰老的有关因素，实施老年人保健，防治老年性疾病，提高人类平均寿命和生活质量的临床医学。涉及流行病学、预防医学、基础医学、临床医学、康复医学等内容。现代老年医学是把患者作为一个整体进行综合评估，并给予全面管理的学科，目的除了预防和治疗老年相关疾病，更要最大限度地维持和恢复患者的功能状态。

03.829　老年生物学　biology of aging
研究人类和其他生物在生命发育后期的特征，并从胚胎学、组织学、解剖学、生理学、生物化学、病理学、分子生物学和分子遗传学等方面探索衰老的普遍规律和特殊规律，寻找衰老的起因和机制的一门学科。

03.830　老年预防医学　geriatric preventive medicine

研究如何预防老年人的常见病与多发病，如何保护病残老年人的机能，建立预防老年病及抗衰老手段，以及老年人保健（包括饮食管理、健身锻炼、文娱活动和培养合理的良好生活习惯等）的医学分支学科。

03.831　老年临床医学　clinical geriatrics

研究导致老年病残和过早死亡的常见病的学科。涉及所有的临床学科。

03.832　老年基础医学　geriatric basic medicine

探索衰老的特征、过程、原因和机制，以及寻找延缓衰老的方法的一门老年医学学科。包括研究老年人体各器官系统的组织形态、生理功能、生化免疫等增龄变化及老年期特殊疾病的病因、发病机制和病理生理过程。

03.833　老年康复医学　geriatric rehabilitation medicine

研究将功能评定和康复治疗应用于老年人的一门老年医学学科。旨在针对老年人残疾和功能障碍进行康复，从而最大限度地恢复和发挥其潜在能力与残存功能。

03.834　老年保健学　elderly healthcare, gerocomia

研究人类寿命和人类衰老的原因、规律、特征、机制，探讨延缓衰老的对策、老年疾病的防治及保护老年人身心健康的一门综合性学科。

03.835　生物学年龄　biological age

又称"生理年龄（physiological age）"。反应器官功能状况的一个指标。取决于组织器官的结构与功能老化程度。

03.836　衰老　senescence

又称"老化（aging）"。生物体（包括植物、动物和人类）在其生命过程中，生长发育达到成熟期以后，随着年龄的增长，在形态结构和生理功能方面出现的一系列慢性、进行性、退行性变化，导致机体适应能力、储备能力日趋下降的过程。

03.837　衰老征象　aging sign

简称"老征"。用于判断衰老程度的外部形态表现。如头发斑白、皮肤皱纹增多、脊柱弯曲、身高下降、视力老化等。

03.838　衰老相关变化　age-related change

衰老过程中机体发生的一系列变化（包括机体整体形态的变化、组织器官的生理功能变化及细胞分子生物学方面的变化等），随着衰老增龄而渐进性加重的现象。

03.839　衰老渐进性　progression of aging

衰老的基本特性之一。即人体衰老的发生在几十年至一百多年的时间里逐渐发生、发展和加重的过程。

03.840　衰老普遍性　generalization of aging

衰老的基本特性之一。即任何生物都遵循着从发育、生长、成熟到衰老和死亡的自然规律性。

03.841　衰退　decline, deterioration

机体的生物功能和生理功能的整体综合能力下降。表现为身体、精神、意志、能力等趋向衰弱的缓慢过程。

03.842　早衰　senilism, senium praecox

又称"早老"。个体的细胞分裂代数减少，某些器官、组织的衰老速度倍增并快速走向疾病和死亡的现象。表现为未成年人出现老年人的特征，如动脉硬化、皮肤皱纹、白发、老态面容和行为等。

03.843 早老症 progeria
又称"哈-吉综合征（Hutchinson-Gilford syndrome）"。以童年期表现出老年人面貌及动脉硬化为主要特征的代谢异常、发育障碍和侏儒状态的病症。由哈钦森-吉尔福德（Hutchinson-Gilford，1886）首先报道。

03.844 沃纳综合征 Werner syndrome
又称"成人早老综合征（adult progeria syndrome）"。一种罕见的常染色体隐性遗传病。患者成年后即开始衰老并进行性加重，以短身材、老年人外貌、白内障、关节挛缩、提前停经及各种皮肤改变为特征，易患肌肉、结缔组织病，常于50岁前死于动脉粥样硬化。

03.845 衰弱 frailty
机体对生理储备的降低和多系统的失调导致的内外应激状态下保持内环境稳定能力的受限，从而增加对应激事件易感性的一种老年综合征。是年龄和躯体疾病积累的表达，当其达到生理系统阈值时就会导致不良的健康结果。

03.846 离退休综合征 retirement syndrome
老年人由于离退休后不能适应新的社会角色、生活环境和生活方式的变化而出现的焦虑、抑郁、悲哀、恐惧等消极情绪或因此产生偏离常态行为的一种适应性心理障碍。

03.847 冰山现象 iceberg phenomenon
老年人患病具有起病隐匿、症状不典型或仅表现为功能减退等特点，常被误认为自然老化，不被其本人、家属或医生所识别的临床表现。

03.848 老年人共病 older adult with comorbidity
指两种或两种以上慢性病共存于同一位老年人的现象。这种慢性病不仅仅包括老年人常见疾病（如高血压、冠心病、糖尿病等），还包括老年人特有的老年综合征或老年问题，如跌倒、衰弱、睡眠障碍、营养不良、尿失禁、谵妄、抑郁及药物成瘾等。

03.05.02 老年流行病学

03.849 老年流行病学 geriatric epidemiology
用流行病学的方法研究老年人常见病和多发病的发生、发展的原因和分布规律，以及制订预防、控制这些疾病和促进老年人健康的对策与措施和评价其效果的一门老年医学学科。包括研究老年人人口构成、职业、地区分布及老年人口变动和发展趋势等。

03.850 健康状态 state of health，health status
从生理、心理和社会生活三个方面测定个人功能的尺度。即人的功能状态。

03.851 健康相关生活质量 health-related quality of life
在病伤、医疗干预、老化和社会环境改变的影响下，个人的健康状态（包括生理功能、心理能力、社会功能）及与其经济、文化背景和价值取向相联系的主观满意度。是生活质量的一个分类。

03.852 健康生存质量表 quality of well-being scale，QWB
用于评价不同人群健康状况的量表。

03.853 老年[健康]综合评估 comprehensive

geriatric assessment，CGA

采用多学科方法评估老年人的身体健康、功能状态、心理健康和社会环境状况的诊断过程。据此制订和启动以保护老年人健康和功能状态为目的的治疗计划，最大限度地提高老年人的生活质量。

03.854 生活满意度指数 life satisfaction index

个人对生活的需要和愿望得到满足的主观满意程度。

03.855 健康促进 health promotion

运用行政的或组织的手段，广泛协调社会各相关部门及社区、家庭和个人，使其履行各自对健康的责任，共同维护和促进健康的一种社会行为和社会战略。

03.856 健康促进评价 health promotion evaluation

尽可能系统、客观地确定健康促进的适宜性、可及性、有效性、效率及对改善人群健康的预期目标的评价。

03.857 发病率 incidence

一定时期（一般为1年）内，特定风险人群中某病新病例出现的频率。

03.858 现患率 prevalence rate

在某一时间点某人群中某病新旧病例所占的比例。

03.859 粗死亡率 crude death rate

简称"死亡率（mortality，death rate）"。某人群在一定时期内死于所有原因的人数在该人群中所占的比例。是测量人群死亡危险最常用的指标。

03.860 死亡专率 specific death rate

按不同特征（如年龄、性别、职业、民族、种族、婚姻状况及病因等）分类计算的死亡率。

03.861 标化死亡率 standardized mortality rate

比较不同地区、不同时间、不同人群死亡率时，根据人口年龄和性别比例做相应调整的死亡率。

03.862 生存率 survival rate

接受某种治疗的患者或患某病的人中，经若干年随访（通常为1年、3年、5年）后，尚存活的患者所占的比例。

03.863 长寿水平 longevity level

80岁及以上人口占60岁及以上人口的比重。是衡量人口健康素质的指标之一。

03.864 抚养系数 dependency coefficient

又称"抚养比（dependency ratio）""抚养率"。65岁及以上的老年人口数与15～64岁的劳动年龄人口数之比。

03.865 老年人口系数 coefficient of aged population

又称"老年人口比例"。老年人口在某个国家或某个地区的总人口构成中所占的比例。是反映人口老龄化的主要指标。

03.866 人口老龄化 population aging

老年人口占总人口的比例随着时间的推移而不断上升的一种动态过程。

03.867 老龄化社会 aging society

60岁及以上的人口占总人口的10%以上，或65岁及以上的人口占总人口的7%以上的社会现象。

03.868 生命质量 quality of life

不同文化体系和价值体系中的个人对于他们的目标、期望、标准及与其所关心的事情有关的生存状况的体验。

03.869　筛查　screening
通过快速的检验、检查或其他措施，从表面健康者中查出可能患病者，以便进一步诊治的过程。是疾病预防的重要手段之一。

03.870　现况研究　cross-sectional study，prevalence study
按照事先的设计要求，在某一时间点或短时间内，通过普查、筛检或抽样调查的方法，对某一特定人群的某种疾病或健康状况及有关因素进行调查，从而描述该病或健康状况的分布及其相关因素关系的调查方法。

03.871　病例-对照研究　case-control study
选择一组有研究疾病的患者与一组无此病的人群对照，调查患者发病前对某因素的暴露情况，比较两组中暴露率和暴露水平的差异，以研究该疾病与该因素关系的方法。

03.872　队列研究　cohort study
将研究对象按是否暴露于某因素分成暴露组与非暴露组或不同暴露水平的亚组，追踪观察一定时期，比较两组或亚组的疾病发生率或死亡率差异，以判断暴露因素与疾病发生或疾病结局之间的因果关系的一种观察性研究方法。是分析流行病学病因研究的方法之一。

03.873　追踪调查　tracking investigation
按踪迹或线索追寻对曾经的被调查者再次熟悉情况、了解事实、收集数据和占有材料的调查方法。

03.874　寿命　life-span，longevity
生物个体从出生开始，经过发育、成长、成熟、衰老直至死亡结束时，机体所生存的时间。由于个体之间的寿命有较大的差别，在比较某个时期、某个地区或某个社会的人类寿命时，通常采用平均寿命。

03.875　平均寿命　average life
根据一个国家或地区的一般死亡率，通过寿命表计算某一年龄的人能够存活的平均年数。

03.876　健康预期寿命　active life expectancy
在健康条件下的期望寿命，即个人在良好状态下的平均生存年数。其比期望寿命更重要，因为期望寿命是以死亡作为终点，而健康预期寿命则是以日常生活能力的丧失来计算。

03.877　[最高]寿限　[maximum] lifespan
由遗传基因决定的特定物种的最长生存期限。具有种属特异性。测定方法一般为某物种性成熟期的8～10倍或生长期的5～7倍。

03.878　布丰寿命系数　Buffon life coefficient
哺乳动物的寿命为其生长期的5～7倍的关系。由法国著名生物学家布丰（Buffon）提出。

03.879　健康　health
没有疾病和虚弱，且身体、心理和社会各方面都处于相互协调的和谐状态。

03.880　亚健康　subhealth
人在身体、心理和社会环境等方面表现出的不适应，介乎健康与疾病之间的临界状态。

03.881　病死率　fatality rate
一定时期内某病死亡病例数占该病全部病例数的比例。

03.882　构成比　constituent ratio

又称"百分比（percentage）"。事物内部各个组成部分所占的比重。通常以百分比表示。

03.883　老年前期　presenium
年龄介于45～59岁的时期。通常用作对比研究。

03.884　老年人　the aged
一般发达国家指65岁及以上的人，发展中国家指60岁及以上的人。

03.885　高龄老人　the oldest old
年龄达到80岁及以上的老年人。

03.886　长寿老人　the longeveous
年龄达到90岁及以上的老年人。

03.887　百岁老人　centenarian
年龄达到100岁及以上的老年人。

03.888　长寿调查　longevity research
对90岁及以上长寿老人开展的调查。用以总结他们健康长寿的经验。

03.889　老年医学综合考察　comprehensive survey of geriatrics
对60岁及以上老年人开展的与健康长寿相关因素多方面、全方位的综合研究。

03.890　增龄　age increase
年龄不断地增加。在老年流行病学中是指个体发育达到成熟期以后，随着年龄增长所致的衰老变化。

03.891　疾病监测　disease surveillance
在现况调查的基础上，对其中部分有价值的疾病或项目的分布和影响因素进行长期、系统、全面的动态观察，从而发现某些疾病的发展趋势和分布的变化，以不断修改和完善对疾病的防治策略和措施。

03.892　干预研究　intervention study
以人群为试验对象，采用试验法而非观察法，按严格的科研设计进行的研究。包括临床试验、现场试验和社区试验。设计方法主要有随机化对照试验和类实验。

03.893　健康老龄化　healthy aging, successful aging
老年人群体达到身体、心理和社会功能的完好状态。即群体的健康长寿。1992年由联合国提出。

03.894　积极老龄化　active aging
在老年时期为了提高生活质量，使健康、参与和保障的机会尽可能获得最佳程度的过程。2002年由世界卫生组织提出。其核心内容是"参与、健康和保障"。提倡的是一种主观能动的态度和行动，使老年人尽可能在较长时间内保持良好状态。

03.895　时序年龄　chronological age，CA
记录生物个体从出生至今的时间年限。

03.896　健康老年人　health elderly
具备形体健康、功能正常、没有疾病、心理健康、适应社会五条标准的老年人。

03.05.03　老年皮肤病学

03.897　老年皮肤病学　geriatric dermatology
研究老年人常见皮肤病生理病理变化及诊断和治疗的科学。

03.898　老年皮肤病　senile dermatosis
由老年人全身或皮肤生理功能减退引起的某些好发于老年人的常见皮肤疾病。

03.899　皮肤老化　skin aging
随着年龄的增长，因自然规律及遗传因素、健康状况、精神状态、经济条件、生活环境等因素的影响，皮肤出现干燥、粗糙、萎缩、松弛、皱纹、色素加深或减退等变化。

03.900　老年瘙痒症　pruritus senilis, pruritus in the elderly
老年人由于某些系统疾病、药物或皮脂腺分泌功能减退、皮肤干燥和退行性萎缩等因素引起的慢性皮肤瘙痒。

03.901　老年性血管瘤　senile angioma, cherry angioma
一种老年性体征。老年人因血管退行性变而出现于躯干四肢的鲜红色或暗红色柔软的丘疹和结节。

03.902　老年性白点病　senile guttate leuko-derma
一种老年性体征。即发生于老年人躯干四肢的点状白斑。呈圆形或椭圆形，直径几毫米至十几毫米，白斑表面略有凹陷，互不融合。无自觉症状，不会自然消退。

03.903　老年性皮脂腺增生　senile sebaceous hyperplasia
单个皮脂腺增生的良性肿瘤。发生于老年人面部的皮肤，可以呈蜡黄色或淡黄色圆形小丘疹，中央略凹陷。

03.904　脂溢性角化病　seborrheic keratosis
一种老年性体征。老年人最常见的良性表皮增生性肿瘤。好发于面、胸、背、手背等处，为散在淡黄色或褐色的斑疹、扁平丘疹或斑块，数毫米至数厘米大小，表面常覆有油腻性鳞屑，呈圆形或不规则形，界限清楚。

03.905　老年性白发　canities senile
一种老年性生理现象。因中年以后毛囊色素细胞的酪氨酸酶活性下降，色素逐渐减少，头发由两鬓开始发白，先是少数白发掺杂出现，以后白发逐渐增多，可致全部头发变白，有的甚至眉毛、胡子、腋毛、阴毛都变白。白发出现的年龄和多少与遗传、营养、精神等因素有关。

03.906　大疱性类天疱疮　bullous pemphi-goid
一种表皮下水疱性自身免疫性皮肤病。好发于老年人。表现为水肿性红斑或正常皮肤出现紧张性水疱、大疱，常伴明显瘙痒。

03.907　老年性角化症　senile keratosis
由长期日光暴露引起的一种癌前期病变。电离辐射、热辐射、紫外线、沥青及煤焦油产物等也可引发本病。

03.908　老年色素沉着　senile pigmentation
又称"老年斑（senile plaque）"，俗称"寿斑"。随着增龄，机体内大量不饱和脂肪酸被自由基氧化生成脂褐素，加之衰老细胞溶酶体功能低下，不足以被消除而形成的色素斑块。

03.909　带状疱疹　herpes zoster
一种由水痘-带状疱疹病毒引起的沿周围神经分布的以簇集性小水疱为主要特征的病毒性皮肤病。常伴明显神经痛。

03.05.04 老年护理

03.910 老年护理学 geriatric nursing, gerontological nursing
研究、诊断和处理老年人对自身现存的和潜在的健康问题的学科。是护理学的一个分支，与社会科学、自然科学相互渗透。研究自然、社会、文化教育和生理、心理因素对老年人健康的影响，探讨用护理手段或措施解决老年人的健康问题。

03.911 家庭访视 home visit
在服务对象家庭里，为了维持和促进个人、家庭和社区的健康而对访视对象及其家庭成员提供的护理服务活动。

03.912 健康档案 health record
记录社区居民健康资料的系统文件。包括个体健康档案、家庭健康档案和社区健康档案。

03.913 健康教育 health education
运用多学科的理论方法，通过有计划、有组织、有系统的社会活动和教育活动，帮助人们掌握健康知识，树立健康观念，合理利用资源，自愿实行有利于健康的行为和生活方式，以达到最佳健康状态的过程。

03.914 家庭护理 home care
以家庭为中心的护理，是为了促进家庭系统及家庭成员达到最佳健康状态而进行的，在居家环境中提供的护理服务活动。

03.915 临终照料 terminal care
对已失去治愈希望的患者在生命即将结束时所实施的一种积极的综合护理。是临终关怀的重要组成部分。

03.916 临终关怀 hospice care
向临终患者及其家属提供的一种全面的照料。包括生理、心理、社会等方面，使临终患者生命得到尊重，症状得到控制，生活质量得到提高，家属的身心健康得到维护和增强，使患者在临终时能够无痛苦、安宁、舒适地走完人生的最后旅程。

03.917 缓和照顾 palliative care
当患者患有对根治性治疗或延长生命的治疗不再反应的疾病和预期寿命相对短的疾病时，多功能执业团队对患者及其亲属提供的积极的、整体的医疗与照护。

03.918 康复护理 rehabilitation nursing
在总的康复医疗计划实施过程中，为达到躯体的、精神的、社会的和职业的全面康复的目的，紧密配合康复医生和其他康复专业人员，对康复对象进行的除基础护理以外的功能促进护理。

03.919 压疮 pressure sore
局部皮肤长时间受压或受摩擦力与剪切力作用后，受力部位出现血液循环障碍而引起的局部皮肤和皮下组织缺血及坏死。

03.920 整体护理 holistic nursing
护理人员在进行护理服务时，视服务对象为一个功能整体而提供的生理、心理、社会、精神、文化等方面的全面帮助及照顾。

03.921 自我照顾 self-care
患者自己参与某种护理活动，并在其中发挥主动性、创造性，使其更加完善、理性地达到健康目标的行为。

03.922　跌倒　fall
一种突然意外的倒地现象。可发生于任何年龄，但老年人更多见。可导致心理创伤、骨折及软组织损伤等严重后果，影响老年人的身心健康，增加家庭和社会负担。

03.923　孤独　loneliness
心灵的隔膜，被疏远、被抛弃和不被他人接纳的情绪体验。

03.924　服药依从性　drug compliance, medicine compliance
患者的服药行为与医嘱的符合程度。

03.925　自我整合　ego integrity
一个人完全接受自己及其一生，并且认为其一生是必要且无可替代的心理状态。

03.926　日间护理　day care
又称"日间照护"。在白天以群体方式提供生活照顾、医疗、护理、保健及休闲服务，晚上则返回家中的护理形式。

03.927　养老院　nursing home
为失去生活自理能力及需要给予照料的慢性病患者提供的具有入住设施，且以康复护理及生活照顾为主，兼有初级和姑息医疗的机构。

03.928　个案管理　case management
以问题解决过程为导向，评估个体和家庭所有健康照顾的需求、整合资源、提供服务及持续监测其进展的健康管理。

03.929　循证护理　evidence-based nursing, EBN
循证医学在护理专业中的应用，以有价值、可信的科学研究结果为依据，提出问题，寻找并运用证据，对服务对象实施最佳的护理。

03.930　结构式照护　structural care
对病情严重、依赖度高、无家庭照护资源的老年人提供全天候住院服务的照护形式。包括医疗、护理、康复、个人日常生活照顾等。

03.931　社区式照护　community care
将服务提供给老年人居住社区的照护形式。包括技术性的医疗护理、一般性的个人照护、社会支持等。

03.05.05　老年精神病学

03.932　老年精神病　geriopsychosis
发病于老年期的，由各种原因所致的精神行为异常。如老年期精神分裂症、老年期抑郁症和阿尔茨海默病。

03.933　躯体疾病所致精神障碍　mental disorder due to medical condition
在原发躯体疾病的基础上继发产生的急性或慢性精神症状。其与脑器质性疾病伴发的精神障碍不同，前者的脑功能紊乱为继发

的，而后者为脑部原发损害所致。

03.934　轻度认知损害　mild cognitive impairment
有记忆障碍和（或）轻度的其他认知功能障碍，但个体的社会职业或日常生活功能未受影响，亦不能由已知的医学或神经精神疾病解释的，介于正常老化与轻度痴呆之间的一种临床状态。按临床表现可分为遗忘型和非遗忘型。

03.935　痴呆的行为和精神症状　behavioral and psychological symptoms of dementia，BPSD
痴呆患者在认知症状的基础上同时具有的行为和心理的症状。

03.936　记忆障碍　dysmnesia，disorder of memory
记忆技能的失调或失控。表现为识记和回忆发生困难，输入的信息不能存储或难以检索。常为痴呆早期的突出症状。最初主要累及近期记忆，记忆保存困难和学习新知识困难。随着病程进展，远期记忆也受损。为了弥补记忆方面的缺陷，有的患者以虚构或错构来填充记忆的空白。

03.937　虚构　confabulation
患者在回忆中将过去事实上从未发生的事或体验说成是确有其事的现象。

03.938　错构　falsification
记忆的错误。患者对过去曾经历过的事件，在发生地点、情节，尤其是时间上出现错误回忆，并坚信不疑。多见于酒精依赖所致的精神障碍和外伤性精神障碍。

03.939　老年人良性遗忘　benign senescent forgetfulness
又称"年龄相关记忆障碍（age-associated memory impairement）"。老年人有健忘症状而又缺乏痴呆临床证据的状态。是一种正常性或生理性非进行性大脑衰老的表现。一般情况下不影响正常的社会功能。

03.940　视空间障碍　visuospatial disorder
痴呆较早出现的症状之一。表现为在熟悉的环境中迷路，找不到自己的家门，甚至在自己家中走错房间或找不到厕所。在简单绘图试验时，患者不能准确临摹立方体图形，也常不能临摹简单的图形。

03.941　言语障碍　lalopathy
痴呆常见的症状。在痴呆早期多表现为自发言语空洞，找词困难，用词不当，说话赘述不得要领。也可出现阅读和书写困难，命名不能；之后出现感觉性失语，不能进行有效交谈，可有重复言语、模仿言语、刻板言语，最后患者仅能发出不可理解的声音或缄默不语。

03.942　灾难反应　catastrophic reaction
痴呆患者主观意识到自己智力缺损，却极力否认，在应激状态下产生的继发性激越。

03.943　日落综合征　sundowner syndrome
老年痴呆的行为症状。其特征为夜间运动活动增多、白天倦睡、睡眠觉醒周期紊乱、思维混乱、共济失调或意外摔倒。

03.944　冒充者综合征　imposter syndrome
又称"卡普格拉综合征（Capgras syndrome）"。一种特殊的妄想观念。表现为不认识自己的亲人，认为是骗子冒名顶替的。

03.945　人格改变　personality change
在脑部疾病或损伤、严重的精神障碍、严重的或持久的应激、极度的环境剥夺之后发生的人格特征的改变。呈渐进性发展，开始只是原有性格缺陷的日益显著。随着记忆、智力障碍的加重，人格改变更为突出，使患者变得与病前截然相反，判若两人。

03.946　虚无妄想　nihilistic delusion
又称"否定妄想（delusion of negation）"。患者坚信自己体内某些脏器或整个自身，甚至自己周围的部分或整个世界均不复存在的心理现象。见于多种精神疾病如精神分裂症、意识模糊状态、脑炎、癫痫、阿尔茨海默病等，但大多数见于抑郁状态。

03.947 遗忘综合征 amnestic syndrome
又称"科尔萨科夫综合征（Korsakov syndrome）"。以识记能力障碍、时间定向力障碍、虚构症和顺行性或逆行性遗忘症为临床特点的综合征。常和记忆错误结合在一起，患者常以错构症或虚构症的方式去填补既往经历中记忆脱失的空白部分。见于慢性酒精中毒性精神病、颅脑损伤伴发的精神障碍、脑部感染性疾病、脑动脉硬化、阿尔茨海默病、脑肿瘤、中毒性及内分泌性疾病等。

03.948 身份识别错误 identification error
由认知功能缺损引起的，混淆现实与视觉的界限，不能从面容辨认人物的症状。可能有特定的神经病理学基础，如顶叶病变。

03.949 老年期抑郁症 geriatric depression
首次发病于60岁以后，以持久的抑郁心境为主要临床表现的一种精神障碍。是老年人群中患病率相当高的精神障碍。临床特征以情绪低落、孤独感、自卑感突出，更多的焦虑、激惹、认知功能障碍、迟滞、妄想观念和繁多的躯体不适症状，自杀率高等。这种抑郁心境不能归于躯体疾病或脑器质性疾病。一般病程较长，具有缓解和复发的倾向，部分病例预后不良，可发展为难治性抑郁症。

03.950 抑郁性假性痴呆 depressive pseudo-dementia
部分抑郁症患者出现既有抑郁症状，又有记忆、智力障碍的表现，但其认知功能障碍可随着抗抑郁治疗后抑郁症状的缓解而恢复的一种状态。

03.951 器质性抑郁症 organic depression
继发于多种躯体疾病，由器质性因素引起的

抑郁综合征。

03.952 定向障碍 disorientation
对时间、地点及人物，以及对自己本身状态的认知功能的障碍。一般在大脑器质性疾病中较为多见，而且往往也是意识障碍的重要标志。

03.953 强制性哭笑 forced weeping and laughing
患者在没有任何外界因素的影响下，突然出现不能控制或带有强制性的哭或笑的现象。是脑器质性精神病常见的症状。患者呈现出一种奇特、愚笨、与其情感内容完全不相符合的面部表情。患者既缺乏任何的内心体验，也说不出为什么这样哭和笑。

03.954 易激惹 irritability
一种剧烈但持续时间较短的情感障碍。患者一遇到刺激或不愉快的情况，即使极为轻微，也很容易产生一些剧烈的情感反应。患者极易生气、激动、愤怒，甚至大发雷霆、与人争吵不已。常见于癔症、神经衰弱、躁狂状态、躯体性（如甲状腺功能亢进）或器质性精神病。

03.955 欣快 euphoria
无端地出现身体上和情绪上自我感觉良好的一种精神病理状态。伴有精神活动明显减少，因而显得愚蠢。可见于脑器质性精神障碍、中毒或药物所致。

03.956 痴呆 dementia
由脑部疾病所致的，通常具有慢性或进行性的多种高级皮质功能紊乱的综合征。包括记忆、思维、定向、计算、理解、学习、语言和判断能力的紊乱。意识是清晰的，常伴有认知功能的损害，偶尔以情绪控制和社会行为或动机的衰退为前驱症状。

03.957　谵妄综合征　delirium syndrome
一种以意识障碍为特点的非特异性急性脑器质性综合征。患者意识清晰度降低，同时产生大量的错觉和幻觉，以幻视为多，言语性幻听较为少见。思维方面则表现为言语不连贯，不断喃喃自语。对周围环境定向能力可丧失。多在晚间加重，持续时间可数小时至数日不等。意识恢复后，患者对其病中经过可有部分回忆，也可完全遗忘。

03.958　朦胧状态　twilight state
意识活动缩小或狭窄，同时又伴有意识清晰度降低的状态。一般是发作性的，发作后一般多陷入深度睡眠，意识恢复后常伴有完全性遗忘。

03.959　意识障碍　conscious disturbance
对周围环境及自身状态的识别和觉察能力出现障碍。包括清醒程度障碍和意识内容、认知功能障碍。

03.960　意识错乱　confusion
一种伴发于急慢性脑器质性疾病的意识受损状态。表现为定向障碍、精神活动缓慢、情感平淡、缺乏主动性、注意力不集中。轻度时检查可引起合理的反应，加重时不能保持与环境的接触。

03.961　意识混浊　clouding of consciousness
又称"意识模糊"。一种意识受损状态。是由完全清醒到昏迷这一连续过程中的轻度阶段，觉察、定向障碍伴发于脑或躯体的器质性疾病。患者多处于半睡状态，对外界刺激阈值增高，除强烈刺激以外难以引起反应，注意、记忆、理解都困难，角膜对光反射还存在。

03.962　嗜睡状态　somnolence
意识的清晰度水平降低较轻微，一般的内外刺激难以将其启动，需较强的刺激方能唤醒，撤销刺激，则很快又进入睡眠状态的现象。在较强的刺激下可进行简短的交谈，但对复杂问题往往难以回答或错答，面无表情，少动而无欲，生理反射不受影响；一旦意识恢复正常，追忆当时情况较模糊、呈片段化。

03.963　妄想　delusion
一种在病理基础上产生的歪曲的信念、病态的推理和判断。既不符合客观现实，也不符合所受的教育水平，但患者对此坚信不疑，无法被说服，也不能以亲身体验和经历来纠正。

03.964　原发性妄想　primary delusion
常突然形成，其内容无法以患者当时的处境和情感背景来解释的妄想。这种妄想持续时间较短，以后常被继发性妄想所取代。

03.965　妄想性知觉　delusional perception
在正常知觉体验的同时产生的一种与此知觉毫无关系的妄想。常是原发性妄想的组成部分。

03.966　妄想心境　delusional mood
对熟悉的环境突然感到陌生、迷惑不解，而且变得具有特殊意义或为不祥预兆，并很快发展为妄想的现象。一般而言，是精神分裂症的特征性症状。

03.967　病理性赘述　circumstantiality
思维联想障碍的一种。表现为思维过程中主题转换带有黏滞性，停留在某些枝节问题上而抓不住主要环节的思维方式。患者叙述事物时在个别细节上不厌其烦地做不必要的、详细赘述，以致使一些无意义的细节掩盖了主要问题。

03.968　幻觉　hallucination

在客观现实中并不存在某种事物的情况下，患者却感知其存在的一种虚幻的知觉。就幻觉的性质，可分为真性幻觉和假性幻觉。临床上一般按照不同的感觉器官进行分类，常见的有听幻觉、视幻觉、嗅幻觉、味幻觉和触幻觉等。

03.969　真性幻觉　genuine hallucination
患者所感知的幻觉形象与真实的事物完全相同，幻觉位于外在空间，而且是直接通过本人的感官获得的情况。

03.970　假性幻觉　pseudo hallucination
患者所感知的幻觉形象与真实的事物相比，不够鲜明和生动，幻觉位于患者的主观空间内（脑内），而且不是通过患者的感官获得的情况。

03.971　错觉　illusion
把实际存在的事物歪曲地感知为与实际完全不相符合的事物，亦即歪曲的知觉。正常人在光线差、疲乏、精神紧张等情况下也可

以出现错觉，但通过验证能够很快地纠正和消除。按各种不同的感官，可分为错听、错视、错嗅、错味、错触及内感受性错觉。临床上以错听和错视多见。

03.972　简易精神状况检查　mini-mental state examination，MMSE
一种用于阿尔茨海默病筛查的量表。该量表由20题组成，共30项，涉及定向力、记忆力、注意力和计算力、回忆、语言5个方面的内容。用于认知障碍检查时，其具有简单、易行、易接受等特点，可作为中等程度或严重程度的痴呆患者筛选检查及评定的方法。

03.973　神经精神量表　neuropsychiatric inventory，NPI
一种用于评定痴呆患者精神行为症状的量表。该量表包括妄想、幻觉、激越、心情不悦、焦虑、欣快、淡漠、失控、易激惹、不寻常举动、夜间行为改变、食欲/进食改变等12项评定内容。根据护理者对患者行为的观察和感受到的相应苦恼来评估12项神经精神障碍。

03.05.06　老　年　营　养

03.974　临床营养　clinical nutrition
研究合理应用各类食物和营养素来预防、治疗有关疾病，增进健康，延缓衰老的手段。

03.975　营养不良　malnutrition
任何一种营养素的失衡状态。包括营养不足和营养过剩。

03.976　老年营养不良　malnutrition in elderly
在老年人群中，由机体需要与营养素摄入之间不平衡引起的一系列症状。

03.977　老年人适宜摄入量　adequate dietary

intake of the elderly
通过观察或实验获得的健康老年人群对某种营养素的摄入量。

03.978　老年人推荐摄入量　recommended dietary intake of the elderly
可以满足老年人群中绝大多数（97%～98%）个体需要的营养素摄入水平。能保持机体健康，并可使机体组织中有适当的储备。

03.979　老年人膳食指南　dietary guideline of the elderly
根据营养学原则，结合国情而提出的老年人群应采用的平衡膳食的指导性意见。以达到

合理营养、促进健康的目的。

03.980　微型营养评价　mini-nutritional assessment，MNA
吉戈（Guigoz）等创立和发展的一种人体营养状况评定方法。适合于老年人的营养评定。内容包括身高、体重及体重丧失，生活类型、医疗及疾病状况的整体评定，有关食

欲、食物数量、餐次、营养素摄入量、是否存在摄食障碍等内容的膳食问卷，以及对健康及营养状况的自我主观评定等。

03.981　要素膳　elemental diet
由氨基酸、单糖、必需脂肪酸、矿物质和维生素等单体物质组成的混合物，无须消化即可吸收。

04.　急　救　质　控

04.01　调　度　质　控

04.01.01　调度科室质控

04.001　电话接起率　telephone receiving rate
在单位时间内，电话接起的数量占电话呼入量的百分比。电话接起率=电话接起数量÷电话呼入量×100%。

04.002　电话排队率　telephone queuing rate
排队等待调度员接听的电话数量占呼入调度席电话的总量的百分比。电话排队率=排队待接电话数量÷呼入调度席电话总量×100%。

04.003　排队电话量　queuing telephone number
在急救指挥调度系统中排队等待调度员接听的电话数量。

04.004　电话排队时长　telephone queuing time
呼入的急救电话从开始排队至调度员摘机的时间间隔。计量单位为秒。

04.005　现场急危重症呼叫满足率　acute critically severe satisfy rate
调度员判断为急危重症患者呼叫急救电话需要救护车的派车数量占该类要车总量的

百分比。现场急危重症呼叫满足率=现场急危重症呼叫的派车量÷急危重症呼叫的要车总量×100%。

04.006　突发事件上报率　report emergency rate
调度员将突发事件上报至相关领导及部门的数量占突发事件总量的百分比。突发事件上报率=调度员突发事件上报数量÷突发事件总量×100%。

04.007　调度生命支持系统使用率　process rate of life support system
单位时间内，调度员使用调度生命支持系统指导受理事件数量占适合且应该使用调度生命支持系统受理事件总量的百分比。调度生命支持系统使用率=调度员使用调度生命支持系统指导的事件数量÷应使用调度生命支持系统的事件总量×100%。

04.008　调度事件审查　scheduling event review
在调度质控过程中，对调度工作进行审查的工作。

04.009 调度事件审查校对 dispatching event review and proofreading
在调度质控过程中，对调度工作审查的结果进行再次评估、核实。

04.010 电话接听量 telephone receiving amount
调度员接听急救电话的数量。

04.011 及时接听率 picking up rate
调度员在电话振铃后单位时间（如10秒）内接听电话的数量占接听电话总量的百分比。及时接听率=单位时间内接听电话数量÷接听电话总量×100%。

04.012 派车量 dispatching ambulance number
调度员调派救护车车组的数量。

04.013 及时派车率 dispatch rate
调度员受理急救电话后，单位时间（如2分钟）内派出车组数量占派车总量的百分比。及时派车率=单位时间内派车数量÷派车总量×100%。

04.014 改派率 reassignment ratio
单位时间内，更改调派的次数占派车总次数百分比。改派率=改派次数÷派车总次数×100%。

04.015 在岗时长 dispatcher on duty time
调度员从上岗登录到下岗在单个班次内受理电话的在岗工作的总时长。

04.016 离席时长 dispatcher absence time, absence time
单班次内调度员离席时长的总和。计量单位

为分钟。

04.017 离席时长比例 dispatcher absence time rate, absence time rate
调度员离席时长占应在岗时长的百分比。离席时长比例=离席时长÷应在岗时长×100%。

04.018 离席率 dispatcher departure rate, departure rate
调度员的离席人数占同时段应在岗总人数的百分比。离席率=离席人数÷同时段应在岗总人数×100%。

04.019 地址定位准确率 address location accuracy rate
调度人员判断的地理位置信息与实际地理位置符合的量占派车总量的百分比。地址定位准确率=地址定位准确数量÷派车总量×100%。

04.020 任务单完整准确率 work order completion accuracy rate
信息完整准确的任务单量占任务单总量的百分比。任务单完整准确率=完整准确任务单量÷任务单总量×100%。

04.021 调度员电话指导时间 dispatcher guidance duration
调度员通过电话等通信手段远程持续给予呼救者指导救治的时长。

04.02 院前急救质控

04.02.01 急救时间质控

04.022 出发时刻 departure time
救护车出发驶向现场的时刻。

04.023 行驶时间 drive time
救护车从出发驶向现场至到达现场的时间间隔。

04.024 到达现场时间 arrive scene time
救护车到达急救现场的时刻。

04.025 离开现场时间 leave scene time
救护车驶离现场的时刻。包括两种情况：一是急救人员将患者送往目的地的时刻；二是患者不需要送往目的地，急救人员离开现场进入途中待命的时刻。

04.026 转运时间 transport duration
救护车驶离现场至将患者送达目的地所用时长。

04.027 送达医院时间 arrival hospital time
急救人员将患者送达医院的时刻。

04.028 交接时间 delivery time
急救人员将患者送达医院后至将其移交给院内接诊医生或护士的时间。交接内容应包括患者的个人信息及病史、诊治过程、疗效等。

04.029 院内滞留时间 retention time in hospital
急救人员将患者送达医院完成病情交接至急救人员离开医院的时间间隔。

04.030 待命 stand by
急救人员随时可以接受急救调度指挥中心的指令并执行急救任务的准备状态。包括站内待命和途中待命。

04.031 站内待命时间 awaiting command duration in the station
急救人员在急救中心、分中心或急救工作

站内等待任务指令的时间，或急救人员完成急救任务回到急救站内等待下一次任务的时间。

04.032 途中待命时间 awaiting command duration on the way
急救人员完成急救任务在返回急救工作站内的途中等待任务指令的时间。

04.033 单次任务时间 single task time
急救人员从接到任务指令时刻开始至完成此次任务的时间间隔。即完成一次任务所用的时间。

04.034 急救任务执行超时率 timeout rate of acute wounded or sick task
急救人员执行急救任务超过规定所需时间的次数占同期执行急救任务总次数的百分比。急救任务执行超时率=超时次数÷同期执行急救任务总次数×100%。

04.035 急救反应时间 emergency response time
调度员接到急救电话至救护车到达现场的时间间隔。

04.036 出车反应时间 ambulance response time
急救人员从接到指令至救护车启动出发驶向现场的时间间隔。

04.037 出车超时率 ambulance departure overtime rate
出车时间超过规定时间（如2分钟）的次数占出车总量的百分比。出车超时率=出车超时次数÷出车总量×100%。

04.038 现场处置时间 on-scene time
从急救人员到达现场至离开现场的时间间隔。计量单位为分钟。

04.039　院前医疗急救处置率　prehospital medical emergency treatment rate

在院前急救过程中实施医疗处置（包括心肺复苏、气管插管、电除颤、心电监护、静脉输液等）患者数量占同期院前医疗急救患者总量的比例。院前医疗急救处置率=医疗处置患者数量÷同期院前医疗急救患者总量×100%。

04.040　10分钟完成心电图率　completion rate of electrocardiogram in ten minutes

院前急救工作中，急救人员在到达现场10分钟以内完成心电图检查患者数量占同期心电图检查患者总量的百分比。10分钟完成心电图率=10分钟内完成心电图检查患者数量÷同期心电图检查患者总量×100%（常用于胸痛患者处置）。

04.041　现场心电图检查率　examination rate of electrocardiogram on scene

院前医疗急救过程中实施心电图检查的患者数量占同期院前急救患者总量的百分比。现场心电图检查率=现场心电图检查患者数量÷同期院前急救患者总量×100%。

04.042　现场心肺复苏率　cardiopulmonary resuscitation rate on scene

在现场实施心肺复苏的患者数量占同期呼吸心跳停止的患者总量的百分比。现场心肺复苏率=现场实施心肺复苏的患者数量÷同期呼吸心跳停止的患者总量×100%。

04.043　现场心肺复苏成功率　success rate of cardiopulmonary resuscitation on scene

又称"现场自主循环恢复率（return of spontaneous circulation rate on scene）"。在现场实施心肺复苏成功恢复自主循环的患者数量占同期实施心肺复苏患者总量的百分比。现场心肺复苏成功率=自主循环恢复患者数量÷同期实施心肺复苏患者总量×100%。

04.044　现场静脉通道建立率　infusion established rate on scene

在院前急救工作中建立静脉通道的患者数量占同期院前医疗急救患者总量的百分比。现场静脉通道建立率=建立静脉通道的患者数量÷同期院前医疗急救患者总量×100%。

04.045　输液反应发生率　infusion reaction rate

在院前急救工作中发生输液反应的患者数量占同期输液治疗患者总量的百分比。输液反应发生率=发生输液反应的患者数量÷同期输液治疗患者总量×100%。

04.046　知情同意书签署率　informed consent signing rate

急救人员向患者本人或其家属等说明伤病情况的客观事实后，患者本人或其家属等代理人在病情告知书上签字表示知情同意的患者数量占同期急救患者总量的百分比。知情同意书签署率=签署知情同意书的患者数量÷同期急救患者总量×100%。

04.047　途中死亡　death during driving

急危重症患者在急救人员到达现场时尚有自主循环，但在现场救治或转送医院途中死亡的情况。

04.048　途中死亡率　death rate during driving

在院前急救工作中，途中死亡患者数量占急

救患者总量的百分比。途中死亡率=途中死亡患者数量÷急救患者总量×100%。

04.049 **急危重症预警率** advance notice rate of crisis
在院前急救工作中，于救护车到达医院前通知医院准备接诊的急危重症患者数量占同期急危重症患者总量的百分比。急危重症预警率=提前通知准备接诊的患者数量÷同期急危重症患者总量×100%。

04.050 **传染病漏报率** missing report rate of infectious disease

在院前急救工作中发现传染性疾病而未及时上报的患者例数占同期传染病患者总量的百分比。传染病漏报率=发现传染性疾病而未及时上报的患者例数÷同期传染病患者总量×100%。

04.051 **急救处置准确率** treatment accuracy rate of emergency medical record
院前急救病历中记录的处置和治疗与患者病情诊断相符合，即救治正确的病历数占同期病历总量的百分比。急救处置准确率=急救病历救治处理准确的病历数÷同期病历总量×100%。

04.02.03 院前院内衔接质控

04.052 **急救绿色通道建立率** emergency green channel establishment rate
通过急救绿色通道送达医院急诊的急危重症患者数量占院前急救急危重症患者总量的百分比。急救绿色通道建立率=急救绿色通道送诊的急危重症患者数量÷院前急救急危重症患者总数量×100%。

04.053 **院前院内信息传递率** transmission rate of information between prehospital and inhospital
院前急救工作中，在将患者送达医院前，通过无线网络将患者信息传递到目的地医院的患者数量占同期急救患者总量的百分比。院前院内信息传递率=传输患者信息的患者数量÷同期急救患者总量×100%。

04.054 **交接完成率** implement rate of hand-over
在院前急救工作中，急救人员将患者及其信息交接给院内医务人员的患者数量占同期送达医院患者总量的百分比。交接完成率=完成交接的患者数量÷同期送达医院患者总量×100%。

04.055 **再次转运率** secondary transfer rate of ambulance
同一患者被急救中心院前急救人员送达后，24小时内再次转至其他医院的患者数量占同期急救中心转运至其他医院的患者总量的百分比。再次转运率=24小时内发生再次转院的患者数量÷同期急救中心转运至其他医院的患者总量×100%。是反映急救中心急救人员病情判断能力、医院接诊能力、患方择医意愿等因素造成的急救资源占用情况的一项指标。

04.02.04 救护车及药品设备质控

04.056 **暂停调用次数** pause dispatch times
在院前急救工作中在岗急救人员因个人、车辆、设备等原因造成的暂时不能接受任务指令的次数。

04.057　暂停调用时长 pause dispatching time

在岗急救人员处于暂停调用状态的时间总和。

04.058　急救状态变更准确率 accuracy rate of emergency status change

在院前急救工作,急救人员工作中手动变更的急救状态与车载自动定位急救状态相符合的数量占同期救护车急救状态变更总次数的百分比。急救状态变更准确率=急救人员手工变动与车载自动定位急救状态相符合的数量÷同期救护车急救状态变更总次数×100%。

04.059　救护车油耗达标率 fuel consumption compliance rate

在一个急救中心(站)内,救护车百公里油耗达标的车辆数占同期救护车量总量的百分比。救护车油耗达标率=救护车百公里油耗达标的车辆数÷同期救护车量总量×100%。

04.060　医疗设备消耗 medical equipment consumption

医疗设备在实际应用过程中的损耗和折旧。

04.061　急救药品耗材抽检合格率 qualified rate of medicine and consumable

在院前急救质控管理抽检过程中,合格的药品和耗材的数量占同期药品和耗材总量的百分比。急救药品耗材抽检合格率=抽检合格的药品和耗材数量÷同期抽检药品和耗材总量×100%。

04.062　急救物品完好率 perfectness ratio of emergency supplies

在院前急救质控管理抽检过程中,符合法律、法规、政策及行业规范要求,能够正常使用的急救物品数量占所储备的急救物品总量的百分比。急救物品完好率=能够正常使用的急救物品数量÷所储备的急救物品总量×100%。

04.063　通信设备完好率 perfectness ratio of communication equipment

处于完好状态的能够正常使用的通信设备数量占同期通信设备总量的百分比。通信设备完好率=完好状态的通信设备数量÷同期通信设备总量×100%。

04.064　仪器设备完好率 perfectness ratio of instrument and equipment

处于完好状态的仪器设备数量占同期仪器设备总量的百分比。仪器设备完好率=完好状态的仪器设备数量÷同期仪器设备总量×100%。

04.065　救护车辆运行完好率 perfectness operation ratio of ambulance

救护车处于完好状态下实际运行的总天数占同期救护车应当运行总天数的百分比。救护车辆运行完好率=救护车实际运行总天数÷同期救护车应当运行总天数×100%。

04.066　救护车存油量 fuel storage of ambulance

救护车每天任务结束后油箱内的剩余油量。一般要求占加满时油量的50%以上,以保障接车人员上班即可正常使用。

04.02.05　院前其他质控

04.067　突发事件上报及时率 timely reporting rate of emergency

单位时间内,按照相关法律、法规、政策及行业规范要求,遇有突发事件时,在规定的时间内完成上报的数量占同期突发事件总量的百分比。突发事件上报及时率=按时上报突发事件的数量÷同期突发事件总量×100%。

04.068　急救病历甲级率　grade A rate of emergency medical record

院前急救病历评级为甲级的病历数量占同期院前急救病历总量的百分比。急救病历甲级率=甲级急救病历的数量÷同期院前急救病历总量×100%。

04.069　急救服务满意度　satisfaction rate of emergency service

在院前急救工作中，对急救服务满意的人数占同期急救服务总人数的百分比。急救服务

满意度=满意急救服务的人数÷同期急救服务总人数×100%。

04.070　投诉处理及时率　timely handling rate of complaint

在单位时间内，对于院前急救的投诉在规定时间内及时给予答复处理的投诉数量占同期投诉总量的百分比。投诉处理及时率=规定时间内给予答复处理的投诉数量÷同期投诉总量×100%。

05.　灾难医学

05.01　基 本 概 念

05.01.01　通用概念

05.001　灾难　catastrophe

自然因素或人为因素对生命健康造成严重影响和（或）重大经济损失的事件的总称。与灾害的概念相比较，灾难更强调受灾的严重程度。

05.002　灾害　disaster

给人类和人类赖以生存的环境造成破坏性影响的事物总称。根据灾害发生的原因，分为自然灾害和人为灾害；根据灾害形成的前后关系，可分为原生灾害和次生灾害。与灾难的概念相比较，灾害更强调受灾的地域范围。

05.003　自然灾害　natural disaster

给人类生存带来危害或损害人类生活环境的自然现象。

05.004　人为灾害　man-made disaster

人为因素引发的灾害。其种类很多，主要包

括自然资源衰竭灾害、环境污染灾害、火灾、交通灾害、人口过剩灾害及核灾害。

05.005　原生灾害　original disaster

灾害链中最早发生的、起到始动作用的灾害。

05.006　次生灾害　secondary disaster

灾害链中由原生灾害所诱导出来的后继灾害。

05.007　地质灾害　geologic hazard

以地质动力活动或地质环境异常变化为主要成因的自然灾害。如崩塌、滑坡、泥石流、地裂缝、地面沉降、地面塌陷、岩爆、坑道突水、坑道突泥、瓦斯突出、煤层自燃、黄土湿陷、岩土膨胀、砂土液化、土地冻融、水土流失、土地沙漠化及沼泽化、土壤盐碱化，以及地震、火山、地热害等。

05.008　气象灾害　meteorological disaster

大气对人类生命财产、国民经济及国防建设

等造成的直接或间接损害。如台风、暴雨、暴雪、冰雹、雷电、雾、霾、干旱等，是一种常见的自然灾害。

05.009 生物灾害 biology disaster
有害生物对人类生产、生活和生态空间的人、财产、资源环境造成损害的自然灾害。如植物病害、植物虫害、草害、鼠害、赤潮灾害、疫情灾害和其他生物灾害等。

05.010 生态灾害 ecological disaster
由生态系统平衡改变所带来的各种始料未及的不良后果。如全球气候变暖、冰川消融、海平面相应升高等。

05.011 自然资源衰竭灾害 natural resource depletion disaster
由自然资源衰减或枯竭引发的一系列影响人群健康和安全的现象。自然资源衰竭包括森林资源减少、物种资源减少、水土流失、土地沙漠化或盐碱化、水源枯竭等。

05.012 环境污染灾害 environmental pollution disaster
由于环境污染威胁人类生产、生活与身心健康的现象。包括大气污染、水体污染、土壤污染、海洋污染、城市废弃物与噪声污染、资源利用继发的污染等。

05.013 火灾 fire disaster
一种常见的灾害。由于各种易燃物自身氧化积热，发生在时间和空间上失去控制的燃烧所造成的热力伤害的现象。它的形成既有自然因素的作用，也有人为因素的作用。

05.014 核灾害 nuclear disaster
核泄漏污染或核爆炸对人类造成生命健康威胁的灾害。随着人类开发利用核能资源、大量建设核设施，人类暴露在核放射性物质

面前的可能性显著增加。

05.015 灾害医学 disaster medicine
研究灾害及灾害环境与人群健康和安全的关系，以及灾害对人群健康的有害影响及其预防的学科。

05.016 灾难医学 catastrophe medicine
研究在各种灾害条件下实施紧急医学救治、疾病防治和卫生保障的学科。

05.017 灾民 disaster victim
因灾害、灾难对其造成死亡、伤害或重大财产损失而被迫撤离家园的当地居民及需要国家和社会救助的个人或群体。

05.018 难民 refugee
遭遇灾难、灾害或迫害，被迫离开原常住地而逃往安全地点的个人或人群。

05.019 灾害链 disaster chain
自然灾害发生之后，诱发出一连串后继灾害的现象。

05.020 事故 accident
造成死亡、疾病、伤害、损坏或其他损失的意外情况。

05.021 交通事故 traffic accident
运输工具在航路上因过错或者意外造成人身伤亡或者财产损失的事件。其不仅是由不特定的人员违反交通管理法规造成的，也可以是由地震、台风、山洪、雷击等不可抗拒的自然灾害造成的。广义上包括公路机动车与非机动车、铁路机车车辆、船舶、飞机造成的事故，但习惯上使用狭义概念，即指公路运输和城市交通中的事故。

05.022 生产事故 production accident

生产经营单位在生产经营活动中发生的造成人身伤亡或者直接经济损失的事故。

05.023　爆炸事故　explosion accident
由于人为、环境或管理等因素，物质发生急剧的物理、化学变化，瞬间释放出大量能量，并伴有强烈的冲击波、高温高压和地震效应等，造成财产损失、物体破坏或人身伤亡等事故。分为物理爆炸事故和化学爆炸事故。

05.024　飞机失事　air crash
飞机在飞行中发生故障、遭遇自然灾害或其他意外事故所造成的坠落事件。

05.025　空难　air disaster
（1）飞机等航空器在飞行中发生故障、遭遇自然灾害或其他意外事故所造成的灾难。
（2）由于不可抗拒的原因或人为因素造成的飞机失事，并由此带来灾难性的人员伤亡和财产损失。

05.01.02　突发事件分类与分级

05.026　突发事件　emergency incident
突然发生的造成或者可能造成严重社会危害，需要采取应急处置措施予以应对的自然灾害、事故灾难、公共卫生事件和社会安全事件。

05.027　事故灾难　accident and disaster
具有灾难性后果的事故。是在人们生产、生活过程中发生的，直接由人的生产、生活活动引发的，违反人们意志的、迫使活动暂时或永久停止，并且造成大量的人员伤亡、经济损失或环境污染的意外事件。

05.028　公共卫生事件　public health event
造成或者可能造成社会公众健康严重损害的重大传染病疫情、群体性不明原因疾病、重大食物和职业中毒及其他严重影响公众健康的事件。

05.029　社会安全事件　social security incident
涉及社会公共安全的重大刑事案件、涉外突发公共事件、民族宗教事件、恐怖袭击事件、经济安全事件及规模较大的群体性事件等。

05.030　突发事件分级　emergency grading
根据突发事件的严重程度和发展态势，将应急响应设定为特别重大事件（Ⅰ级事件）、重大事件（Ⅱ级事件）、较大事件（Ⅲ级事件）和一般事件（Ⅳ级事件）四个等级的工作。

05.031　特别重大事件　special major event
又称"Ⅰ级事件"。一次事件伤亡100人以上，且危重病例多的突发公共事件。

05.032　重大事件　major event
又称"Ⅱ级事件"。一次事件伤亡50～99人，其中死亡或危重病例超过5例的突发公共事件。

05.033　较大事件　larger event
又称"Ⅲ级事件"。一次事件伤亡30～49人，其中死亡或危重病例超过3例的突发公共事件。

05.034　一般事件　general event
又称"Ⅳ级事件"。一次事件伤亡10～29人，其中死亡或危重病例超过1例的突发公共事件。

05.035　大规模伤亡事件　mass casualty incident
又称"群体伤亡事件（mass casualty）"。造成人员伤亡的规模超出了当地应急处置能力的事件。包括现场急救、转运和后续救治能力，也就是医疗需求大于局地医疗资源。

05.02.01 应 急 预 案

05.036 应急预案 emergency plan
根据评估分析或经验，对潜在的或可能发生的突发事件的类别和影响程度而事先制定的应急处置方案。

05.037 总体应急预案 overall emergency plan
国家或者某个地区、部门、单位为应对所有可能发生的突发事件而制定的综合性应急预案。

05.038 专项应急预案 special emergency plan
针对突发事件如自然灾害、重特大事故、环境公害及人为破坏的应急管理、指挥、救援计划等做出的应急处置预案。

05.039 灾害救援 disaster assistance
针对突发、具有破坏力的灾害事件采取的一系列紧急救援措施。包括应急响应、现场救援、次生灾害预防、恢复重建等活动。

05.040 应急响应 emergency response
对突发事件分类分级所采取的相对应的应急处置措施。

05.041 现场救援 rescue at scene
发生突发事件时，在事件现场迅速采取应对措施，将受害者的伤害降到最低的行动。

05.042 次生灾害预防 prevention of secondary disaster
为人类控制和减轻次生灾害的首要措施。一旦次生灾害发生就能迅速救治，以达到减灾的目的。

05.043 恢复重建 recovery and reconstruction
在救灾应急阶段的工作基本完成之后所进行的各种恢复生产、重建家园的活动。

05.044 应急避难所 emergency shelter
遇到重大灾害或紧急情况时，能够在一定时间段内为受灾群众及救援人员提供基本生活保障等功能的场地。应具备应急避难指挥中心、独立供电系统、应急直升机停机坪、应急消防措施、应急避难疏散区、应急供水等应急避险功能，形成一个集通信、电力、物流、人流、信息流等为一体的完整网络。

05.045 应急救援人员 emergency responder
在紧急情况或灾难中对伤员提供紧急救护的人员。

05.046 减灾 disaster reduction
使社会脆弱性和灾难危害性最小化，消除或减少灾害发生时对社会造成负面影响的工作。包括灾难预防、制定政策和措施以减少灾难危害。

05.047 心理治疗 psychotherapy
在治疗师与患者建立良好关系的基础上，由经过专业训练的治疗师运用心理治疗的有关理论和技术对来访者进行治疗的过程。其目的是激发和调动来访者改善现状的动机与潜能，以消除或缓解来访者的心理问题与障碍，促进其人格的成熟和发展，达到治疗疾病、促进康复的目的。

05.02.02 应急响应

05.048 灾难预防 disaster prevention
针对不同类型的灾难,在灾前采取的、以降低灾害事件的发生及减少灾害时可能出现的伤亡、疾病或重大财产损失为目的的预防措施。

05.049 灾难准备 disaster preparedness
灾难发生前为应对灾难所采取的计划和行动。包括灾难管理体系建设,应急预案的制定,避难设施及场所的完善,灾难宣传、培训及演练等。

05.050 灾难应对 disaster response
灾难发生后立即进行的一切救援活动。主要目的是尽可能多地挽救生命、满足幸存者紧急需要、减少灾害对灾民身心健康造成的长期影响。应对时间可为数日到数月,长短主要取决于灾害的规模大小和严重程度。

05.051 灾难恢复 disaster recovery
灾难不再进展、灾难应对结束后,对受灾区域内的整体环境、基础设施的恢复性整治和建设。目的是协助灾民恢复正常的生活秩序。

05.052 灾难管理 disaster management
通过行政、经济、法律、教育和科学技术等各种手段对破坏环境质量的行为施加影响,调整社会经济可持续发展与防灾减灾的关系,通过全面规划、合理利用自然资源达到促进经济发展且安全少灾的目的。

05.02.03 现场搜救

05.053 搜索 search
在灾害环境中寻找被困人员并确定其具体位置,以便给予营救。搜索过程中可以借助搜救犬及仪器设备。

05.054 地毯式搜索 carpet search
搜救队员一字排开,利用敲击、喊、听、看等方式整体推进寻找灾难中的幸存者的搜救方式(适用于大片开阔的场地)。

05.055 旋转式搜索 rotary search
5~6人为一组,围成直径约5米的圆圈,相互间隔2~3m,采用卧倒、敲击、静听等方式寻找某一局部范围内灾难中幸存者的搜救方式。

05.056 营救 rescue
运用起重、支撑、破拆及其他救援方法使被困于灾害事故现场的人员脱离险境的救援方式。

05.057 搜救 search and rescue
搜索与营救环节的统称。

05.058 搜救犬 search and rescue dog
依据消防带犬人员的指挥,在自然灾害事故或人为破坏事件区域,通过搜寻发现被困失踪人员并自动做出规律性应答反应,并帮助消防人员进行营救工作的犬类。

05.02.04 现场检伤分类与分级救治

05.059 检伤分类 triage
根据伤员受伤的严重程度,区分伤员治疗优先次序的过程。目的是利用有限的医疗资源使更多的伤员得到及时有效治疗。

05.060　第一优先　first priority
检伤分类过程中检出的在短时间内存在生命危险、经积极紧急救治有可能存活的急危重症患者给予第一时间最先救治的情形。该类患者用红色标识标记。

05.061　第二优先　second priority
检伤分类过程中检出的需尽快接受治疗，但可在短时间暂不处理又不危及生命的较重患者给予第二时间救治的情形。该类患者用黄色标识标记。

05.062　第三优先　third priority
检伤分类过程中检出的轻伤、又有检查与治疗需要的患者，在救治完急危重症及较重患者后给予救治的情形。该类患者用绿色标识标记。

05.063　第四优先　fourth priority
检伤分类过程中检出的已经死亡的患者，放置在特定的区域可暂不处理，以利用有限的医疗资源救治更多患者的情形。该类患者用黑色标识标记。

05.064　分级救治　grading treatment
又称"阶梯治疗"。依照患者的严重程度，由重到轻，分阶段、分层次的救治策略。

05.065　一级救治　primary treatment
现场救援时，对急危重症患者存在的危及生命的损伤和严重并发症给予紧急处置。挽救生命，保证安全转运。

05.066　二级救治　secondary treatment
在灾区附近的医院，对急危重症患者给予稳定病情、防止加重的救治措施。为进一步的专科治疗和确定性手术等争取时机。

05.067　三级救治　tertiary treatment
在后方具有相应救治能力的医院对伤者进行专科治疗和确定性手术，以及对伤后并发症进行综合性治疗的措施。目的是最大限度地治愈患者、减少伤残、促进康复。

05.02.05　个　体　防　护

05.068　个体防护　personal protection
救援人员防止外界环境中的有害理化、生物等因素对人体造成侵害，根据其种类、性质采取的恰当的有效保护措施。

05.069　个体防护装备　personal protective equipment
救援人员根据个体防护需要所佩戴、配备和使用的防护用品。

05.03　灾　难　损　伤

05.03.01　常　见　损　伤

05.070　擦伤　abrasion
体表皮肤、黏膜与物体粗糙面摩擦后产生的浅表损伤。通常仅有表皮剥脱、少许出血点和渗血。

05.071　挫伤　contusion
钝性暴力作用于体表造成的闭合性损伤。常伴有局部皮下淤血、肿胀和压痛。内脏发生挫伤时，可造成实质细胞坏死和功能障碍。

05.072　扭伤　sprain
关节部位一侧遭受过大的牵张力，关节周围

的肌肉、肌腱、韧带、筋膜、关节囊等组织超出正常的活动范围所致的损伤。包括撕裂、断裂或移位等。主要表现为局部肿胀、疼痛、活动受限、皮色紫青等。

05.073　刺伤　punctured wound, stab wound
尖锐物体刺入人体所致的损伤。伤口一般较小，但创腔较深，往往造成深部组织的损伤，包括重要血管、神经、肌腱等组织。可因引流不畅继发感染，尤其是厌氧菌感染。

05.074　切割伤　incised wound, cutting injury
边缘锐利的物体锐利缘切割软组织导致的损伤。切口往往呈线性或唇状，边缘较整齐，易伤及神经、血管和肌腱等重要组织。

05.075　撕裂伤　laceration
钝性暴力作用于体表所致的皮肤和皮下组织撕开与断裂。伤口形态各异，常见有特征性的细丝状物，伤口污染多数较严重。

05.076　撞击伤　impact injury
相对运动中的人体某一部位与其他人或物相碰撞所致的损伤。

05.077　碾压伤　mangled injury
人体或人体某一部位遭受重力碾压所致的损伤。

05.078　坠落伤　fall injury
人体由高处坠落于地面或物体上所致的损伤。

05.079　挤压伤　crush injury
身体某一部位受外力长时间挤压或固定体位的长时间自身压迫所致的损伤。受伤部位受挤压后可出现严重缺血，解除挤压后因液体从血管内外渗而出现局部严重肿胀，致使血管外间质压力增高，进一步阻碍该部位的血液循环。血管内可出现血栓形成物，组织

细胞可出现变性坏死。

05.080　挤压综合征　crush syndrome
四肢或躯干肌肉丰富部位遭受重物长时间挤压，伤部组织坏死和肌细胞破裂，释放出大量以肌红蛋白、肌酸、肌酐为主的组织分解产物，也使细胞内钾离子进入细胞外液，并在挤压解除后出现以肢体肿胀、肌红蛋白尿、高血钾及急性肾衰竭为特点的临床综合征。

05.081　冲击伤　blast injury
冲击波直接作用于人体所致的损伤。冲击波超压常引起鼓膜破裂、肺出血、肺水肿和其他内脏出血，严重者可引起肺组织和小血管撕裂，导致空气入血形成气体栓子，出现致死性后果。可造成不同程度的软组织损伤、内脏破裂和骨折，类似于一般的机械性创伤。

05.082　烧伤　burn
接触热力、化学、电流、放射线、激光等因素后，这些致伤因素对人体造成的组织损伤。根据致伤因素不同可以分为热力（火焰、热液等）烧伤、化学（酸、碱、磷等）烧伤、电烧伤等。一般情况下烧伤由接触部位的皮肤、黏膜开始，由表及里，轻重不一。

05.083　辐射损伤　radiation injury
机体全身或局部受到放射线外照射或放射性核素沾染时所导致的损伤。

05.084　窒息　asphyxia
机械、化学或生物因素作用造成的人体内外呼吸功能障碍或氧的利用障碍导致的缺氧状态。重度窒息可以导致迅速死亡。

05.085　机械性窒息　mechanical asphyxia
呼吸道阻塞或大量粉尘微粒等进入肺泡并在肺泡壁沉积，使肺通气、换气功能障碍而引起的窒息。前者原因有外力压迫或机械性损

伤使呼吸道变窄、异物进入呼吸道或气道分泌物过多堵塞呼吸道等；后者原因有烟尘等。

05.086　中毒窒息　poisoning asphyxia
窒息性有毒化学物质或生物毒素进入体内，造成血液携氧能力下降、内呼吸（组织换气）功能障碍或组织细胞对氧的摄取和利用障碍而引起的窒息。如一氧化碳中毒、氰化物中毒等。

05.087　意外低体温　accidental hypothermia
俗称"冻僵（frozen rigor，frozen stiff）"。寒冷环境引起体核温度无意识地（非人为因素）降低到35℃以下而造成人体多系统受损。有别于用于治疗目的的诱导低温。严重低温（体核温度<28℃）会导致循环抑制、免疫功能紊乱、凝血功能障碍、神经功能缺

失，最终出现心搏骤停。

05.088　冷伤　cold injury
人体受低温寒冷侵袭所引起的损伤。根据损伤的性质，分为冻结性冷伤和非冻结性冷伤两类。

05.089　冻结性冷伤　frozen cold injury
简称"冻伤"。人体受低温寒冷侵袭，受损伤时环境温度达到组织冰点以下，局部组织有冻结史的冷伤。包括局部冻伤、冻僵及冻亡。临床以局部冻伤常见。

05.090　非冻结性冷伤　nonfreezing cold injury
人体受低温寒冷侵袭，受损伤时环境温度在组织冰点以上，局部组织无冻结史的冷伤。包括冻疮、战壕足、浸泡足（手）、防空壕足等。

05.03.02　多　发　伤

05.091　多发伤　multiple injury
机体在单一机械致伤因素作用下，两个或两个以上解剖部位同时或相继遭受的损伤。

05.092　复合伤　combined injury
两种或两种以上致伤因素同时或相继作用于机体同一部位所造成的损伤。

06.　海上医学救援

06.01　基　本　概　念

06.01.01　通　用　概　念

06.001　海上医学救援　maritime medical rescue
对海域内伤病员进行的医疗处置及医疗转运。包括危急重症和非危急重症伤病员的急救。

06.002　海上急救　maritime emergency medical rescue

对海域内危急重症伤病员进行的紧急救治和转运。

06.003　海上远程医疗　maritime telemedicine at sea
通过计算机、卫星通信、遥感遥测、全息摄影及数字传输等高新电子技术，依托陆地或

医疗船上的医疗资源优势，对医疗条件不足的远航船舶或海岛上的人员提供远距离医学信息和医疗服务。包括远程影像学、远程诊断及会诊、远程护理等医疗活动。

06.004　海上急救远程指导　remote guidance for on-scene emergency at sea
专业急救人员通过海上远程医疗系统，对现场施救人员进行医疗指导和技术支持的过程。

06.005　现场抢救指挥通信系统　scene rescue command communication system
以计算机、卫星通信、数字集群等电子技术为基础的现场抢救指挥应急通信系统。

06.006　途中急救　emergency rescue during transport
转运过程中对伤病员进行的监护与救治。

06.007　置放急救识别卡　tagging the triage classification card
按照伤病情况的严重程度对现场伤病员检伤分类并给予标记的行为。

06.008　有效性　efficacy
完成预定诊疗计划并达到预期效果的程度。

06.009　遇险呼叫　distress call
遭遇危险事件时向他人发出请求立即援助信息的行为。可以通过无线通信、惯用的声光及图形等方式进行。遇险信号享有绝对的通信优先权，如有通信设备，则应使用遇险通信的频率或频道。

06.010　航线　route
日常规划的船舶航行线路。

06.011　直升机救助　helicopter rescue
利用直升机紧急救援、转运受困人员或伤病员的过程。

06.012　海上平台　offshore platform
在海面上建设的一种具有水平台面的构筑物。分固定式海上平台和浮式海上平台，供生产作业或其他活动使用。

06.013　固定式海上平台　fixed offshore platform
海上平台的一种。即结构物下端支撑且固定在海底的平台。

06.014　浮式海上平台　floating offshore platform
海上平台的一种。即非固定在海底且具有自航能力的平台。

06.015　游泳　swimming
在水的浮力作用下，通过肢体有规律地运动，使身体在水中按照自己的意愿活动的技能和行为。

06.016　潜水　diving
借助或不借助专业工具、设备进入水面以下进行有目的的活动的技能和行为。

06.017　潜水医学　diving medicine
又称"水下医学"。研究和解决潜水作业过程中各种医学问题的一门学科。是潜水技术与医学科学之间的一门应用性边缘学科。

06.018　海水浴场　bathing beach
在沿岸海滩区域建设的用于进行游泳、日光浴和各种海上运动的场所。

06.019　海上求生　survival at sea
在海域内发生意外时为保全生命所采取的方法和措施。

06.020　海上救生　rescue at sea
海上专业救援人员对海上求生者实施的综合紧急救援行为。

06.021　水上救生　water rescue
水上专业救援人员对水上求生者实施的综合紧急救援行为。

06.022　海上救助　salvage at sea
施救者对海上求生者提供的救援和帮助。

06.023　海上搜救　maritime search and rescue
专业搜救人员对海上失踪人员进行的搜索和救援。

06.024　战时应激反应　wartime stress response
暴露于战斗或军事行动出现的应激事件引起的失能性心理反应。

06.025　失能　disability
按正常方式进行的日常独立生活活动和工作能力的受限或丧失。是个体或整体水平的障碍。

06.026　急性应激障碍　acute stress disorder
个体遭遇突然的重大创伤或打击，既不能回避，又不能以惯用方式方法解决时出现的心理失衡状态。

06.027　心理失衡　psychological imbalance
正常心理活动中的局部异常状态。不存在心理状态的病理性变化，具有明显的偶发性和暂时性，常与一定的情境相关联而诱发，脱离该情景，个体的心理活动则完全正常。

06.028　救生演习　lifesaving drill
救生团队按预定方案进行的救生训练。目的是提高救生技能，发现其中的不足及完善预案。

06.029　国际海上搜寻救助公约　International Convention on Maritime Search and Rescue，SAR
政府间海事协商组织（简称海协，现改称国际海事组织）于1971年和1979年先后通过了推荐《商船搜寻和营救手册》（MERSAR）和《海协搜寻和营救手册》（IMCOSAR）的决议，并于1979年4月在汉堡会议上通过了《国际海上搜寻救助公约》，使各国救援中心和赴援单位与遇险船在从事搜救工作时有了一个统一的行动标准和指导方案。1979年制定，1985年生效。

06.01.02　人员与定位类别

06.030　船员　crew
船舶上的工作人员或船类体育竞技人员。

06.031　海员　mariner
海上航行船只上的工作人员。

06.032　乘客　passenger
乘坐海上交通工具的人员。

06.033　遇险船员　distressed seaman
因风浪或船只故障等问题被迫陷入困境的船员。

06.034　救生员　rescuer
精于水性又掌握一定急救技术的专业救援人员。

06.035　海上伤病员　sick and injured at sea
在海域范围内活动时突发疾病或负伤的人员。

06.036　水域　water area
有一定含义或用途的水体所占有的区域。如

国家沿海有属于它的水域或海域，又如港口管辖的水体范围等。

06.037　锚地　anchorage area
供船舶停泊、避风或进行各种水上作业需要所规划的水域。包括装卸锚地、停泊锚地、避风锚地、引水锚地、检疫锚地等。

06.038　海滩　beach
波浪作用在海滨堆积成的向海缓斜的沙砾质滩地。范围上至风暴潮作用带，下到低潮线处。

06.039　港口　port, harbor
有水、陆域及各种设施，供船舶进出、停泊以进行货物装卸储存、旅客上下或其他专门业务的地方。

06.040　灯塔　lighthouse
设置在海上航线附近岛屿或港口海岸的、具有很强发光设备的大型视觉航标。

06.041　海峡　strait
两块陆地（大陆、岛屿、大陆与岛屿）之间连接两个海或洋的狭窄水道。

06.042　海岸线　coastline
陆地与海面的交接线，是区分海岸与海滨（或岸滨）的界线。通常指大潮平均高潮面与陆地的接触线，但在确定领海内侧基线时使用的是大潮时的低潮线。

06.043　最近岸　nearest land
距离事发水域最近的大陆或岛屿。

06.01.03　海　上　事　故

06.044　海上事故　sea accident
发生在海域内的人员伤亡及船舶、设备故障或损失的意外事件。

06.045　海难　marine perils
造成船毁人亡或重大损失的海上事故。

06.046　海啸　tsunami
水下扰动导致的海水长周期波动而造成的近岸海面大幅度涨落。

06.047　台风　typhoon
产生于热带、亚热带洋面上的一种强烈热带气旋。

06.048　离岸流　rip current
在裂波区内，向海方向流动的一股狭窄而强劲的水流。

06.049　地震　earthquake
地壳在内、外应力作用下，集聚的构造应力突然释放，产生震动弹性波，从震源向四周传播引起的地面颤动。

06.050　沉船　wreck
各类船舶、船舶设施或者设备进水并最终沉没的情形。

06.051　搁浅船　vessel aground
因水深不足受到阻碍而无法航行的船只。

06.052　遇险船　ship in distress
因受到各种威胁无法正常航行的船只。

06.02.01　海上淹溺与损伤

06.053　溺水　drowning
人体部分或全部浸于液体介质中，并由此造成的损害。其并非时间上某一点的概念，而是一个动态过程。其损害主要为液体介质进入呼吸道造成呼吸功能障碍，从而引起缺氧，另外长时间遭受淹溺也可以导致意外低体温等。

06.054　溺亡　drowning death
由于液体介质进入呼吸道造成的窒息死亡。

06.055　海水溺水　seawater drowning
人体浸泡于海水中造成的呼吸功能障碍、血液浓缩、低体温等损伤，严重者可致命。

06.056　水母蜇伤　jellyfish sting
接触水母触手或丝状体内的刺丝囊，水母毒液侵害人体引起的急性中毒损伤。

06.057　海蜇皮炎　jellyfish dermatitis
由水母类浮游生物毒液引起的皮肤炎症。

06.02.02　其　他　疾　病

06.058　晒伤　sunburn
由日光中紫外线过度照射引起的局部皮肤急性炎症反应。

06.059　晕船　seasickness
船体颠簸，人体前庭平衡器官受到异常刺激所致自主神经反应的症状和体征。

06.060　晕浪　dizzy billow
涌浪上下翻腾干扰人的视觉平衡所致自主神经反应的症状和体征。

06.061　饥渴　hungry and thirsty
长时间未能得到饮食供给引起的一系列症状。

06.062　群伤　mass casualty
造成3人及以上受伤的事故。

06.063　石油中毒　petroleum poisoning
在石油船舶运输过程中或使用石油及其产品时，人员不慎接触或误服误吸所致的中毒。石油易挥发，石油中毒以吸入方式为主，皮肤吸收得很少。石油不溶于水而易溶于有机溶剂，极易溶于脂肪，对脂肪、类脂有极强的亲和力，有溶脂作用，具有麻醉性，能够使神经细胞内类脂平衡失调。

06.064　减压病　decompression sickness
机体脱离高压环境后由于减压过快、幅度过大，导致物理溶解在体液中的氮气大量快速析出，超过血液运输和肺泡排出的能力，使氮气在人体组织和血液内形成气泡而引起的血液循环障碍和组织损伤性疾病。

06.03　海上救援设备

06.03.01　救　援　工　具

06.065　救生浮具　buoyant apparatus
能够承载额定数量的人员在水中漂浮，且在

结构上能保持形状和性能稳定的一类救生
设备。

06.066　救生衣　lifejacket
能够为落水者提供稳定浮力，并能使失去知
觉落水者的口、鼻部露出水面的个人救生用
服装。

06.067　救生服　survival suit
一种救生用具。是一种能减少落水人员体热
损失的保护服。

06.068　救生圈　lifebuoy
供落水者攀附的环状浮体。

06.069　救生绳　rescue line
用于自救或救助他人脱离危险环境或转移
时使用的绳具。

06.070　救生筏　life raft
救生时使用的简易的小型船具。如小船、木
筏、竹筏等。

06.071　救生艇　lifeboat
设置于轮船、军舰或港口、码头等水域供救
生使用的专用船具。能够承载一定额度数量
的人员。

06.072　救援船　rescue boat
一种条件优于救生艇、救生筏的救援用船。

可临时装备或专用。

06.073　医疗船　medical ship
又称"医疗船（hospital ship）"。专门用于
对海域内伤病员进行医疗救护、治疗和运送
的船具。配备有医疗设备、耗材、药品等。

06.074　救生担架　rescue stretcher
能够稳妥固定患者的全身各个部位并浮于
水面的担架设备。采用高强度工程塑料制
成，持久耐用，不易老化，能安全转移患者，
可以透过X线。主要用于水上救生。

06.075　救生抛射器　lifesaver catapult
以高压空气为动力，能够瞬间释放高速气流
将救生用具投射向远方的装置。

**06.076　海上遥控伤员救捞装置　remote con-
trol salvage device at sea**
一种针对海上落水人员实施救捞工作的装置。
施救者可以在船上通过操作控制系统对其下
达指令来灵活作业，将海上落水人员打捞出
水。具有速度快、受不良海况影响小的特点。

**06.077　应急无线电通信设备　emergency
radio communication equipment**
海上突发事件时常规通信设备失灵后利用无
线电波传输信息的应急设备。主要用于对外通
信，是进行远距离通信的应急手段。由发信机、
收信机、天线、馈线和相应的终端设备构成。

06.03.02　救　援　方　舱

06.078　医疗救援方舱　medical rescue ark
配有医疗设备、耗材、药品等，能够对海上
伤病员提供检查救治的移动集装箱式舱体。

06.079　换乘　interchange
在救援或转运过程中更换交通工具。

06.080　换乘装置　transfer device
供患者在换乘过程中使用的运载装置。

06.081　滑梯换乘装置　slide transfer device
一种由充气式滑梯、手动绞车、担架车等组
成，在海上船舶并靠时供伤病员换乘使用的

装置。具有展开撤收迅速、安全可靠性高、便于携带运输等特点。

06.082　海事研究中心　maritime research center
研究海上法律法规、气象水文环境及灾害预

防、准备、应对、减灾的专业机构。

06.083　气象水文环境　meteorological and hydrological environment
气象条件与水文特征影响船只航行与海上生产的因素。

07.　急救技能与护理

07.01　常用急救设备与检查项目

07.01.01　急救常用仪器设备

07.001　心电图机　electrocardiograph device
能将心脏活动时心肌激动产生的生物电信号（心电信号）自动记录下来的临床诊断和科研常用的医疗电子仪器。

07.002　自动体外除颤器　automated external defibrillator，AED
施救者将电源开关打开，两个电极片贴在患者胸壁正确位置后，内置电脑自动分析和确定患者心律是否为心室颤动，并能够通过语音提示指导施救者对确定为心室颤动者进行除颤操作的一种便携式、专为现场急救设计的医疗设备。

07.003　心肺复苏机　cardiopulmonary resus-citator
一类以机械代替人力实施人工呼吸（机械通气）和胸外按压等基础生命支持操作的设备。可分为电动式心肺复苏机和气动式心肺复苏机两种。

07.004　电复律器　electric converter
能够瞬间释放高强度电流直接或经胸壁作用于心脏，使所有心肌细胞瞬间同时除极，终止快速心律失常而恢复窦性心律的电存

储设备。

07.005　便携式心电监护仪　portable electro-cardiogram monitor
用来监护患者的体质动态参数的便携式数字医疗检测设备。

07.006　气道管理设备　airway management device
用于院前医疗急救气道管理所需的医疗器械和设备。

07.007　气道管理箱　airway management toolbox
存放管理气道所需仪器、设备和耗材的容器。

07.008　吸引管　suction catheter
管体头端部分有孔，两侧可有四个侧孔，呈透明或半透明，粗细均匀，内外表面及洞口边缘光滑的软管。外径不能超过气管导管内径的1/2～2/3，用于吸引稀薄的分泌物。

07.009　杨克吸引管　Yankauer suction tube
开口及管径大，头端呈球根状、有弧度的硬

质管。能高效率吸引黏稠、大块异物，又能保护组织。

07.010　吸引器　aspirator
能够产生负压，利用负压吸引作用通过吸引管清除食物残渣、积血及呼吸道分泌物的装置。有手动吸引器和电动吸引器两种。

07.011　鼻吸氧管　nasal oxygen tube
连接在氧源与鼻腔之间，可将氧气通过鼻腔输送到呼吸道至肺内的导管。可分为单鼻孔鼻吸氧管和双鼻孔鼻吸氧管。适用于氧流量小于6L/min的氧疗。

07.012　吸氧面罩　oxygen mask
进行常规吸氧的面罩。与鼻导管吸氧相比，经面罩吸氧的效率高，可提供中等氧浓度，并能根据需要调整，部分或全部避免重复呼吸；但面罩属固定装置，使用时不容易咳痰与进食，故主要用于急救或需较高氧浓度的患者。适用于供氧流量大于6L/min、不伴有二氧化碳储留的低氧血症患者。

07.013　文丘里面罩　Venturi mask
根据文丘里原理制成的、通过一狭窄管道供氧的吸氧面罩。供氧时利用氧射流产生的负压从侧口夹带空气，空气夹带量受管道狭窄程度及侧口大小控制。可以较精确、恒定地控制吸入氧浓度，但氧的消耗量较多，是目前使用较广泛的吸氧面罩。

07.014　非重复呼吸面罩　non-rebreathing mask
又称"非再呼吸面罩"。一种具有单向活瓣、可防止呼出气进入储气囊的吸氧面罩。临床常用呼吸机的单向通气活瓣或单向阀防止呼出气进入面罩，保证较高的吸氧浓度，甚至达100%，但阻力稍大。主要用于换气功能障碍导致的严重低氧血症患者。

07.015　简易呼吸器　simple respirator
由气囊、连接管路和单向阀组成，通过氧气连接管提供氧气，依靠人工驱动的简易通气装置。用手挤压气囊产生正压，完成吸气；手松开后，气道压力迅速降为零，肺回缩产生呼气。也可加用呼气末正压，更容易满足临床需求。

07.016　简易呼吸器面罩　simple respirator mask
一端连接简易呼吸器，另一端包裹被救者口鼻（口腔鼻罩）或整个面部（全面罩），是连接在简易呼吸器和被救者气道之间的氧气输送装置。与简易呼吸器联合使用可以实现给予被救者正压通气。

07.017　口咽通气道　oropharyngeal airway
一种用于经口咽通气的简易通气导管。置入口腔，直达咽部，能够防止舌后坠、解除声门上气道梗阻的"J"形管。适用于意识不清、咽反射及咳嗽反射消失的患者。其结构包括翼缘、牙垫、咽弯曲3个部分，具有大小不同型号，并用不同的颜色标识。通常成人用80～100mm管，小儿用50～70mm管。

07.018　鼻咽通气道　nasopharyngeal airway
又称"鼻咽通气管"。用于解除声门上气道梗阻的由硅胶、橡胶等柔软材质制成的通气管道。置入鼻腔，直达咽部，一端为斜形面，另一端带有翼缘或圆盘形结构。适用于有意识、存在咽反射及咳嗽反射的患者。

07.019　喉管　laryngeal tube，LT
一种由口腔插至食管入口部位，双套囊充气后分别封闭口咽腔和食管，通气口正对喉咽腔声门上气道的装置。可以盲插。

07.020　喉罩　laryngeal mask airway，LMA

一种由口腔插至下咽部位，套囊充气后与喉周围形成密封，从而允许自主通气或正压通气而不透入喉或食管的声门上气道装置。可以盲插。被普遍用于全麻术中呼吸道的管理，可以保留自主呼吸，也可经此行正压通气和气道管理。

07.021　无套囊喉罩　no sleeve laryngeal mask
一种由口腔插至咽部，无须套囊充气即可与口咽部及喉周结构贴合，同时又能避免压迫性创伤的声门上气道装置。由特殊的软性凝胶样材料制成。可以盲插。

07.022　食管-气管联合导管　esophageal-tracheal combitube，ETC
一种具有气管腔和食管腔并行的双腔声门上气道装置。气管腔远端开放，食管腔远端封闭，而导管侧面有通气孔，远端和中间部位各有一个充气套囊。当导管经口腔插入一定深度后，给予两个套囊充气，中间部位套囊封堵口腔，远端套囊无论进入气管还是食管，套囊充气封堵后均能保障食管-气管联

合导管中的一个腔能够实现通气功能。一般由软质塑料材质制成。可以盲插。

07.023　气管插管导管　tracheal intubation catheter
可以经口腔或鼻腔插至气管内的导管。使用时需准确插至气道声门裂以下的气管或主支气管，可以实现通气和气道管理功能。一般由软质塑料制成，远端有充气套囊。有直径不一的多种型号供临床选择使用。

07.024　呼吸机　ventilator
一种能代替、控制或改变人的正常生理呼吸，增加肺通气量，改善呼吸功能，减少呼吸功消耗的装置。

07.025　急救转运呼吸机　emergency transfer ventilator
用于院前急救场所和转运过程中维持及改善肺通气/换气功能的便携式呼吸机。尤其适用于对呼吸衰竭和需要心肺复苏的患者进行紧急通气抢救。

07.01.02　急救检查项目

07.026　生命体征　vital sign
维持生命存在的最基础的体征。通常指呼吸、脉搏、血压、体温、血氧饱和度等。

07.027　呼吸检查　breath examination
通过视、触、叩、听基本的物理方法对患者呼吸状态做出判断的检查。包括呼吸方式、频率、节律和幅度、深度、时相，以及呼吸音、啰音（性质、位置及量）、呼吸运动是否左右对称，呼气有无特殊气味等。

07.028　脉搏检查　pulse examination
用指腹触及动脉搏动最明显处，感知其频率、节律及力度的检查。常见检查部位有颈

动脉、肱动脉、桡动脉、股动脉、足背动脉，通过脉搏检查可以初步判断被检查者的血液循环情况。

07.029　瞳孔检查　pupil examination
对瞳孔外观及瞳孔反射进行的检查。外观检查包括瞳孔的大小、形态、数目、位置及边缘是否整齐，检查时应两侧比较。

07.030　体温监测　temperature monitoring
用体温检测仪动态监测体温变化的方法。

07.031　毛细血管回流检查　capillary reflux examination

用棉签轻轻按压手指和脚趾的腹部，等待按压部位皮肤变白，迅速取走棉签，记录从白色到红色时间的检查。正常时间：一般为1～2秒，若小于1秒，考虑毛细血管回流存在阻碍。

07.032 格拉斯哥昏迷评分 Glasgow coma score
通过睁眼、语言和运动三方面对意识障碍程度进行的量化评分。最高分15分，表示意识清楚；8分以下，为昏迷；最低分为3分，表示深昏迷。

07.033 颈静脉充盈 jugular vein engorgement
坐位或半坐位时颈静脉显露的现象。多见于右心衰竭、上腔静脉阻塞综合征等静脉压增高的情况。

07.034 三凹征 three depressions sign
吸气时锁骨上窝、胸骨上窝、肋间隙同时发生凹陷的征象。是胸腔负压显著增大、气体不能迅速进入肺泡的标志。若伴干咳与高调吸气性喘鸣，提示喉、气管与大支气管狭窄；若伴哮鸣音或呼气时间明显延长，则提示存在周围气道阻塞或陷闭；若呼吸频率明显增快，则提示急性肺组织病变。

07.035 反常呼吸 paradoxical respiration
吸气时局部胸壁受胸腔负压吸引而内陷，呼气时受肺内正压的推动而外膨的征象。即局部胸壁的运动方向与胸廓的整体运动方向相反。见于连枷胸、胸骨严重损伤或手术等情况。

07.036 啰音 rale
由气管、支气管部分阻塞等病变所致的正常呼吸音以外附加的声音。根据性质不同，分为干啰音和湿啰音。

07.037 心脏杂音 cardiac murmur
在心音与附加心音之外出现的与心脏活动相关的异常声音。通常由心脏收缩或舒张时血液在心脏或血管内产生湍流所致的室壁、瓣膜或血管振动引起。

07.038 反跳痛 rebound tenderness
查体时，手按压腹部出现疼痛后，迅速将手抬起，此时患者感觉腹痛骤然加重，并常伴有痛苦表情或呻吟的现象。是腹膜受到炎症等刺激的表现。

07.039 腹肌紧张 abdominal muscular tension
全腹或局部腹肌紧张度增加的现象。是腹膜刺激征之一。见于急、慢性腹膜炎及异位妊娠破裂出现血腹等。

07.040 神经系统检查 neurological examination
包括神经系统的评估、感觉和运动的测试、脑神经功能的检查及神经系统影像学检查等项目。

07.041 呼气末二氧化碳分压监测 partial pressure of end-tidal carbon dioxide testing
一种无创监测的方法。它不仅可以监测通气情况，也能反映循环功能和肺血流情况。可确定气管插管位置、胸外按压质量和自主循环恢复情况等。

07.042 超声心动图 ultrasonocardiography, echocardiography
利用回声成像技术探查心脏和大血管结构与功能信息的超声波检查方法。包括M型超声、二维超声、脉冲多普勒、连续多普勒、彩色多普勒血流成像。

07.043 现场快速检验 point-of-care testing,

POCT

在采样现场进行的、利用便携式分析仪器及配套试剂快速得到检测结果的一种检测方式。

07.044 血气分析 blood gas analysis

动脉血中的pH、氧分压和二氧化碳分压的检测与分析。

07.045 心肌酶 myocardial enzyme

存在于心肌中的多种酶的总称。心肌细胞发生坏死、破裂时，各种心肌酶就会释放入血液而被检测到，临床用于间接衡量心肌细胞损害程度。

07.02 常用急救技能

07.02.01 心 肺 复 苏

07.046 心肺复苏 cardiopulmonary resuscitation，CPR

针对心搏骤停患者所采取的一系列紧急医疗救治措施。包括心脏按压、人工呼吸或机械通气、电除颤及使用药物等。旨在维持患者在心搏骤停发生之初脑、心脏、肾脏等重要脏器的血液循环，满足其基本的代谢需要，以期促进患者自主呼吸循环恢复，达到挽救患者生命的目的。复苏可分为三个阶段：基础生命支持、高级生命支持和复苏后治疗。

07.047 基础生命支持 basic life support，BLS

在抢救现场由专业或非专业人员对心搏骤停患者进行救治时采取的最基础的救治措施。主要包括开放气道、人工呼吸、胸外按压、自动体外除颤器除颤及基本创伤救命术。这些救治措施由施救者徒手或借助简单器械即可完成。

07.048 高级生命支持 advanced life support，ALS

在基础生命支持的基础上，施救者借助专业的器械设备、特殊技术操作等对心搏骤停患者进行的高级别的救治措施。如气管插管、呼吸机机械通气及使用药物等。

07.049 复苏后治疗 treatment after recovery

在患者自主循环恢复后立即进行的一系列治疗措施。包括维持呼吸功能、稳定循环、积极开展脑复苏、维持肾功能及水电解质平衡、治疗原发病和防治感染。

07.050 心脏按压 cardiac compression，cardiac massage

用人工方法替代心脏的自然收缩，以达到维持循环目的的急救方法。是心肺复苏术的重要方法之一。临床通常采用胸外心脏按压法和胸内心脏按压法两种。

07.051 胸外心脏按压 external chest cardiac compression

又称"闭胸心脏按压（close chest cardiac massage）"。现场抢救心搏骤停的方法。操作者将双手掌根部重叠于胸骨中下1/3交界处，自肩背部垂直向掌根部冲击式加压，达100次/分以上，通过胸泵机制和心泵机制作用使心脏射血、维持血液循环、保障重要器官血液灌注的操作。

07.052 胸内心脏按压 open chest cardiac compression

又称"开胸心脏按压"。开胸直接挤压心脏代替心脏泵血的抢救手法。

07.053 开放气道 open the airway
应用各种措施保持声门以上的上呼吸道通畅的一种方法。

07.054 仰头提颏法 head tilt-chin lift
又称"抬头举颏法"。开放气道并维持气道通畅的一种方法。施救者一手小鱼际按住或用手握住前额，另一手两指放置在颏部，使被救者头后仰，同时提起颏部，解除舌肌后坠对呼吸道的阻塞，使呼吸道畅通。颈椎损伤的患者不建议第一时间使用此方法。

07.055 推举下颌法 jaw thrust
开放气道并维持气道通畅的一种方法。对有或疑有颈椎损伤的患者，施救者两手拇指置于患者上颌部（颧弓处），其余四指置于下颌的骨性标志物处，在头部无后仰的情况下推并举起下颌以开放气道。此方法遇到气道开放困难时，不论有无颈椎损伤，均可改用仰头提颏法。

07.056 EC手法 EC technique
使用简易呼吸器时一手拇指和示指呈"C"形固定面罩，中指、环指、小指构成"E"形托住下颌，头部后仰打开气道的手法。目的是使面罩包住被救者的口鼻，以防漏气。

07.057 人工呼吸 artificial respiration
自主呼吸停止后，用人工辅助法进行通气，以维持生命需要的急救方法。

07.058 口对口人工呼吸 mouth to mouth artificial respiration
一种人工呼吸通气方法。施救者用一手的拇指和示指捏紧患者鼻孔，张口包住被救者的口部进行人工呼吸。适用于成人或儿童。

07.059 口对鼻人工呼吸 mouth to nose artificial respiration
一种人工呼吸通气方法。被救者口腔外伤或者其他原因致口腔不能打开时，施救者张口包住被救者的鼻部进行人工呼吸。适用于成人或儿童。

07.060 口对口鼻人工呼吸 mouth to mouth nose artificial respiration
一种人工呼吸通气方法。施救者张口同时包住被救者的口部和鼻部进行人工呼吸。适用于面部较小的婴幼儿。

07.061 心脏复律 cardioversion
针对快速型心律失常，利用电复律器释放高强度电流快速通过心脏，使心脏全部心肌细胞瞬间同时除极，促使心脏自律性最高的起搏点（通常是窦房结）重新主导心脏节律的治疗方法。根据电流释放是否与心电图R波同步，分为同步电复律与非同步电复律。

07.062 同步电复律 synchronized cardioversion
为避免电复律器释放的电流作用于心室易损期，采取的利用心电图R波触发放电，使之作用于心室绝对不应期的心脏复律方法。适用于心电图上可以识别R波的快速型心律失常。

07.063 非同步电复律 unsynchronized cardioversion
对心电图上不能识别R波的快速型心律失常，不考虑电复律器释放的电流作用的时机，采取随时放电的心脏复律方法。

07.064 心脏除颤 defibrillation
利用除颤仪终止心脏颤动的治疗方法。

07.065 心脏起搏 cardiac pacing
一种用于治疗心动过缓的方法。起搏器在需要时向心脏发出微小的电脉冲，刺激心脏跳动。

07.066 人工心脏起搏 artificial cardiac

pacing

利用低能量直流电脉冲规律性地刺激心脏（暂时或永久），以治疗严重心动过缓、特殊心动过速、部分心肌疾病并可预防由此引起的各种严重心律失常的方法。

07.067　经皮心脏临时起搏　percutaneous temporary cardiac pacing

临时起搏器发出的电冲动信号通过贴在患者胸壁皮肤上的电极片传到人体，并穿透皮肤、皮下组织等作用于心脏，使心肌产生有效收缩，恢复射血功能。用于救治血流动力学不稳定且经药物干预无效的心动过缓。

07.068　胸外按压通气比　chest compression ventilation fraction

实施心肺复苏过程中，有规律地、循环往复地进行胸外按压的次数与通气次数的比例。

07.069　胸外按压分数　chest compression fraction，CCF

胸外按压时间占整个心肺复苏时间（即确认心搏骤停并立即开始心肺复苏到结束心肺复苏这段时间）的比率。胸外按压分数是量化按压连续性的指标，理想目标值为80%以上，至少达到60%。

07.070　高质量心肺复苏　high quality cardio-pulmonary resuscitation

以足够的频率与深度进行按压，保证每次按压间胸廓要完全回弹，尽可能减少胸外按压的中断和避免过度通气的心肺复苏。

07.071　终止复苏　termination of resuscitation

停止对心搏骤停患者实施心肺复苏。包括停止基础生命支持和高级生命支持。

07.072　院前终止复苏规则　prehospital ter-

mination of resuscitation rule，TOR rule

对于进行心肺复苏无效的患者，通过相应指标判定可以考虑终止复苏的情况。分为基础生命支持终止复苏规则和高级生命支持终止复苏规则。

07.073　基础生命支持终止复苏规则　basic life support termination of resuscitation rule

同时满足经积极复苏无自主循环恢复、没有除颤和没有急救人员目击的心搏骤停3个条件可停止复苏，否则都应尽快转送至医院。

07.074　高级生命支持终止复苏规则　advanced life support termination of resuscitation rule

在基础生命支持终止复苏规则的基础上，增加了无目击者的心搏骤停和无旁观者实施心肺复苏术的心搏骤停2个条件，同时符合上述基础和高级生命支持终止复苏规则这5个条件可考虑终止复苏，否则只要符合上述5个条件中的任何一项为否者，都应尽快转运至医院。

07.075　现场自主循环恢复　return of spontaneous circulation on scene

在急救现场实施心肺复苏后，患者心脏有效自主搏动再次出现，心脏泵血功能得以恢复，自主血液循环得到重建的过程。

07.076　入院存活　survival after hospital admission

患者到达医院时仍活着，存在生命体征的状态。

07.077　出院存活　discharged alive

患者经积极治疗出院时仍活着，存在生命体征的状态。

07.078 脑功能分类量表 cerebral perfor-mance category，CPC
心搏骤停实施心肺复苏后判断脑功能预后的有效指标。脑功能分类量表1为正常；脑功能分类量表2为轻微残疾；脑功能分类量表3为严重残疾；脑功能分类量表4为昏迷或植物状态；脑功能分类量表5为死亡。

07.02.02 气 道 管 理

07.079 声门上气道 supraglottic airway
一类能够插入咽部以实现通气、供氧和给予麻醉气体，而不需要气管插管的气道装置。对于麻醉，这些装置可用于初始气道管理，可在面罩通气困难时用于挽救性通气，以及用作气管插管的通道。

07.080 口咽通气法 oropharyngeal ventila-tion method
一种开放气道的方法。可分为直接置入法和反向置入法。直接置入法：用压舌板保护舌体，将口咽通气道的咽弯曲部分沿舌面顺势送至上咽部，将舌根与口咽后壁分开。反向置入法：把口咽通气道的咽弯曲部分向腭部插入口腔，当其内口接近口咽后壁时（已通过腭垂），随即将其旋转180°再向下推送，将舌根与口咽后壁分开。

07.081 鼻咽通气法 nasopharyngeal ventila-tion method
一种开放气道的方法。将鼻咽通气道润滑，斜面对鼻中隔置入，遇到阻力时略旋转调整或置入另一鼻腔，直达咽部。

07.082 氧气疗法 oxygen therapy
使用高于空气中氧浓度的气体对患者进行治疗。以提高患者血氧饱和度和氧分压，改善患者缺氧状态、减少呼吸及循环系统负荷和促进某些组织器官的功能恢复。

07.083 鼻导管给氧法 nasal catheter oxygen inhalation
将鼻导管从患者鼻孔插入一定深度给氧的方法。

07.084 面罩给氧法 mask oxygen therapy
将面罩置于患者的口鼻部，氧气自面罩底部输入，呼出的气体从面罩两侧的小孔排出的给氧方法。

07.085 预给氧 preoxygenation
又称"预吸氧"。气管插管操作前采取的一种提高身体内氧储备的给氧方法。目的是提高患者对气管插管操作时造成通气功能障碍的耐受力。

07.086 低流量氧疗 low-flow oxygen the-rapy
又称"低流量吸氧"。吸入气氧流量不超过5L/min的氧疗方法。一般通过鼻导管或鼻塞等简易装置实现。

07.087 高流量氧疗 high-flow oxygen the-rapy
又称"高流量吸氧"。吸入气氧流量超过5L/min的氧疗方法。此时若通过鼻导管或鼻塞等简易装置容易增强对鼻黏膜的刺激，而吸入气氧浓度也不会明显升高，故需通过面罩等方式实现。

07.088 机械通气 mechanical ventilation
利用机械装置来代替或控制自主呼吸运动的一种治疗方法。目的是保障通气功能以满足机体需要、改善并维持肺的换气功能、减少呼吸肌做功等。

07.089 气管插管术 endotracheal intubation
将气管导管通过口腔或鼻腔经声门置入气管内的操作过程和技术。主要用于机械通气、氧疗和清除呼吸道分泌物。目的是实现通气和气道管理功能。

07.090 快速诱导气管插管术 rapid-sequence intubation，RSI
通过有效的镇静剂或诱导药物，配合肌松剂量的神经-肌肉阻断药，创造最佳的气道条件进行快速气管插管，同时防止胃内容物的误

吸和相关药物及操作引起并发症的技术。

07.091 环甲膜穿刺术 thyrocricocentesis
用较粗的针头在甲状软骨与环状软骨之间环甲膜位置，经皮垂直刺入气管腔的操作技术。常用于急性上呼吸道梗阻不能及时解除时，是临时性的紧急救治措施。

07.092 气管切开术 tracheotomy
切开颈上段气管，插入特制气管套管的一种急救操作手术。常用于解除上呼吸道梗阻、吸出下呼吸道分泌物和给氧或预防性目的的手术。

07.02.03 气道异物急救技术

07.093 气道异物阻塞 airway foreign body obstruction
异物进入呼吸道造成呼吸道不同程度的堵塞，致使肺通气功能障碍的情况。异物可以来源于外界或自身，根据阻塞部位、程度不同对呼吸功能造成的影响也不同。

07.094 完全性气道梗阻 complete airway obstruction
异物进入呼吸道造成呼吸道完全堵塞，可因肺通气功能丧失迅速导致心搏骤停的情况。

07.095 不完全性气道梗阻 incomplete airway obstruction
异物进入呼吸道造成呼吸道部分堵塞，表现为呛咳或刺激性干咳、气喘和吸气性呼吸困难的情况。

07.096 海姆利希急救法 Heimlich maneuver
又称"海姆利希手法"。一种解除气道异物堵塞的急救方法。通过快速有力地冲击胸腹部或背部，减少胸腔容积，使胸腔内压力骤然升高而使肺内空气被压出，从而将阻塞气

道的异物排出的操作技术。包括腹部冲击法、胸部冲击法和胸背部按压拍击法。

07.097 腹部冲击法 abdomen impact therapy
施救者在意识清楚的被救者身后，双臂环抱其上腹部，双手相握抵在其脐与胸骨剑突之间的腹中线上，向患者颈后方向反复快速用力冲击，迫使气道内异物排出，解除气道梗阻的方法。适用于普通成人及儿童气道异物梗阻。对于平卧位的被救者，施救者可以采取骑跨在其股部等方式给予腹部冲击。

07.098 胸部冲击法 chest impact therapy
施救者在被救者身后，双臂环抱其胸部，双手相握抵在其胸骨上，向患者颈后方向反复快速用力冲击，迫使气道内异物排出，解除气道梗阻的方法。适用于孕妇、重度向心性肥胖、腹部损伤或病变不宜采取腹部冲击的成人及儿童气道异物梗阻。

07.099 胸背部按压拍击法 chest and back pressing and slapping

施救者用掌跟快速用力冲击被救者肩胛间区与手指按压胸部中央胸骨下半部分交替进行，迫使气道内异物排出，解除气道梗阻的方法。连续背部拍击5次、连续胸部按压5次交替进行，1次/秒。适用于婴儿气道异物梗阻。

07.02.04　外伤急救技术

07.100　清创术　debridement
对开放性伤口进行污物及血凝块清除、切除失去生机组织的操作技术。目的是尽量使创面清洁、减少感染机会、促进愈合。

07.101　清创缝合术　debridement and suturing
对开放创口进行处理的一种外科常用的治疗方法。其目的是通过手术清除伤口内异物，切除坏死、失去活力的组织，同时修复受损的重要组织。使用多种技术将已经切开或外伤断裂的组织、器官进行对合或重建。

07.102　外伤急救器材　trauma emergency equipment
用于外伤现场急救包扎、固定、搬运的工具。

07.103　绷带　bandage
用于包扎和固定的条状纱布带。有不同的宽度可供选择。常用的有普通绷带、弹性绷带、自粘性绷带等。

07.104　三角巾　triangular bandage
又称"三角绷带"。一种棉质布品制成的正三角形消耗性医用品。常见规格为直角边93cm、底边135cm，部分产品附有延长带和纱布垫。三角巾常用于全身各个部位的包扎、止血和固定。

07.105　夹板　splint
用于固定的板型器具。有木制夹板、铝制夹板等，常用于四肢部位骨折、关节脱位、严重扭伤等。

07.106　颈托　cervical collar
对颈椎损伤或疑似颈椎损伤者的头颈部起支撑、保护作用的一种装置。分为一体式不可调节颈托、分体式不可调节颈托和一体式可调节颈托。

07.107　铲式担架　scoop stretcher
由左右两片合金板组成的担架。使用时将两片拆开，分别在患者左右两侧插入身体下面，扣合后抬起。最大限度地减少对患者的搬动，避免由此造成的二次伤害。

07.108　抽气式负压担架　suction type negative pressure stretcher
使用时先将气垫充气后铺平，将患者放在垫内，抽出垫内的空气，气垫即可变硬，同时将患者牢靠固定在其中的装置。适用于固定和搬运多发骨折及脊柱损伤患者。

07.109　脊柱板　spine board
一类用于搬运脊柱损伤患者的长板形状的医疗搬运器材。配备有头部固定器和约束带，能够稳妥限制患者头、颈、躯干及下肢的活动，尽可能地减少搬运、转运对患者造成的二次伤害。也适用于需要限制活动的其他患者。

07.110　解救套　rescue set
一种用于交通事故和各类狭窄空间救援的医用固定装置。

07.111　止血　hemostasis
通过压迫、填塞等物理方式或使用药物达到

止血目的的方法。目的是减少出血、防止休克、挽救生命。

07.112　压迫止血法　compression hemostasis
用无菌或相对无菌的敷料、纱布等覆盖在出血的伤口上进行直接压迫，以达到止血目的的方法。是最简单、最快捷的止血方法，适用于体表出血。

07.113　指压止血法　digital pressure hemostasis
对出血部位的供血动脉血管的表浅处进行压迫（压向骨面），直至压闭该血管，从而达到止血目的的方法。适用于头面部和四肢的动脉出血。

07.114　加压包扎止血法　hemostasis by compression bandage
用无菌的纱布、棉垫等敷料覆盖伤口，再用绷带或三角巾等加压包扎，从而达到止血目的的方法。其松紧程度以伤口不出血为宜，适用于静脉出血和毛细血管出血。

07.115　止血带止血法　hemostasis with tourniquet
使用止血带在出血部位近心端进行绑扎，阻断出血部位的动脉供血，从而达到止血目的的方法。适用于肢体部位不易被控制的动脉出血或大静脉出血。

07.116　填塞止血法　packing hemostasis
先用无菌纱布、棉垫等敷料填塞在伤口内，再给予加压包扎，从而达到止血目的的方法。适用于颈部、臀部、大腿等处较深大的伤口出血。

07.117　药物止血法　medicine hemostasis
通过局部或全身使用具有止血作用的药物达到止血目的的方法。

07.118　包扎　dressing
使用敷料对伤口覆盖并加以固定，以达到保护伤口、减少污染和帮助止血目的的方法。

07.119　环形包扎法　ring dressing
一种应用绷带包扎伤口的方法。绷带起始端斜放于伤口处，做一到两周缠绕后，将第一周斜出的一角反折，继续绕周，将斜角压住，一周压一周缠绕，适用于腕、踝、颈、额部等粗细相等的部位。

07.120　螺旋包扎法　spiral dressing
一种应用绷带包扎伤口的方法。先环形包扎固定绷带起始端，再斜行向上依次缠绕。要求压住上一周的1/2～2/3，露出上一周的1/3～1/2。适用于上下肢部位。

07.121　螺旋反折包扎法　spiral fold dressing
一种应用绷带包扎伤口的方法。先环形包扎固定绷带起始端，再螺旋缠绕，但每周将绷带反折一次。反折时一手拇指按住绷带正中，另一手反折向后缠绕、拉紧。应避开伤口或骨隆起处。此法适用于小腿、前臂粗细不等的部位。

07.122　蛇形包扎法　serpentine dressing
一种应用绷带包扎伤口的方法。先将绷带按环形法缠绕数周，再按绷带之宽度做间隔斜行向上或向下缠绕。常用于对夹板的固定。

07.123　帽式包扎法　capeline dressing
一种应用三角巾包扎头部伤口的方法。将三角巾底边折边并齐眉，中点对鼻梁，顶角向后盖住头部，两底角从耳廓上方向后压住顶角，在枕骨粗隆下交叉反折向前，在前额打结，将后面顶角拉平，压迫伤口后，将多余部分整理后塞入交叉处。适用于头顶部出血。

07.124 头顶风帽式包扎法 headgear dressing

一种应用三角巾包扎头部伤口的方法。将三角巾顶角与底边中心线各打一结，顶角置于前额齐眉处，底边置于枕后，包住头部，将两底边向面部拉紧，并分别向内折成宽条状在额部交叉拉至枕部，在底边结上打结。适用于颜面部、下颌部出血。

07.125 面具式包扎法 mask dressing

一种应用三角巾包扎伤口的方法。将三角巾顶角打一结，提住两底角，顶角结兜住下颌部，底边拉向枕后，两底角拉紧在枕后交叉压住底边，再绕向前至前额处打结。用手提起眼、口、鼻处，剪开小洞。用于面部创伤出血。

07.126 手悬吊包扎法 hand hanging dressing

一种应用三角巾包扎伤口的方法。将受伤的手臂弯曲地放在三角巾上，即成屈肘状放在三角巾上，然后将底边一角绕过肩部，在背后打结即可。

07.127 人字包扎法 herringbone dressing

一种应用绷带包扎伤口的方法。绷带先在腕（踝）部做一圈环形缠绕以固定，然后斜向上拉到远端第一指（趾）关节处缠绕一周余下的四指（趾），覆盖住一部分敷料，再斜向下拉覆盖住另一部分敷料，依次缠绕，要求后一周压住前一周2/3，留1/3。适用于手（足）心、手（足）背的轻微出血。

07.128 八字包扎法 splayed dressing

一种应用绷带包扎伤口的方法。在关节上下将绷带由下向上缠绕，再由下向上成"8"字形来回缠绕。多用于关节处。

07.129 拳式包扎法 fist dressing

一种应用三角巾包扎伤口的方法。手中握一厚敷料，将三角巾折成条状，一边平第二指关节，中心线置于中指及环指指缝处，两端在手腕处交叉，经手背两侧再返回原处，各压三指，绕过腕部于手背打结。用于手心严重出血及断肢残端。

07.130 单肩部包扎法 single shoulder dressing

一种应用三角巾包扎肩部伤口的方法。将三角巾折成燕尾状（90°）放于肩上，夹角对准颈部，燕尾底边两角包绕上臂上部并打结，再拉紧两燕尾角，分别经胸背拉到对侧腋下打结。

07.131 胸背部包扎法 chest and back dressing

一种应用三角巾包扎胸背部伤口的方法。将三角巾折成燕尾状（100°），夹角对准胸骨上窝，两燕尾角过肩过背后与底边系带围胸在后背打结，将一燕尾角系带拉紧绕横带后上提，与另一燕尾角打结（开放性胸部损伤应先用大于伤口5cm的不透气敷料封闭）。

07.132 腹部包扎法 abdominal dressing

一种应用三角巾包扎腹部伤口的方法。将三角巾底边向上、顶角向下，两底角绕到腰后打结，顶角由腿间向后拉，与底角结再打一结。用于无内脏脱出的腹部外伤。

07.133 臀部包扎法 buttock dressing

一种应用三角巾包扎臀部伤口的方法。燕尾底边包绕至伤侧大腿根部，在腿根部内侧打结，两燕尾角分别通过腰腹部至对侧腰间打结，后片应大于前片并压住。

07.134 环形圈法 circular dressing

将三角巾围绕成环状以保护外露的脏器或者骨折断端的包扎法。要求圈的高度应超过外露组织的高度，以起到保护作用，避免受到挤压。

07.135　固定　fixation
根据需要将患者全身或头、颈、躯干、肢体某一部分置于一定的位置并限制其活动的方法。可以借助于夹板、颈托、脊柱板及支具等。目的是避免再损伤、减轻疼痛、便于搬抬及转运、促进康复。

07.136　颈托固定　cervical collar fixation
通过颈托的保护与支撑可制动颈椎、减少二次伤害的方法。

07.137　夹板固定　splintage
利用夹板按跨关节原则将伤肢用绷带固定的方法。

07.138　脊柱板固定　spinal plate fixation
利用脊柱板将患者尤其是脊柱、脊髓损伤及

危重患者进行限制运动的方法。

07.139　搬运　carry
经过现场必要的处理后，将患者迅速、安全地搬离现场，脱离危险环境，避免损伤加重，并及时送往医院的一种转移方法。主要用于院前急救的过程中，可分为徒手搬运和器械搬运。

07.140　徒手搬运　hand carry
凭人力和技巧、不使用任何器具的一种搬运转移患者的方法。适用于短距离转移患者。

07.141　器械搬运　equipment carry
借助铲式担架、脊柱板、轮椅、急救担架车、救护车等或利用床单、被褥、木板等作为搬运器材搬运转移患者的方法。适用于长距离转移患者。

07.03　急 救 护 理

07.03.01　基础护理操作

07.142　体温测量　body temperature measure
用体温计测量体温的一种常用检查方法。有口腔测温、腋下测温和肛门测温三种。

07.143　血压测量　blood pressure measure
用血压计测量血压的一种常用检查方法。有水银血压计测量和电子血压计测量两种方法。

07.144　脉搏测量　pulse measure
测量手腕拇指侧桡动脉每分钟搏动次数的一种常用检查方法。也可检测颈动脉、足背动脉等。

07.145　呼吸测量　breath measure
通过观察胸腹部起伏判断每分钟呼吸次数

的一种常用检查方法。

07.146　血氧饱和度测量　blood oxygen saturation measurement
对被检者血液中氧和血红蛋白容量占全部可结合血红蛋白容量的比值的测定。测定结果用百分比表示。通常采用简便易行的指套式光电传感器测量，将传感器套在手指上，利用手指作为盛装血红蛋白的透明容器，使用波长660nm的红光和940nm的近红光作为射入光源，测定光线通过组织床的光传导强度来计算血氧饱和度。

07.147　吸痰术　sputum suctioning
使用吸引器通过吸痰管将口腔、鼻腔、气管、气管导管、人工气道（气管切开术）中的呼吸道分泌物吸出的技术。吸痰的目的是保持呼吸道通畅、利于炎症控制，以及预防吸入性肺炎、肺不张、窒息等并发症的发生。

07.148　洗胃　gastric lavage
通过插胃管，用一定成分的液体灌入胃内，以除去未被吸收的毒性物质的治疗方法。

07.149　鼻饲　nasal feeding
将胃管经一侧鼻腔插入胃内，从管内灌注流质食物、水和药物的方法。

07.150　导尿术　urethral catheterization
严格无菌操作下，将导尿管经尿道插入膀胱内，引流尿液的操作技术。导尿目的是解除尿潴留、留取标本、记录尿量等。

07.03.02　护理技术与操作

07.151　皮内注射　intradermal injection
利用注射器将小剂量药液利用注射器注入表皮与真皮之间的一种给药途径。多用于药物过敏试验、疫苗注射等。

07.152　皮下注射　subcutaneous injection
利用注射器将小剂量药液注入皮下组织的一种给药途径。常用的注射部位为上臂三角肌下缘、两侧腹壁、大腿前侧和外侧。

07.153　肌内注射　intramuscular injection
利用注射器将少量药液注入肌肉组织的一种给药途径。常用注射部位为臀部肌肉、股外侧肌、上臂三角肌。

07.154　静脉注射　intravenous injection
利用注射器将药液注入静脉的一种给药途径。常用注射部位为体表浅静脉。

07.155　静脉输液　intravenous infusion
利用输液器在药液的重力作用或加压推动作用下将药液持续注入静脉的一种给药方法。因注射部位与药液性质的不同，可分为外周静脉输液、中心静脉输液、高营养输液与输血等。

07.156　颈内静脉穿刺术　internal jugular venipuncture
一种深静脉穿刺技术。在胸锁乳突肌胸骨头、锁骨头及锁骨形成的三角区顶点，环状软骨水平定位，距锁骨上3～4横指以上静脉穿刺。也可以在胸锁乳突肌锁骨头后缘、锁骨上5cm或颈外浅静脉与胸锁乳突肌交点的上方静脉穿刺。

07.157　颈外静脉穿刺术　external jugular venipuncture
一种深静脉穿刺技术。在锁骨中线与下颌角连线的上1/3处，让患者头转向左侧，去枕平卧，颈外静脉充分暴露，使针头与皮肤呈30°～40°角，沿静脉回流方向刺入静脉内。

07.158　口服给药　oral administration
药物经口服至胃内，通过胃肠道吸收入血液循环，从而达到全身或局部治疗目的的给药方法。

07.159　舌下给药　sublingual administration
药物置于舌下，通过舌下黏膜直接吸收入血，以发挥疗效的给药方法。如治疗心绞痛的硝酸甘油。

07.160　吸入给药　inhalation administration
通过雾化装置将药液分散成细小的雾滴，经

患者的口、鼻吸入，通过呼吸道黏膜吸收，达到局部或全身治疗目的的方法。

07.161　骨髓内输液　intramedullary infusion
将骨髓穿刺针连接输液器，在药液的重力作用或加压推动作用下将大量药液持续注入骨髓腔内的一种给药方法。骨髓腔内有丰富的血窦，药液随血窦中的血液通过髓静脉、营养静脉与穿支静脉迅速进入全身血液循环，是静脉输液的一种替代给药方法。

07.162　气管内给药　endotracheal administra-tion
将药液通过雾化吸入或滴入的方法送达气管腔内的一种给药途径。药液随呼吸可以达到各级支气管及肺泡起到局部治疗作用，也可以吸收入血达到全身用药的治疗作用。

07.163　外周静脉导管穿刺术　peripheral intravenous catheter，PIVC
将穿刺针经皮肤、皮下组织、血管壁刺入外周静脉的技术。常选择表浅静脉作为穿刺部位进行操作，如头静脉、贵要静脉、肘正中静脉、肱静脉、颈外静脉等。

07.164　中心静脉导管穿刺术　central venous catheterization
经锁骨下静脉、颈内静脉、股静脉穿刺置管，尖端位于上腔静脉或下腔静脉的技术。可用于任何性质的药物输注、血流动力学监测，不应用于高压注射泵注射造影剂（耐高压导管除外）。

07.165　经外周静脉置入中心静脉穿刺术　peripherally inserted central catheter，PICC
经头静脉、贵要静脉、肘正中静脉、肱静脉、颈外静脉穿刺置管，导管尖端位于上腔静脉或下腔静脉的技术。宜用于中长期静脉治疗，可用于任何性质的药物输注，不应用于高压注射泵注射造影剂（耐高压导管除外）。

07.166　锁骨下静脉穿刺术　subclavian veni-puncture
于锁骨中点，穿刺针尖端紧贴锁骨后缘，向锁骨上切迹方向穿刺，并在锁骨下方走行，负压进针，通常抽出暗红色静脉血的锁骨下静脉穿刺方式。

07.167　股静脉穿刺术　femoral venous puncture
一种深静脉穿刺技术。在腹股沟部经皮穿刺股静脉进行抽血或置管，一般用于急救时加压输液、输血或采集血标本等。

07.168　桡动脉穿刺术　radial artery puncture
左手示指和中指在桡侧腕关节上2cm动脉搏动明显处固定欲穿刺的动脉，右手持注射器，在左手示指和中指间垂直或与动脉走向呈40°角刺入的穿刺方法。如见鲜红色血液直升入注射器，表示穿刺成功。

07.169　股动脉穿刺术　femoral artery puncture
将股动脉搏动最明显处作为穿刺点的穿刺方法。消毒麻醉后用一手示指或中指扪及血管搏动，另一手持连接针头的注射器或穿刺针，与皮肤呈30°～40°角逆血流方向刺入股动脉，有鲜血喷出时，再缓慢进入0.3～0.5cm。可进行采血、注药，或插管进行股动脉血管造影。

07.170　治疗性胸腔穿刺术　therapeutic thoracentesis
通过胸腔穿刺针经胸壁穿刺入胸膜腔进行相应治疗的操作技术。常用于缓解大量胸腔积液或积气造成的呼吸功能不全。

07.171 胸腔闭式引流术 thoracic closed drainage

将胸腔引流的引流管接入水封瓶或闭式引流袋，以便排出气体或收集胸腔内的液体，使肺组织重新张开而恢复功能的技术。可用于治疗各种胸腔积液和气胸，以及胸腔术后引流等。适用于气胸、血胸、脓胸的引流。

07.172 腹腔穿刺 abdominocentesis

借助穿刺针从腹前壁刺入腹膜腔获得腹腔标本，从而进行诊断或治疗的技术。

07.173 体外膜[肺]氧合 extracorporeal membrane oxygenation，ECMO

将患者体内的静脉血引出体外，经过特殊材质人工心肺旁路氧合后注入患者动脉或静脉系统，起到部分心肺替代作用，可维持人体脏器组织氧合血供的技术。

英 汉 索 引

A

AA 再生障碍性贫血，*再障 03.820

abdomen impact therapy 腹部冲击法 07.097

abdominal compartment syndrome 腹腔间室综合征 03.360

abdominal dressing 腹部包扎法 07.132

abdominal muscular tension 腹肌紧张 07.039

abdominal reflex 腹壁反射 03.161

abdominocentesis 腹腔穿刺 07.172

abnormality of urine volume 尿量异常 03.411

abnormal labor 异常分娩 03.722

abortion 流产 03.628

abrasion 擦伤 05.070

absence time 离席时长 04.016

absence time rate 离席时长比例 04.017

accelerated angina pectoris 恶化型心绞痛 03.054

accelerated hypertension 急进型高血压 03.067

acceleration craniocerebral injury 加速性颅脑损伤 03.337

accepting seat 受理席 02.013

accident 事故 05.020

accidental hypothermia 意外低体温 05.087

accident and disaster 事故灾难 05.027

accommodation reflex 调节反射 03.100

accumulated loss 累积损失量 03.279

accuracy rate of emergency status change 急救状态变更准确率 04.058

acid-base disturbance *酸碱平衡紊乱 03.291

acid-base imbalance 酸碱平衡失调 03.291

ACS 急性冠脉综合征 03.061

active aging 积极老龄化 03.894

active life expectancy 健康预期寿命 03.876

acute abdomen 急腹症 03.359

acute bacterial cystitis 急性细菌性膀胱炎 03.420

acute bronchiolitis 急性细支气管炎 03.802

acute cardiac insufficiency 急性心功能不全 03.028

acute cholangitis 急性胆管炎 03.374

acute cholecystitis 急性胆囊炎 03.372

acute cholinergic crisis 急性胆碱能危象 03.265

acute coronary syndrome 急性冠脉综合征 03.061

acute critically severe satisfy rate 现场急危重症呼叫满足率 04.005

acute epididymitis 急性附睾炎 03.423

acute glomerulonephritis 急性肾小球肾炎 03.816

acute mastitis 急性乳腺炎 03.345

acute pancreatitis 急性胰腺炎 03.377

acute pyelonephritis 急性肾盂肾炎 03.417

acute respiratory distress syndrome 急性呼吸窘迫综合征 03.089

acute stress disorder 急性应激障碍 06.026

acute tracheobronchitis 急性气管支气管炎 03.080

acute upper respiratory tract infection 急性上呼吸道感染 03.079

acute urethritis 急性尿道炎 03.422

acute urinary retention 急性尿潴留 03.404

AD 阿尔茨海默病 03.255

address location accuracy rate 地址定位准确率 04.019

address type 地址类别 02.058

adenoma 腺瘤 03.579

adenomyosis 子宫腺肌病 03.742

adequate dietary intake of the elderly 老年人适宜摄入量 03.977

Adie pupil 阿迪瞳孔 03.103

ADLS 高级调度在线生命支持系统 02.038

adolescence 青春期 03.753

adult progeria syndrome *成人早老综合征 03.844

advanced dispatch online life support system 高级调度在线生命支持系统 02.038

advanced life support 高级生命支持 07.048

advanced life support termination of resuscitation rule 高级生命支持终止复苏规则 07.074

advance notice rate of crisis　急危重症预警率　04.049

AED　自动体外除颤器　07.002

AFE　羊水栓塞　03.728

after pain　产后宫缩痛　03.734

AGA　适于胎龄儿　03.778

age-associated memory impairement　*年龄相关记忆障
碍　03.939

age increase　增龄　03.890

age-related change　衰老相关变化　03.838

aging　*老化　03.836

aging sign　衰老征象，*老征　03.837

aging society　老龄化社会　03.867

AGN　急性肾小球肾炎　03.816

agnosia　失认症　03.195

air ambulance　航空医学救援　01.042

air crash　飞机失事　05.024

air disaster　空难　05.025

air medical emergency　*空中急救　01.042

airway foreign body obstruction　气道异物阻塞　07.093

airway management device　气道管理设备　07.006

airway management toolbox　气道管理箱　07.007

akinetic mutism　无动性缄默症　03.189

ALI　自动地址识别　02.041

Allis sign　阿利斯征　03.456

Allis therapy　阿利斯法　03.537

ALS　高级生命支持　07.048

alternating movement　轮替试验　03.214

Alzheimer disease　阿尔茨海默病　03.255

ambulance　救护车，*急救车　01.034

ambulance concomitant disinfection　救护车随时消毒
01.075

ambulance departure overtime rate　出车超时率　04.037

ambulance response time　出车反应时间　04.036

ambulance terminal disinfection　救护车终末消毒
01.074

amenorrhea　闭经　03.599

amnestic syndrome　遗忘综合征　03.947

amniotic fluid　羊水　03.610

amniotic fluid embolism　羊水栓塞　03.728

amputated finger　断指　03.541

amputated limb　断肢　03.540

amputated toe　断趾　03.542

anal reflex　肛门反射　03.163

anaphylactic shock　过敏性休克　03.303

anatomic reduction　解剖复位　03.491

anchorage area　锚地　06.037

anemia　贫血　03.817

aneurysm　动脉瘤　03.385

angina pectoris　心绞痛　03.050

ANI　自动电话号码识别　02.040

ankle reflex　踝反射　03.158

ankylosing spondylitis　强直性脊柱炎　03.559

anterior cord syndrome　前脊髓综合征　03.523

anuria　无尿　03.413

anxiety　焦虑　03.184

anxiety disorder　焦虑障碍，*焦虑症　03.185

aortic dissection　主动脉夹层　03.076

ape hand deformity　猿手畸形　03.463

aphasia　失语症　03.197

aplastic anemia　再生障碍性贫血，*再障　03.820

Apley test　*阿普利试验　03.468

appropriate for gestational age infant　适于胎龄儿
03.778

apraxia　失用症　03.196

ARDS　急性呼吸窘迫综合征　03.089

Argyll Robertson pupil　阿·罗瞳孔　03.101

arrival hospital time　送达医院时间　04.027

arrive scene time　到达现场时间　04.024

arterial embolism　动脉栓塞　03.386

arteriosclerosis　动脉硬化　03.046

arteriosclerotic obliterans　闭塞性动脉硬化　03.388

artificial abortion　人工流产　03.637

artificial cardiac pacing　人工心脏起搏　07.066

artificial feeding　人工喂养　03.757

artificial respiration　人工呼吸　07.057

artificial shunting　人工分流　02.009

AS　动脉粥样硬化　03.047，强直性脊柱炎　03.559

ASO　闭塞性动脉硬化　03.388

asphyxia　窒息　05.084

aspirator　吸引器　07.010

asystole　*心搏停止　03.037

asystole　心脏停搏　03.037

ataxia　共济失调　03.137

atherosclerosis　动脉粥样硬化　03.047

athetosis　手足徐动症　03.133

atropinization　阿托品化　03.268

aural vertigo　*耳源性眩晕　03.113

automated external defibrillator　自动体外除颤器　07.002

automatic location identification 自动地址识别 02.041

automatic number identification 自动电话号码识别 02.040

automatic shunting 自动分流 02.010

average life 平均寿命 03.875

awaiting command duration in the station 站内待命时间 04.031

awaiting command duration on the way 途中待命时间 04.032

B

Babinski sign 巴宾斯基征 03.164

bacterial meningitis 细菌性脑膜炎 03.821

bandage 绷带 07.103

Barre dividigital finger test 巴利分指试验 03.206

Barton fracture *巴顿骨折 03.507

basic life support 基础生命支持 07.047

basic life support termination of resuscitation rule 基础生命支持终止复苏规则 07.073

bathing beach 海水浴场 06.018

BDS 北斗卫星导航系统，*北斗系统 02.033

beach 海滩 06.038

behavioral and psychological symptoms of dementia 痴呆的行为和精神症状 03.935

BeiDou Navigation Satellite System 北斗卫星导航系统，*北斗系统 02.033

Bell palsy *贝尔麻痹 03.224

Benedikt syndrome 贝内迪克特综合征 03.218

benign duodenal stasis 良性十二指肠淤滞症 03.363

benign senescent forgetfulness 老年人良性遗忘 03.939

benign tumor 良性肿瘤 03.577

biceps reflex 肱二头肌反射 03.154

biological age 生物学年龄 03.835

biology disaster 生物灾害 05.009

biology of aging 老年生物学 03.829

birth canal 产道 03.695

birth defect 出生缺陷 03.654

blast injury 冲击伤 05.081

blastoma 母细胞瘤 03.585

blood circulation 血液循环 03.004

blood circulation system 血液循环系统 03.002

blood gas analysis 血气分析 07.044

blood oxygen saturation measurement 血氧饱和度测量 07.146

blood pressure 血压 03.062

blood pressure measure 血压测量 07.143

BLS 基础生命支持 07.047

boat ambulance 医学救援艇 01.045

body temperature measure 体温测量 07.142

Bohler sign 博勒尔征 03.458

bony birth canal 骨产道 03.696

borderline tumor 交界性肿瘤，*交界瘤 03.588

bounce test 反跳试验 03.212

BPSD 痴呆的行为和精神症状 03.935

Bragard additional test 直腿抬高加强试验 03.450

Bragard test *布拉加德试验 03.450

brain concussion 脑震荡 03.329

brain contusion and laceration 脑挫裂伤 03.330

brain hernia 脑疝 03.318

brain injury 脑损伤 03.324

Braxton Hicks contraction *布拉克斯顿·希克斯宫缩 03.690

breast feeding 母乳喂养 03.755

breath examination 呼吸检查 07.027

breath measure 呼吸测量 07.145

Brodie abscess *布罗迪脓肿 03.555

Brodie-Trendelenburg test *布罗迪-特伦德伦堡试验 03.393

bronchial asthma 支气管哮喘 03.083

bronchopneumonia 支气管肺炎 03.803

Brown-Sequard syndrome 脊髓半切综合征，*布朗-塞卡综合征 03.526

Brudzinski sign 布鲁津斯基征 03.177

Buerger test *伯格试验 03.469

Buffon life coefficient 布丰寿命系数 03.878

bullous pemphigoid 大疱性类天疱疮 03.906

buoyant apparatus 救生浮具 06.065

burn 烧伤 05.082

bursitis 滑囊炎 03.549

buttock dressing 臀部包扎法 07.133

C

CA 时序年龄 03.895

CADs 计算机辅助调度系统 02.027

call classification 电话分类 02.052

caller 呼救者 02.022

caller number 主叫号码 02.050

call for help 呼救 02.021

call handling time 受理时长 02.072

call time 呼叫时刻 02.067

canities senile 老年性白发 03.905

capeline dressing 帽式包扎法 07.123

Capgras syndrome *卡普格拉综合征 03.944

capillary reflux examination 毛细血管回流检查 07.031

carcinoma 癌 03.581

carcinoma in situ 原位癌 03.582

cardiac arrhythmia 心律失常 03.036

cardiac compression 心脏按压 07.050

cardiac cycle 心动周期 03.010

cardiac ejection *心脏射血 03.015

cardiac impulse 心脏搏动 03.009

cardiac insufficiency 心功能不全 03.025

cardiac insufficiency compensatory period 心功能不全代偿期 03.026

cardiac insufficiency decompensated period 心功能不全失代偿期 03.027

cardiac massage 心脏按压 07.050

cardiac murmur 心脏杂音 07.037

cardiac output 心输出量，*心排血量 03.018

cardiac pacing 心脏起搏 07.065

cardiac pumping 心脏泵血 03.013

cardiac reserve 心力储备 03.022

cardiogenic shock 心源性休克 03.300

cardiopulmonary resuscitation 心肺复苏 07.046

cardiopulmonary resuscitation rate on scene 现场心肺复苏率 04.042

cardiopulmonary resuscitator 心肺复苏机 07.003

cardiovascular neurosis 心血管神经症 03.077

cardioversion 心脏复律 07.061

carotid sinus reflex 颈动脉窦反射 03.179

carpal tunnel syndrome 腕管综合征 03.565

carpet search 地毯式搜索 05.054

carry 搬运 07.139

case-control study 病例-对照研究 03.871

case follow-up 病例随访 01.052

case management 个案管理 03.928

catastrophe 灾难 05.001

catastrophe medicine 灾难医学 05.016

catastrophic reaction 灾难反应 03.942

CCF 胸外按压分数 07.069

centenarian 百岁老人 03.887

central cord syndrome 中央脊髓综合征，*中央管综合征 03.525

central deafness 中枢性耳聋 03.109

central facial palsy 中枢性面神经麻痹，*中枢性面瘫 03.104

central paralysis *中枢性瘫痪 03.118

central venous catheterization 中心静脉导管穿刺术 07.164

central venous pressure 中心静脉压 03.072

central vertigo 中枢性眩晕 03.114

cerebellar ataxia 小脑性共济失调 03.138

cerebellar tonsillar herniation *小脑扁桃体疝 03.320

cerebral artery steal syndrome 脑动脉盗血综合征 03.239

cerebral ataxia 大脑性共济失调 03.141

cerebral embolism 脑栓塞 03.235

cerebral infarction 脑梗死 03.233

cerebral injury 脑损伤 03.324

cerebral palsy 脑性瘫痪，*脑瘫 03.256

cerebral performance category 脑功能分类量表 07.078

cerebral thrombosis 脑血栓形成 03.234

cerebral venous thrombosis 脑静脉血栓形成 03.237

cerebrospinal fluid otorrhea 脑脊液耳漏 03.343

cerebrospinal fluid rhinorrhea 脑脊液鼻漏 03.342

cerebrovascular disease 脑血管疾病 03.230

cervical collar 颈托 07.106

cervical collar fixation 颈托固定 07.136

cervical dilation phase *宫颈扩张期 03.709

cervical disc herniation 颈椎间盘突出症 03.571

cervical rigidity 颈强直 03.175

cervical spondylosis 颈椎病 03.566

cervical spondylotic myelopathy 脊髓型颈椎病 03.568

cervical spondylotic radiculopathy 神经根型颈椎病

03.567

CGA　老年[健康]综合评估　03.853

Chaddock sign　查多克征　03.165

change dispatching time　改派时刻　02.082

Charcot triad　沙尔科三联征　03.375

CHD　先天性心脏病　03.807

chemical pregnancy　*生化妊娠　03.634

cherry angioma　老年性血管瘤　03.901

chest and back dressing　胸背部包扎法　07.131

chest and back pressing and slapping　胸背部按压拍击法　07.099

chest compression fraction　胸外按压分数　07.069

chest compression ventilation fraction　胸外按压通气比　07.068

chest impact therapy　胸部冲击法　07.098

chest pain center　胸痛中心　01.023

chin reflex　下颌反射　03.173

cholelithiasis　胆石症　03.371

chondromalacia patellae　髌骨软骨软化症　03.546

choreic movement　舞蹈样运动　03.132

chronic bacterial cystitis　慢性细菌性膀胱炎　03.421

chronic bronchitis　慢性支气管炎　03.081

chronic cardiac insufficiency　慢性心功能不全　03.029

chronic cholecystitis　慢性胆囊炎　03.373

chronic epididymitis　慢性附睾炎　03.424

chronic hypertension　慢性高血压，*缓进型高血压　03.066

chronic hypertension complicated with preeclampsia　慢性高血压并发先兆子痫　03.647

chronic hypertension complicating pregnancy　妊娠合并慢性高血压　03.648

chronic obstructive pulmonary disease　慢性阻塞性肺疾病，*慢阻肺　03.082

chronic pancreatitis　慢性胰腺炎　03.378

chronic urinary retention　慢性尿潴留　03.405

chronological age　时序年龄　03.895

circular dressing　环形圈法　07.134

circulation system　循环系统　03.001

circumstantiality　病理性赘述　03.967

clawhand　爪形手　03.465

cleaning　清洁　01.079

climacteric period　*更年期　03.595

clinical geriatrics　老年临床医学　03.831

clinically silent miscarriage　隐性流产　03.634

clinical nutrition　临床营养　03.974

clonus　阵挛　03.160

close chest cardiac compression　闭胸心脏按压　07.051

closed abdominal injury　腹腔闭合伤　03.311

closed brain injury　闭合性脑损伤　03.328

closed fracture　闭合性骨折　03.475

closed injury　闭合性损伤　03.309

closed pneumothorax　闭合性气胸　03.349

clouding of consciousness　意识混浊，*意识模糊　03.961

cluster headache　丛集性头痛　03.251

coastline　海岸线　06.042

coefficient of aged population　老年人口系数，*老年人口比例　03.865

cohort study　队列研究　03.872

cold injury　冷伤　05.088

Colles fracture　*科利斯骨折　03.505

coma vigil　*睁眼昏迷　03.189

combined injury　复合伤　05.092

combined sensation　复合感觉，*皮质感觉　03.145

comminuted fracture　粉碎性骨折　03.483

communicating hydrocele　交通性鞘膜积液　03.429

communicating venous valve function test　交通静脉瓣膜功能试验　03.395

community care　社区式照护　03.931

complete abortion　完全流产　03.632

complete airway obstruction　完全性气道梗阻　07.094

complete amputated limb　完全性断肢　03.543

complete fracture　完全骨折　03.479

complete spinal cord injury　完全性脊髓损伤　03.527

complete uterine rupture　完全性子宫破裂　03.731

completion rate of electrocardiogram in ten minutes　10分钟完成心电图率　04.040

comprehensive geriatric assessment　老年[健康]综合评估　03.853

comprehensive survey of geriatrics　老年医学综合考察　03.889

compressed fracture　压缩骨折　03.485

compressional craniocerebral injury　挤压性颅脑损伤　03.339

compression fracture　压缩骨折　03.485

compression hemostasis　压迫止血法　07.112

compressive myelopathy　脊髓压迫症，*压迫性脊髓病　03.229

computer aided dispatching 计算机辅助调度 02.042

computer aided dispatch system 计算机辅助调度系统 02.027

computer telephony integration system 计算机电话集成系统 02.037

concealed abruption 隐性剥离 03.672

concussion of spinal cord 脊髓震荡 03.520

conductive deafness 传导性耳聋 03.108

confabulation 虚构 03.937

confusion 意识错乱 03.960

congenital heart deformity *先天性心脏畸形 03.807

congenital heart disease 先天性心脏病 03.807

congenital pulmonary cyst 先天性肺囊肿 03.805

conscious disturbance 意识障碍 03.959

constituent ratio 构成比 03.882

consulting seat 咨询席 02.016

continuing loss 继续损失量 03.280

contusion 挫伤 05.071

convergence reflex 辐辏反射 03.099

COPD 慢性阻塞性肺疾病, *慢阻肺 03.082

corneal reflex 角膜反射 03.102

coronary atherosclerotic heart disease *冠状动脉粥样硬化性心脏病 03.048

coronary heart disease 冠心病 03.048

cough variant asthma 咳嗽变异性哮喘 03.806

counting finger test 数指试验 03.204

CPC 脑功能分类量表 07.078

CPR 心肺复苏 07.046

cranial nerve disease 脑神经病 03.222

craniocerebral injury 颅脑损伤 03.321

cremaster reflex 提睾反射 03.162

crew 船员 06.030

critical care center for critical children and neonate 危重儿童和新生儿救治中心 01.027

critical care center for pregnant and lying-in women 危重孕产妇救治中心 01.026

critical patient 急危重患者 01.054

crossed paralysis 交叉瘫, *交叉性瘫痪 03.124

cross-sectional study 现况研究 03.870

crowning of head 胎头着冠 03.714

crude death rate 粗死亡率 03.859

crush injury 挤压伤 05.079

crush syndrome 挤压综合征 05.080

CTIS 计算机电话集成系统 02.037

cubital tunnel syndrome 肘管综合征 03.564

current location 现场地址 02.056

Cushing response *库欣反应 03.317

Cushing syndrome *库欣综合征 03.432

cutting injury 切割伤 05.074

CVD 脑血管疾病 03.230

CVP 中心静脉压 03.072

CVT 脑静脉血栓形成 03.237

cystic hyperplasia of breast 乳腺囊性增生病 03.346

D

damage control operation 损伤控制手术 03.314

damage control resuscitation 损伤控制性复苏 03.313

damage control surgery 损伤控制外科 03.315

database system 数据库系统 02.036

day care 日间护理, *日间照护 03.926

DCM 扩张型心肌病 03.073

DCO 损伤控制手术 03.314

DCR 损伤控制性复苏 03.313

DCS 损伤控制外科 03.315

deafness 耳聋 03.106

death during driving 途中死亡 04.047

death rate *死亡率 03.859

death rate during driving 途中死亡率 04.048

debridement 清创术 07.100

debridement and suturing 清创缝合术 07.101

deceleration craniocerebral injury 减速性颅脑损伤 03.338

decerebrate rigidity 去大脑强直 03.188

decline 衰退 03.841

decompression sickness 减压病 06.064

decorticate state 去大脑皮质状态 03.187

decubitus test 卧立试验 03.180

deep reflex 深反射 03.152

deep sensation 深感觉 03.144

deep vein patency test 深静脉通畅试验 03.394

deep venous thrombosis 深静脉血栓形成 03.397

defibrillation 心脏除颤 07.064

degree of dehydration 脱水程度 03.270

dehydration 脱水 03.269

dehydration property 脱水性质 03.274

delayed healing of fracture 骨折延迟愈合 03.494

delirium syndrome 谵妄综合征 03.957

delivery of baby phase *胎儿娩出期 03.712

delivery time 交接时间 04.028

delusion 妄想 03.963

delusional mood 妄想心境 03.966

delusional perception 妄想性知觉 03.965

delusion of negation *否定妄想 03.946

dementia 痴呆 03.956

departure time 出发时刻 04.022

departure rate 离席率 04.018

dependency coefficient 抚养系数 03.864

dependency ratio *抚养比，*抚养率 03.864

dependent emergency center 依托型急救中心 01.016

depression 抑郁 03.183

depression postpartum 产褥期抑郁症 03.739

depressive pseudodementia 抑郁性假性痴呆 03.950

dermographia test 皮肤划痕试验 03.181

descent of fetal head 胎头下降 03.700

deterioration 衰退 03.841

development 发育 03.746

dextrocardia 右位心 03.809

dialling early release 电话早释 02.053

DIC 弥散性血管内凝血 03.078

dietary guideline of the elderly 老年人膳食指南 03.979

diffuse axonal injury 弥漫性轴索损伤 03.331

digital audio record system 数字录音系统 02.035

digital pressure hemostasis 指压止血法 07.113

dilated cardiomyopathy 扩张型心肌病 03.073

direct craniocerebral injury 直接颅脑损伤 03.336

direct inguinal hernia 腹股沟直疝 03.357

direct light reflex 直接对光反射 03.097

disability 失能 06.025

disaster 灾害 05.002

disaster assistance 灾害救援 05.039

disaster chain 灾害链 05.019

disaster management 灾难管理 05.052

disaster medicine 灾害医学 05.015

disaster preparedness 灾难准备 05.049

disaster prevention 灾难预防 05.048

disaster recovery 灾难恢复 05.051

disaster reduction 减灾 05.046

disaster response 灾难应对 05.050

disaster victim 灾民 05.017

discharged alive 出院存活 07.077

disease severity 病情严重程度 02.059

disease surveillance 疾病监测 03.891

disinfection 消毒 01.073

disorder of memory 记忆障碍 03.936

disorientation 定向障碍 03.952

dispatch emergency center 指挥型急救中心 01.017

dispatcher absence time 离席时长 04.016

dispatcher absence time rate 离席时长比例 04.017

dispatcher departure rate 离席率 04.018

dispatcher guidance duration 调度员电话指导时间 04.021

dispatcher-guided cardiopulmonary resuscitation 调度员指导的心肺复苏，*电话指导的心肺复苏 02.046

dispatcher life support 调度员生命支持 02.045

dispatcher on duty time 在岗时长 04.015

dispatching 任务调派 02.060

dispatching ambulance number 派车量 04.012

dispatching event review and proofreading 调度事件审查校对 04.009

dispatch order sending time 派车时刻 02.077

dispatch rate 及时派车率 04.013

dispatch seat 派车席 02.014

dispatch time 派车时长 02.078

disseminated intravascular coagulation 弥散性血管内凝血 03.078

distal femur fracture 股骨远端骨折 03.511

distal fracture of radius 桡骨远端骨折 03.504

distress call 遇险呼叫 06.009

distressed seaman 遇险船员 06.033

diving 潜水 06.016

diving medicine 潜水医学，*水下医学 06.017

dizygotic twins 双卵双胎 03.662

dizzy billow 晕浪 06.060

DLS 调度员生命支持 02.045

doctor-patient relationship 医患关系 01.058

doll eye reflex *玩偶眼反射 03.191

drawer test 抽屉试验 03.459

dressing 包扎 07.118

drive time 行驶时间 04.023

drowning 溺水 06.053

drowning death 溺亡 06.054

drug compliance 服药依从性 03.924

Dugas sign 杜加斯征 03.436

duodenal diverticulum 十二指肠憩室 03.362

duration of pregnancy 妊娠期,*孕期 03.612

DVT 深静脉血栓形成 03.397

dynamic intestinal obstruction 动力性肠梗阻 03.366

dysarthria 构音障碍 03.198

dysmenorrhea 痛经 03.602

dysmnesia 记忆障碍 03.936

dystonia musculorum deformans *变形性肌张力障碍 03.134

dysuria 尿痛 03.400

E

early abortion 早期流产 03.633

early pregnancy 早期妊娠,*孕早期 03.613

early pregnancy reaction 早孕反应 03.616

early warning score system 早期预警评分系统 01.055

earthquake 地震 06.049

Eaton test *伊顿试验 03.441

EBN 循证护理 03.929

echocardiography 超声心动图 07.042

eclampsia 子痫 03.646

ECMO 体外膜氧合 07.173

ecological disaster 生态灾害 05.010

EC technique EC手法 07.056

ectopic pregnancy 异位妊娠,*宫外孕 03.641

edema 水肿 03.286

efficacy 有效性 06.008

ego integrity 自我整合 03.925

ejection fraction [心室]射血分数 03.021

elbow dislocation 肘关节脱位 03.534

ELBW 超低出生体重儿 03.772

elderly healthcare 老年保健学 03.834

electric converter 电复律器 07.004

electrocardiograph device 心电图机 07.001

elemental diet 要素膳 03.981

elevated limb test 肢体抬高试验 03.469

EMD 急救调度 02.001

emergency 急救 01.002

emergency call 急救电话 01.003

emergency care assistant 急救辅助员 01.032

emergency dispatch command center 急救调度指挥中心 01.019

emergency dispatcher 急救调度员 02.003

emergency dispatch seat 调度座席 02.011

emergency dispatch system 急救调度系统 02.026

emergency driver 急救驾驶员,*急救司机 01.030

emergency electronic medical record 急救电子病历 01.051

emergency grading 突发事件分级 05.030

emergency green channel 急救绿色通道 01.067

emergency green channel establishment rate 急救绿色通道建立率 04.052

emergency incident 突发事件 05.026

emergency management personnel 急救管理人员 01.033

emergency management 突发事件处置 02.049

emergency management time 突发事件处理时长 02.085

emergency medical branch center 急救分中心 01.013

emergency medical center 急救中心 01.012

emergency medical dispatch 急救调度 02.001

emergency medical dispatch room 急救调度室,*急救调度厅 02.002

emergency medical record 急救病历 01.050

emergency medical rescue center 紧急医学救援中心 01.020

emergency medical service 急救医疗服务 01.004

emergency medical service in advance 急救前移 02.044

emergency medical service system 急救医疗服务体系 01.007

emergency medical station 急救站 01.014

emergency medical technician 医疗救护员 01.031

emergency medicine 急救医学 01.001

emergency motorcycle 急救摩托车 01.040

emergency network hospital 急救网络医院 01.021

emergency nurse 急救护士 01.029

emergency physician 急救医生 01.028

emergency plan 应急预案 05.036

emergency radio communication equipment 应急无线电通信设备 06.077

emergency report 突发事件上报 02.048

emergency rescue during transport　途中急救　06.006

emergency responder　应急救援人员　05.045

emergency response　应急响应　05.040

emergency response time　急救反应时间　04.035

emergency severity index　急诊危重指数　01.053

emergency shelter　应急避难所　05.044

emergency telephone shunting　急救电话分流　02.008

emergency transfer ventilator　急救转运呼吸机　07.025

emergency unmanned aerial vehicle　急救无人机　01.041

EMS　急救医疗服务　01.004

EMSS　急救医疗服务体系　01.007

EMT　医疗救护员　01.031

EN　肠内营养　03.760

endometriosis　子宫内膜异位症　03.740

endotracheal administration　气管内给药　07.162

endotracheal intubation　气管插管术　07.089

engagement of fetal head　胎头衔接　03.699

enteral nutrition　肠内营养　03.760

entrapment syndrome of peripheral nerve　周围神经卡压综合征　03.562

environmental pollution disaster　环境污染灾害　05.012

epidemic area　疫区　01.072

epidemiological investigation　流行病学调查　01.071

epidural hematoma　硬脑膜外血肿　03.334

epilepsy　癫痫　03.246

epilepsy syndrome　癫痫综合征　03.247

epileptic seizure　癫痫发作　03.245

epiphyseal separation　骨骺分离　03.486

episiotomy　会阴切开术　03.717

equipment carry　器械搬运　07.141

ESI　急诊危重指数　01.053

esophageal-tracheal combitube　食管-气管联合导管　07.022

essential hypertension　原发性高血压　03.064

ETC　食管-气管联合导管　07.022

etiologic diagnosis　*病因诊断　03.220

euphoria　欣快　03.955

evidence-based nursing　循证护理　03.929

examination rate of electrocardiogram on scene　现场心电图检查率　04.041

excessively long umbilical cord　脐带过长　03.682

excessively short umbilical cord　脐带过短　03.681

exertional angina pectoris　劳力性心绞痛　03.051

explosion accident　爆炸事故　05.023

extension fracture of distal radius　伸直型桡骨远端骨折　03.505

extension of fetal head　胎头仰伸　03.703

external abdominal hernia　腹外疝　03.354

external chest cardiac compression　胸外心脏按压　07.051

external humeral epicondylitis　肱骨外上髁炎　03.552

external jugular venipuncture　颈外静脉穿刺术　07.157

external rotation of fetal head　胎头外旋转　03.705

external rotation sign of lower extremity　下肢外旋征　03.201

extorsion sign　外旋征　03.208

extracorporeal membrane oxygenation　体外膜[肺]氧合　07.173

extracranial carotid stenotic disease　颅外颈动脉硬化狭窄性疾病　03.389

extremely low birth weight　超低出生体重儿　03.772

F

facial nerve palsy　面神经麻痹　03.224

fall　跌倒　03.922

fall injury　坠落伤　05.078

false incontinence　*假性尿失禁　03.408

false knot of umbilical cord　脐带假结　03.684

false labor　*假临产　03.690

falsification　错构　03.938

fatality rate　病死率　03.881

femoral artery puncture　股动脉穿刺术　07.169

femoral head necrosis　股骨头坏死　03.547

femoral hernia　股疝　03.358

femoral intertrochanteric fracture　股骨转子间骨折　03.509

femoral neck fracture　股骨颈骨折　03.508

femoral nerve stretch test　股神经牵拉试验　03.471

femoral venous puncture　股静脉穿刺术　07.167

fetal acidosis　胎儿酸中毒　03.656

fetal appendage　胎儿附属物　03.606

fetal attitude　胎势　03.621

fetal death　死胎　03.658

fetal distress　胎儿窘迫　03.657

fetal heart beat　胎心音　03.619

fetal lie　胎产式　03.622

fetal macrosomia　巨大胎儿　03.655

fetal membrane　胎膜　03.608

fetal movement　胎动　03.618

fetal period　胎儿期　03.747

fetal position　胎方位　03.627

fetal presentation　胎先露　03.626

finger running test　指环试验　03.205

finger-to-finger test　指指试验　03.211

finger-to-nose test　指鼻试验　03.210

finkelstein test　握拳尺偏试验　03.439

fire disaster　火灾　05.013

first-dispatch responsibility　首调负责制　02.043

first-party caller　第一方呼救者　02.023

first priority　第一优先　05.060

first responder　*第一目击者　02.024

first stage of labor　第一产程　03.709

fissure fracture　裂纹骨折　03.477

fist dressing　拳式包扎法　07.129

five major centers for emergency care　急诊急救五大中心　01.022

fixation　固定　07.135

fixed offshore platform　固定式海上平台　06.013

fixed wing air ambulance　固定翼医学救援航空器　01.044

flaccid paralysis　弛缓性瘫痪　03.119

flail chest　连枷胸　03.347

flat foot　平足症，*扁平足　03.548

flexion fracture of distal radius　屈曲型桡骨远端骨折　03.506

flexion of fetal head　胎头俯屈　03.701

floating offshore platform　浮式海上平台　06.014

floating patella test　浮髌试验　03.461

fluid therapy　液体疗法　03.278

forced weeping and laughing　强制性哭笑　03.953

force of labor　产力　03.694

fourth priority　第四优先　05.063

fracture　骨折　03.473

fracture healing　骨折愈合　03.493

fracture of distal radial articular surface　桡骨远端关节面骨折　03.507

fracture of shaft of femur　股骨干骨折　03.510

fracture of shaft of tibia and fibula　胫腓骨干骨折　03.515

fracture reduction　骨折复位　03.490

frailty　衰弱　03.845

frequent micturition　尿频　03.398

Froment sign　弗罗门特征　03.464

frozen cold injury　冻结性冷伤，*冻伤　05.089

frozen rigor　*冻僵　05.087

frozen stiff　*冻僵　05.087

fuel consumption compliance rate　救护车油耗达标率　04.059

fuel storage of ambulance　救护车存油量　04.066

functional dyspepsia　功能性消化不良　03.800

functional reduction　功能复位　03.492

function of cardiac pump　心[脏泵血]功能　03.014

funicular hydrocele　精索鞘膜积液　03.428

FWAA　固定翼医学救援航空器　01.044

G

Gaenslen test　*根斯伦试验　03.446

Galeazzi fracture　加莱亚齐骨折　03.503

5G ambulance　5G救护车　01.038

ganglion cyst　腱鞘囊肿　03.551

Garré osteomyelitis　*加雷骨髓炎　03.556

gastric lavage　洗胃　07.148

gastrinoma　胃泌素瘤　03.381

gastroduodenal ulcer　胃十二指肠溃疡　03.361

GDM　妊娠糖尿病　03.652

general event　一般事件，*Ⅳ级事件　05.034

generalization of aging　衰老普遍性　03.840

geographic information　地理信息　02.030

geologic hazard　地质灾害　05.007

geriatric basic medicine　老年基础医学　03.832

geriatric depression　老年期抑郁症　03.949

geriatric dermatology　老年皮肤病学　03.897

geriatric epidemiology　老年流行病学　03.849

geriatric nursing　老年护理学　03.910

geriatric preventive medicine 老年预防医学 03.830

geriatric rehabilitation medicine 老年康复医学 03.833

geriatrics 老年医学 03.828

geriopsychosis 老年精神病 03.932

gerocomia 老年保健学 03.834

gerontological nursing 老年护理学 03.910

gerontology 老年学 03.826

gestational diabetes mellitus 妊娠糖尿病 03.652

gestational hypertension 妊娠高血压 03.644

Gilles de la Tourette syndrome 抽动秽语综合征 03.244

Glasgow coma score 格拉斯哥昏迷评分 07.032

global positioning system 全球定位系统 02.032

Gonda sign 贡达征 03.170

Gordon sign 戈登征 03.167

gouty arthritis 痛风性关节炎 03.561

GPS 全球定位系统 02.032

grade A rate of emergency medical record 急救病历甲级率 04.068

grading treatment 分级救治，*阶梯治疗 05.064

green channel establishment 绿色通道建立 02.047

green channel establishment time 绿色通道建立时刻 02.083

greenstick fracture 青枝骨折 03.478

grind test 研磨试验 03.468

group leader seat 组长席 02.017

growth 生长 03.745

growth and development 生长发育 03.744

guiding seat 指导席 02.018

H

habitual abortion *习惯性流产 03.639

hand carry 徒手搬运 07.140

hand hanging dressing 手悬吊包扎法 07.126

hanging time 挂起时刻 02.075

hang up time 挂机时刻 02.071

harbor 港口 06.039

HBW 巨大儿 03.776

HCM 肥厚型心肌病 03.074

HDN 新生儿溶血病 03.788，新生儿出血症 03.790

headache 头痛 03.249

headgear dressing 头顶风帽式包扎法 07.124

head tilt-chin lift 仰头提颏法，*抬头举颏法 07.054

head visible on vulval gapping 胎头拨露 03.713

health 健康 03.879

health education 健康教育 03.913

health elderly 健康老年人 03.896

health promotion 健康促进 03.855

health promotion evaluation 健康促进评价 03.856

health record 健康档案 03.912

health-related quality of life 健康相关生活质量 03.851

health status 健康状态 03.850

healthy aging 健康老龄化 03.893

heart beat *心跳 03.009

heart rate 心率 03.011

heart rate reserve 心率储备 03.024

heart rhythm 心律 03.012

heat cramp 热痉挛 03.262

heat exhaustion 热衰竭 03.263

heat stroke 热射病 03.264

heel-knee-shin test 跟膝胫试验 03.213

Heimlich maneuver 海姆利希急救法，*海姆利希手法 07.096

helicopter emergency medical service 医学救援直升机 01.043

helicopter rescue 直升机救助 06.011

HELLP syndrome 溶血–肝酶升高–血小板减少综合征 03.649

hemiballismus 偏侧投掷症 03.135

hemiplegia 偏瘫 03.120

hemolysis, elevated liver enzymes, and low platelet count syndrome 溶血肝功能异常血小板减少综合征 03.649

hemolytic disease of newborn 新生儿溶血病 03.788

hemorrhagic disease of newborn 新生儿出血症 03.790

hemorrhagic shock 失血性休克 03.302

hemostasis 止血 07.111

hemostasis by compression bandage 加压包扎止血法 07.114

hemostasis with tourniquet 止血带止血法 07.115

hemothorax 血胸 03.352

HEMS 医学救援直升机 01.043

herpes zoster　带状疱疹　03.909

herpetic angina　疱疹性咽峡炎　03.796

herpetic stomatitis　疱疹性口腔炎　03.795

herringbone dressing　人字包扎法　07.127

HG　妊娠剧吐　03.643

HIE　缺血缺氧性脑病　03.785

high birth weight　巨大儿　03.776

high-flow oxygen therapy　高流量氧疗，*高流量吸氧　07.087

high quality cardiopulmonary resuscitation　高质量心肺复苏　07.070

high risk infant　高危新生儿　03.781

hip dislocation　髋关节脱位　03.536

Hoffmann sign　霍夫曼征　03.171

holistic nursing　整体护理　03.920

home care　家庭护理　03.914

home visit　家庭访视　03.911

Horner syndrome　霍纳综合征　03.092

hospice care　临终关怀　03.916

hospital emergency　院内急诊　01.009

hospital ship　*医院船　06.073

humeral shaft fracture　肱骨干骨折　03.499

hungry and thirsty　饥渴　06.061

Hutchinson-Gilford syndrome　*哈-吉综合征　03.843

hyaline membrane disease of lung　*肺透明膜病　03.784

hydrocele　鞘膜积液　03.426

hydrocele of testis　睾丸鞘膜积液　03.427

hydrocele of the spermatic cord　精索鞘膜积液　03.428

hypercapnic respiratory failure　*高碳酸血症型呼吸衰竭　03.088

hypercatecholaminism　儿茶酚胺增多症　03.433

hypercortisolism　皮质醇增多症　03.432

hyperemesis gravidarum　妊娠剧吐　03.643

hyperextension test of hip joint　髋关节过伸试验　03.445

hyperkalemia　高钾血症　03.290

hypermyotonia　肌张力增高　03.128

hypernatremia　高钠血症　03.288

hyperparathyroidism　甲状旁腺功能亢进症　03.825

hypertension　高血压　03.063

hypertension emergency　高血压急症　03.069

hypertension urgency　高血压亚急症　03.070

hypertensive crisis　高血压危象　03.068

hypertensive encephalopathy　高血压脑病　03.071

hypertensive heart disease of pregnancy　妊娠期高血压性心脏病　03.650

hyperthermia syndrome　高温综合征　03.261

hypertonic dehydration　高渗性脱水　03.276

hypertrophic cardiomyopathy　肥厚型心肌病　03.074

hyperventilation after apnea　过度换气后呼吸暂停　03.192

hypokalemia　低钾血症　03.289

hypomyotonia　肌张力低下　03.127

hyponatremia　低钠血症　03.287

hypoparathyroidism　甲状旁腺功能减退症　03.824

hypotonic dehydration　低渗性脱水　03.275

hypovitaminosis A　维生素A缺乏症　03.764

hypovolemic hypernatremia　*低容量性高钠血症　03.276

hypovolemic hyponatremia　*低容量性低钠血症　03.275

hypovolemic shock　低血容量性休克　03.298

hypoxemic respiratory failure　*低氧血症型呼吸衰竭　03.087

hypoxic-ischemic encephalopathy　缺血缺氧性脑病　03.785

hysteromyoma　子宫肌瘤　03.743

I

iatrogenic infection　医源性感染　01.068

iceberg phenomenon　冰山现象　03.847

icterus　黄疸　03.383

identification error　身份识别错误　03.948

IHCA　院内心搏骤停　03.040

impacted fracture　嵌插骨折　03.484

impact injury　撞击伤　05.076

implement rate of handover　交接完成率　04.054

imposter syndrome　冒充者综合征　03.944

incidence　发病率　03.857

incised wound　切割伤　05.074

incomplete abortion　不全流产　03.631

incomplete airway obstruction　不完全性气道梗阻　07.095

incomplete amputated limb　不完全性断肢　03.544

incomplete fracture　不完全骨折　03.476

incomplete spinal cord injury　不完全性脊髓损伤　03.522

incomplete uterine rupture　不完全性子宫破裂　03.730

increased intracranial pressure　颅内压增高　03.316

independent emergency center　独立型急救中心　01.015

indirect craniocerebral injury　间接颅脑损伤　03.340

indirect inguinal hernia　腹股沟斜疝　03.356

indirect light reflex　间接对光反射　03.098

inevitable abortion　难免流产　03.630

infantile cholestasis　婴儿胆汁淤积　03.801

infantile diarrhea　婴儿腹泻　03.798

infantile hydrocele　婴儿鞘膜积液　03.430

infant period　婴儿期　03.749

infection surveillance of prehospital medical institution　院前医疗机构感染监测　01.056

infectious shock　感染性休克　03.304

information management　信息管理　01.063

informed consent signing rate　知情同意书签署率　04.046

infusion established rate on scene　现场静脉通道建立率　04.044

infusion reaction rate　输液反应发生率　04.045

inguinal hernia　腹股沟疝　03.355

inhalation administration　吸入给药　07.160

inhibitory sensory disturbance　抑制性感觉障碍　03.148

in-hospital cardiac arrest　院内心搏骤停　03.040

initial onset angina pectoris　初发型心绞痛　03.053

injury　损伤　03.306

injury of cauda equina　马尾损伤　03.529

in labor　临产　03.707

insulinoma　胰岛素瘤　03.379

integrate emergency center　综合型急救中心　01.018

intensive care　重症监护　01.010

intensive care ambulance　抢救监护型救护车　01.036

interchange　换乘　06.079

intermittent claudication　间歇性跛行　03.384

internal jugular venipuncture　颈内静脉穿刺术　07.156

internal rotation of fetal head　胎头内旋转　03.702

International Convention on Maritime Search and Rescue　国际海上搜寻救助公约　06.029

internet switch　以太网交换机　02.006

intervention study　干预研究　03.892

intestinal obstruction　肠梗阻　03.364

intracerebral hemorrhage　脑出血　03.335

intracranial hematoma　颅内血肿　03.332

intracranial hypotension headache　低颅压性头痛　03.254

intradermal injection　皮内注射　07.151

intraepithelial carcinoma　*上皮内癌　03.582

intramedullary infusion　骨髓内输液　07.161

intramuscular injection　肌内注射　07.153

intravenous infusion　静脉输液　07.155

intravenous injection　静脉注射　07.154

intussusception　肠套叠　03.799

invasive carcinoma　浸润癌　03.583

involuntary movement　不自主运动,*无意运动　03.129

involution of uterus　子宫复旧　03.733

irritability　易激惹　03.954

irritant sensory dysfunction　刺激性感觉障碍　03.147

irritation sign of bladder　膀胱刺激征　03.401

ischemic stroke　*缺血性脑卒中　03.233

ischuria　尿闭　03.414

isolated dextrocardia　孤立性右位心　03.811

isolation　隔离　01.077

isotonic dehydration　等渗性脱水　03.277

J

Jackson sign　*杰克逊征　03.208

jaundice　黄疸　03.383

jaw thrust　推举下颌法　07.055

jellyfish dermatitis　海蜇皮炎　06.057

jellyfish sting　水母蜇伤　06.056

joint dislocation　关节脱位　03.530

jugular vein engorgement　颈静脉充盈　07.033

K

Kernig sign　克尼格征　03.176

knee joint interlocking　膝关节交锁　03.513

Korsakov syndrome　*科尔萨科夫综合征　03.947

Kussmaul respiration　库斯莫尔呼吸　03.193

L

[labor] active phase　[产程]活跃期　03.711

[labor] latent phase　[产程]潜伏期　03.710

laceration　撕裂伤　05.075

lacunar cerebral infarction　腔隙性脑梗死　03.236

lalopathy　言语障碍　03.941

landmark　现场标志　02.057

large for gestational age infant　大于胎龄儿　03.779

larger event　较大事件，*Ⅲ级事件　05.033

laryngeal mask airway　喉罩　07.020

laryngeal tube　喉管　07.019

Lasègue test　*拉塞格试验　03.449

late abortion　晚期流产　03.635

latent coronary artery heart disease　隐匿型冠心病　03.049

late postpartum hemorrhage　晚期产后出血　03.727

late pregnancy　晚期妊娠　03.615

LBW　低出生体重儿　03.774

leave scene time　离开现场时间　04.025

left heart failure　左心衰竭　03.031

left heart insufficiency　左心功能不全　03.030

left ventricular ejection time　左[心]室射血时间　03.020

leukemia　白血病　03.587

LGA　大于胎龄儿　03.779

lifeboat　救生艇　06.071

lifebuoy　救生圈　06.068

lifejacket　救生衣　06.066

life raft　救生筏　06.070

life satisfaction index　生活满意度指数　03.854

lifesaver catapult　救生抛射器　06.075

lifesaving drill　救生演习　06.028

life-span　寿命　03.874

ligamentous injury of knee joint　膝关节韧带损伤　03.512

lighthouse　灯塔　06.040

limb drop test　肢体坠落试验　03.200

Linder test　屈颈试验　03.472

link for emergency medical system and hospital　院前院内急救衔接　01.064

little finger sign　小指征　03.207

LMA　喉罩　07.020

localized bone abscess　局限性骨脓肿　03.555

location time　定位时刻　02.073

lochia　恶露　03.735

locked-in syndrome　闭锁综合征　03.186

loneliness　孤独　03.923

long distance medical transport　长途医疗转运　01.066

longevity　寿命　03.874

longevity level　长寿水平　03.863

longevity research　长寿调查　03.888

longitudinal lie　纵产式　03.623

low birth weight　低出生体重儿　03.774

lower limb prolapse test　下肢下垂试验　03.209

lower motor nearon paralysis　*下运动神经元性瘫痪　03.119

low-flow oxygen therapy　低流量氧疗，*低流量吸氧　07.086

low-lying placenta　低置胎盘　03.669

LT　喉管　07.019

lumbar canal stenosis　腰椎管狭窄　03.574

lumbar intervertebral disc herniation　腰椎间盘突出症　03.573

lumbar muscle strain　腰肌劳损　03.545

lumbar spondylolisthesis　腰椎滑脱症　03.575

lumbosacral joint hyperextension test　腰骶关节过伸试验　03.447

lymphatic system　淋巴系统　03.003

lymph circulation　淋巴循环　03.008

M

machine room　机房　02.020

major event　重大事件，*Ⅱ级事件　05.032

malignant hypertension　*恶性高血压　03.067

malignant lymphoma　恶性淋巴瘤　03.586

malignant tumor　恶性肿瘤　03.580

malnutrition　营养不良　03.975

malnutrition in elderly　老年营养不良　03.976

malunion of fracture　骨折畸形愈合　03.496

mangled injury　碾压伤　05.077

man-made disaster　人为灾害　05.004

marginal placenta praevia　边缘性前置胎盘　03.668

marine perils　海难　06.045

mariner　海员　06.031

maritime emergency medical rescue　海上急救　06.002

maritime medical rescue　海上医学救援　06.001

maritime research center　海事研究中心　06.082

maritime search and rescue　海上搜救　06.023

maritime telemedicine at sea　海上远程医疗　06.003

mask dressing　面具式包扎法　07.125

mask oxygen therapy　面罩给氧法　07.084

mass casualty　*群体伤亡事件　05.035

mass casualty　群伤　06.062

mass casualty incident　大规模伤亡事件　05.035

[maximum] lifespan　[最高]寿限　03.877

McMurray sign　麦氏征　03.460

mechanical asphyxia　机械性窒息　05.085

mechanical intestinal obstruction　机械性肠梗阻　03.365

mechanical ventilation　机械通气　07.088

mechanism of labor　分娩机制　03.698

median episiotomy　会阴正中切开术　03.719

medical apparatus and instrument　医疗器械　01.047

medical dispute　医疗纠纷　01.061

medical equipment consumption　医疗设备消耗　04.060

medical malpractice　医疗事故　01.060

medical priority dispatch system　医疗优先调度系统　02.039

medical quality management　医疗质量管理　01.049

medical rescue ark　医疗救援方舱　06.078

medical safety　医疗安全　01.046

medical safety adverse event　医疗安全不良事件　01.057

medical safety management　医疗安全管理　01.048

medical ship　医疗船　06.073

medication error　用药错误　01.062

medication-overuse headache　药物过度使用性头痛　03.253

medicine compliance　服药依从性　03.924

medicine hemostasis　药物止血法　07.117

menarche　月经初潮　03.591

meningeal irritation sign　脑膜刺激征　03.174

menopausal syndrome　绝经综合征　03.596

menopausal transition period　绝经过渡期　03.594

menopause　绝经　03.593

menorrhagia　月经过多　03.597

menoxenia　月经失调，*月经不调　03.598

menstrual cycle　月经周期　03.592

menstrual disorder　月经失调，*月经不调　03.598

menstrual onset　月经来潮　03.590

menstruation　月经　03.589

mental disorder due to medical condition　躯体疾病所致精神障碍　03.933

metabolic acidosis　代谢性酸中毒　03.292

metabolic alkalosis　代谢性碱中毒　03.293

meteorological and hydrological environment　气象水文环境　06.083

meteorological disaster　气象灾害　05.008

MI　心肌梗死　03.058

microcirculation　微循环　03.007

mid-pregnancy　中期妊娠　03.614

migraine　偏头痛　03.250

mild cognitive impairment　轻度认知损害　03.934

mild dehydration　轻度脱水　03.271

Mill sign　米尔征　03.438

mini-nutritional assessment　微型营养评价　03.980

miosis　瞳孔缩小　03.095

mirror dextrocardia　镜像右位心　03.810

missed abortion　稽留流产　03.638

missing report rate of infectious disease　传染病漏报率　04.050

mixed acid-base imbalance　混合型酸碱平衡失调　03.296

mixed deafness　混合性耳聋　03.110

MNA　微型营养评价　03.980

mobile spasm　*易变性痉挛　03.133

moderate dehydration　中度脱水　03.272

MOH　药物过度使用性头痛　03.253

monoplegia　单瘫　03.121

monozygotic twins　单卵双胎　03.663

Monteggia fracture　蒙泰贾骨折　03.502

morning sickness　早孕反应　03.616

mortality　*死亡率　03.859

mouth to mouth artificial respiration　口对口人工呼吸　07.058

mouth to mouth nose artificial respiration 口对口鼻人工呼吸 07.060

mouth to nose artificial respiration 口对鼻人工呼吸 07.059

MPDS 医疗优先调度系统 02.039

MPS 绝经综合征 03.596

MS 多发性硬化 03.241

multiple injury 多发伤 05.091

multiple pregnancy 多胎妊娠 03.660

multiple renal abscess 肾皮质多发脓肿 03.418

multiple sclerosis 多发性硬化 03.241

muscarinic symptom 毒蕈碱样症状，*M样症状 03.266

muscle strength 肌力 03.199

muscle tone 肌张力 03.126

muscular atrophy 肌萎缩 03.125

myasthenia gravis 重症肌无力 03.257

myasthenic crisis 肌无力危象 03.258

mydriasis 瞳孔散大 03.094

myelitis 脊髓炎 03.227

myelopathy 脊髓病 03.228

myocardial enzyme 心肌酶 07.045

myocardial infarction 心肌梗死 03.058

myosis 瞳孔缩小 03.095

N

nasal catheter oxygen inhalation 鼻导管给氧法 07.083

nasal feeding 鼻饲 07.149

nasal oxygen tube 鼻吸氧管 07.011

nasopharyngeal airway 鼻咽通气道，*鼻咽通气管 07.018

nasopharyngeal ventilation method 鼻咽通气法 07.081

natural disaster 自然灾害 05.003

natural resource depletion disaster 自然资源衰竭灾害 05.011

NBW 正常出生体重儿 03.775

nearest land 最近岸 06.043

negative pressure ambulance 负压型救护车 01.037

neonatal asphyxia 新生儿窒息 03.783

neonatal birth injury 新生儿产伤 03.792

neonatal hyperbilirubinemia *新生儿高胆红素血症 03.786

neonatal hypocalcemia 新生儿低钙血症 03.791

neonatal jaundice 新生儿黄疸 03.786

neonatal period 新生儿期 03.748

neonatal respiratory distress syndrome 新生儿呼吸窘迫综合征 03.784

neonate 新生儿 03.767

nephrotic syndrome 肾病综合征 03.814

neurological examination 神经系统检查 07.040

neuromyelitis optica 视神经脊髓炎 03.242

neuropsychiatric inventory 神经精神量表 03.973

nicotinic manifestation 烟碱样症状，*N样症状 03.267

nihilistic delusion 虚无妄想 03.946

NMO 视神经脊髓炎 03.242

non-emergency seat 非急救席 02.019

nonfreezing cold injury 非冻结性冷伤 05.090

non-pathologic hyperbilirubinemia *非病理性高胆红素血症 03.787

non-rebreathing mask 非重复呼吸面罩，*非再呼吸面罩 07.014

non ST-segment elevation myocardial infarction 非ST段抬高型心肌梗死 03.060

nonunion 骨折不愈合 03.495

normal birth weight 正常出生体重儿 03.775

normal labor 正常分娩 03.693

normal term infant 正常足月儿 03.780

no sleeve laryngeal mask 无套囊喉罩 07.021

nosocomial infection 医院感染，*院感 01.069

NPI 神经精神量表 03.973

NS 肾病综合征 03.814

NSTEMI 非ST段抬高型心肌梗死 03.060

nuclear disaster 核灾害 05.014

nursing 护理 01.005

nursing home 养老院 03.927

nutrition 营养 03.754

nutritional iron deficiency anemia 营养性缺铁性贫血 03.818

nutritional megaloblastic anemia 营养性巨幼细胞贫血 03.819

nutrition support 营养支持 03.758

nystagmus 眼球震颤，*眼震 03.115

O

obesity hypoventilation syndrome 肥胖低通气综合征 03.763

oblique fracture 斜行骨折 03.481

oblique lie 斜产式 03.625

oblique-pulling test of sacroiliac joint 骶髂关节斜扳试验 03.448

occupational exposure in prehospital emergency medical service 院前急救职业暴露 01.076

oculocardiac reflex 眼心反射 03.178

oculocephalogyric reflex 头眼反射 03.191

offshore platform 海上平台 06.012

OHCA 院外心搏骤停 03.039

older adult with comorbidity 老年人共病 03.848

oligohydramnios 羊水过少 03.677

oliguria 少尿 03.412

on-scene time 现场处置时间 04.038

open abdominal injury 腹腔开放伤 03.310

open brain injury 开放性脑损伤 03.327

open chest cardiac compression 胸内心脏按压,开胸心脏按压 07.052

opened injury 开放性损伤 03.308

open fracture 开放性骨折 03.474

open pneumothorax 开放性气胸 03.350

open the airway 开放气道 07.053

OPLL 颈椎后纵韧带骨化症 03.572

Oppenheim sign 奥本海姆征 03.166

oral administration 口服给药 07.158

oral rehydration salt 口服补液盐 03.283

ordinary ambulance 普通型救护车 01.035

organic depression 器质性抑郁症 03.951

original disaster 原生灾害 05.005

oropharyngeal airway 口咽通气道 07.017

oropharyngeal ventilation method 口咽通气法 07.080

ORS 口服补液盐 03.283

ossification of cervical posterior longitudinal ligament 颈椎后纵韧带骨化症 03.572

osteoarthritis 骨关节炎 03.558

osteofascial compartment syndrome 骨筋膜室综合征 03.497

osteonecrosis of femoral head 股骨头坏死 03.547

outbreak of nosocomial infection 医院感染暴发,*院感暴发 01.070

out-of-hospital cardiac arrest 院外心搏骤停 03.039

overall emergency plan 总体应急预案 05.037

overdue abortion *过期流产 03.638

oxygen mask 吸氧面罩 07.012

oxygen therapy 氧气疗法 07.082

P

packing hemostasis 填塞止血法 07.116

pain stimulation test 痛刺激试验 03.202

palliative care 缓和照顾 03.917

papilledema 视[神经]盘水肿,*视[神经]乳头水肿 03.093

papilloma 乳头状瘤 03.578

paradoxical respiration 反常呼吸 07.035

paralysis 瘫痪 03.117

paraplegia 截瘫 03.122

parenteral nutrition 肠外营养 03.759

Parkinson disease 帕金森病 03.243

partial breast feeding 部分母乳喂养 03.756

partial placenta praevia 部分性前置胎盘 03.667

partial pressure of end-tidal carbon dioxide testing 呼气末二氧化碳分压监测 07.041

parturition 分娩 03.692

passenger 乘客 06.032

patellar reflex 膝反射 03.157

patent ductus arteriosus 动脉导管未闭 03.782

pathological dislocation 病理性脱位 03.532

pathological reflex 病理反射 03.153

Patrick test 骶髂关节分离试验 03.452

pause dispatching time 暂停调用时长 04.057

pause dispatch times 暂停调用次数 04.056

PCM 围生期心肌病 03.651

PD 帕金森病 03.243

PDA 动脉导管未闭 03.782

pelvic compression and separation test 骨盆挤压分离试验 03.454

pelvic fracture 骨盆骨折 03.518

PEM 蛋白质-能量营养不良 03.761

pending time 挂单时长 02.076

percentage *百分比 03.882

percutaneous temporary cardiac pacing 经皮心脏临时起搏 07.067

perfectness operation ratio of ambulance 救护车辆运行完好率 04.065

perfectness ratio of communication equipment 通信设备完好率 04.063

perfectness ratio of emergency supplies 急救物品完好率 04.062

perfectness ratio of instrument and equipment 仪器设备完好率 04.064

periarthritis of shoulder joint 肩关节周围炎 03.553

perimenopausal period 围绝经期 03.595

perinatal period 围生期，*围产期 03.768

perinatal stage 围生期，*围产期 03.768

perinephritis 肾周围炎 03.419

periodic paralysis *周期性瘫痪 03.119

period of ventricular ejection ［心室］射血期 03.019

peripartum cardiomyopathy 围生期心肌病 03.651

peripheral facial palsy 周围性面神经麻痹，*周围性面瘫 03.105

peripheral intravenous catheter 外周静脉导管穿刺术 07.163

peripherally inserted central catheter 经外周静脉置入中心静脉穿刺术 07.165

peripheral neuropathy 周围神经疾病 03.221

peripheral vertigo 周围性眩晕 03.113

personality change 人格改变 03.945

personal protection 个体防护 05.068

personal protective equipment 个体防护装备 05.069

perspire during the puerperium 褥汗 03.736

Perthes test *佩尔特斯试验 03.394

petroleum poisoning 石油中毒 06.063

PGDM 妊娠前糖尿病 03.653

PHA 原发性醛固酮增多症 03.431

Phalen test *弗伦试验 03.466

pheochromocytoma 嗜铬细胞瘤 03.823

physiological age *生理年龄 03.835

physiological jaundice 生理性黄疸 03.787

physiological need 生理需要量 03.281

physiological reflex 生理反射 03.150

physiological uterine contraction 生理性子宫收缩 03.690

PICC 经外周静脉置入中心静脉穿刺术 07.165

picking up rate 及时接听率 04.011

picking up time 摘机时长 02.070

pick up test 拾物试验 03.444

pick up time 摘机时刻 02.069

pilomotor reflex 竖毛反射 03.182

PIVC 外周静脉导管穿刺术 07.163

placenta 胎盘 03.607

placenta increta 植入性胎盘 03.724

placental abruption 胎盘早剥 03.670

placental separation 胎盘剥离 03.720

placenta praevia 前置胎盘 03.665

plantar reflex 跖反射 03.159

PMD 进行性肌营养不良 03.260

PN 肠外营养 03.759

pneumothorax 气胸 03.348

POCT 现场快速检验 07.043

point-of-care testing 现场快速检验 07.043

poisoning asphyxia 中毒窒息 05.086

polyarteritis 多发性大动脉炎 03.390

polyneuropathy 多发性神经病，*末梢神经病 03.226

polyuria 多尿 03.415

population aging 人口老龄化 03.866

port 港口 06.039

portable electrocardiogram monitor 便携式心电监护仪 07.005

portal hypertension 门静脉高压症 03.370

positioning terminal equipment 车载定位终端 02.034

posterior cord syndrome 后脊髓综合征 03.524

posterior cubital triangle 肘后三角 03.437

posterolateral episiotomy 会阴后侧切开术 03.718

postpartum hemorrhage 产后出血 03.726

post resuscitation syndrome 复苏后综合征 03.044

post resuscitation treatment 复苏后治疗 03.045

post-term infant 过期产儿 03.771

PPH 产后出血 03.726

PPROM 未足月胎膜早破 03.676

Pratt test *普拉特试验 03.395

preeclampsia 先兆子痫 03.645

pregestational diabetes mellitus 妊娠前糖尿病 03.653

pregnancy 妊娠 03.611

pregnancy test 妊娠试验 03.617

prehospital emergency 院前急救 01.008

prehospital emergency medical transport 院前医疗急救转运 01.065

prehospital medical emergency service institution 院前医疗急救服务机构 01.011

prehospital medical emergency treatment rate 院前医疗急救处置率 04.039

prehospital termination of resuscitation 院前终止复苏规划 07.072

premature delivery 早产 03.687

premature infant 早产儿 03.770

premature rupture of membrane 胎膜早破 03.674

premenstrual syndrome 经前期综合征 03.605

preoxygenation 预给氧，*预吸氧 07.085

preschool stage 学龄前期 03.751

presenium 老年前期 03.883

presentation of umbilical cord 脐带先露 03.678

pressure sore 压疮 03.919

preterm delivery in labor 早产临产 03.689

preterm premature rupture of membrane 未足月胎膜早破 03.676

prevalence rate 现患率 03.858

prevalence study 现况研究 03.870

prevention of secondary disaster 次生灾害预防 05.042

primary amenorrhea 原发性闭经 03.600

primary brain injury 原发性脑损伤 03.325

primary delusion 原发性妄想 03.964

primary dysmenorrhea 原发性痛经 03.603

primary hyperaldosteronism 原发性醛固酮增多症 03.431

primary lower extremity deep venous valve insufficiency 原发性下肢深静脉瓣膜关闭不全 03.396

primary treatment 一级救治 05.065

process rate of life support system 调度生命支持系统使用率 04.007

production accident 生产事故 05.022

progeria 早老症 03.843

progression of aging 衰老渐进性 03.839

progressive muscular dystrophy 进行性肌营养不良 03.260

prolonged pregnancy 过期妊娠 03.691

pronator drift test 上肢平伸试验 03.203

proprioception *本体感觉 03.144

protection of perineum 会阴保护 03.716

protein-energy malnutrition 蛋白质-能量营养不良 03.761

proximal humeral fracture 肱骨近端骨折 03.498

pruritus in the elderly 老年瘙痒症 03.900

pruritus senilis 老年瘙痒症 03.900

pseudopregnancy therapy 假孕疗法 03.741

psychological imbalance 心理失衡 06.027

psychotherapy 心理治疗 05.047

PTE 肺血栓栓塞症 03.085

public health event 公共卫生事件 05.028

puerperal depression 产褥期抑郁症 03.739

puerperal heat stroke 产褥中暑 03.737

puerperal infection 产褥感染 03.738

puerperium 产褥期 03.732

pulmonary circulation 肺循环 03.006

pulmonary embolism 肺栓塞 03.084

pulmonary heart disease 肺源性心脏病 03.091

pulmonary hypertension 肺动脉高压 03.090

pulmonary thromboembolism 肺血栓栓塞症 03.085

pulse examination 脉搏检查 07.028

pulse measure 脉搏测量 07.144

punctured wound 刺伤 05.073

pupil examination 瞳孔检查 07.029

pupillary light reflex 瞳孔对光反射 03.096

purulent pleurisy 化脓性胸膜炎 03.804

push pull test 推拉试验 03.457

Pussep sign 普谢普征 03.169

pyogenic osteomyelitis 化脓性骨髓炎 03.554

Q

qualified rate of medicine and consumable 急救药品耗材抽检合格率 04.061

qualitative diagnosis 定性诊断 03.220

quality of life 生命质量 03.868

quality of well-being scale 健康生存质量表 03.852

queuing telephone number 排队电话量 04.003

QWB 健康生存质量表 03.852

R

radial artery puncture 桡动脉穿刺术 07.168
radial periosteal reflex 桡骨膜反射 03.156
rale 啰音 07.036
rapid-sequence intubation 快速诱导气管插管术 07.090
Raynaud syndrome 雷诺综合征 03.391
RCM 限制型心肌病 03.075
reasonable reply 有理回应 02.063
reassignment dispatch 更改调派 02.061
reassignment ratio 改派率 04.014
rebound tenderness 反跳痛 07.038
recommended dietary intake of the elderly 老年人推荐摄入量 03.978
recovery and reconstruction 恢复重建 05.043
recurrent abortion 复发性流产 03.639
reduction of anterior dislocation of hip joint 髋关节前脱位复位术 03.539
reduction of fetal head 胎头复位 03.704
reflex 反射 03.149
refugee 难民 05.018
refused dispatch 拒绝执行，*拒绝出车 02.066
rehabilitation nursing 康复护理 03.918
reinforcement dispatch 增援调派 02.062
remote control salvage device at sea 海上遥控伤员救捞装置 06.076
remote guidance for on-scene emergency at sea 海上急救远程指导 06.004
report emergency rate 突发事件上报率 04.006
reporting time of emergency 突发事件上报时刻 02.084
rescue 营救 05.056
rescue at scene 现场救援 05.041
rescue at sea 海上救生 06.020
rescue boat 救援船 06.072
rescue line 救生绳 06.069
rescuer 救生员 06.034
rescue set 解救套 07.110
rescue stretcher 救生担架 06.074
respiratory acidosis 呼吸性酸中毒 03.294
respiratory alkalosis 呼吸性碱中毒 03.295
respiratory failure 呼吸衰竭 03.086
rest angina pectoris 静息型心绞痛 03.055
restrictive cardiomyopathy 限制型心肌病 03.075
retained placenta 胎盘滞留 03.723
retained placenta fragment 胎盘部分残留 03.725
retention time in hospital 院内滞留时间 04.029
retirement syndrome 离退休综合征 03.846
return of spontaneous circulation 自主循环恢复 03.043
return of spontaneous circulation on scene 现场自主循环恢复 07.075
return of spontaneous circulation rate on scene *现场自主循环恢复率 04.043
revealed abruption 显性剥离 03.671
revoke dispatch 撤销待派 02.064
revoking time 撤销时刻 02.080
Reynolds pentad 雷诺五联征 03.376
RF 呼吸衰竭 03.086
rheumatoid arthritis 类风湿[性]关节炎 03.560
right heart failure 右心衰竭 03.033
right heart insufficiency 右心功能不全 03.032
ring dressing 环形包扎法 07.119
ring time 振铃时刻 02.068
rip current 离岸流 06.048
rolling test 滚动试验 03.451
Romberg sign 龙贝格征 03.216
ROSC 自主循环恢复 03.043
Rossolimo sign 罗索利莫征 03.172
rotary search 旋转式搜索 05.055
rousing time 唤醒时刻 02.079
route 航线 06.010
RSI 快速诱导气管插管术 07.090
rupture of uterus 子宫破裂 03.729

S

sacroiliac joint torsion test 骶髂关节扭转试验 03.446
SAH 蛛网膜下腔出血 03.344

salvage at sea　海上救助　06.022

SAR　国际海上搜寻救助公约　06.029

sarcoma　肉瘤　03.584

satellite positioning　卫星定位　02.031

satisfaction rate of emergency service　急救服务满意度　04.069

SCA　心搏骤停　03.038

scalp injury　头皮损伤　03.322

scapulohumeral periarthritis　肩关节周围炎　03.553

SCD　心源性猝死　03.042

scene rescue command communication system　现场抢救指挥通信系统　06.005

Schaeffer sign　舍费尔征　03.168

scheduling event review　调度事件审查　04.008

school stage　学龄期　03.752

sciatica　坐骨神经痛　03.225

sclerema neonatorum　新生儿硬肿病　03.789

sclerosing osteomyelitis　硬化性骨髓炎　03.556

scoop stretcher　铲式担架　07.107

screening　筛查　03.869

SE　癫痫持续状态　03.248

sea accident　海上事故　06.044

search　搜索　05.053

search and rescue　搜救　05.057

search and rescue dog　搜救犬　05.058

seasickness　晕船　06.059

seawater drowning　海水溺水　06.055

seborrheic keratosis　脂溢性角化病　03.904

secondary amenorrhea　继发性闭经　03.601

secondary brain injury　继发性脑损伤　03.326

secondary disaster　次生灾害　05.006

secondary dysmenorrhea　继发性痛经　03.604

secondary hypertension　继发性高血压　03.065

secondary transfer rate of ambulance　再次转运率　04.055

secondary treatment　二级救治　05.066

second-party caller　第二方呼救者　02.024

second priority　第二优先　05.061

second stage of labor　第二产程　03.712

self-care　自我照顾　03.921

senescence　衰老　03.836

senile angioma　老年性血管瘤　03.901

senile dermatosis　老年皮肤病　03.898

senile guttate leukoderma　老年性白点病　03.902

senile keratosis　老年性角化症　03.907

senile pigmentation　老年色素沉着　03.908

senile plaque　*老年斑，*寿斑　03.908

senile sebaceous hyperplasia　老年性皮脂腺增生　03.903

senilism　早衰，*早老　03.842

senium praecox　早衰，*早老　03.842

sensation　感觉　03.142

sensorineural deafness　感音性耳聋，*感觉神经性耳聋　03.107

sensory ataxia　感觉性共济失调　03.139

sensory dysfunction　感觉障碍　03.146

septic abortion　流产感染　03.640

serpentine dressing　蛇形包扎法　07.122

severe case seat　急危重症席　02.015

severe dehydration　重度脱水　03.273

SGA　小于胎龄儿　03.777

ship in distress　遇险船　06.052

shock　休克　03.297

shoulder dislocation　肩关节脱位　03.533

shunting seat　分流席　02.012

sick and injured at sea　海上伤病员　06.035

signs of placental separation　胎盘剥离征象　03.721

simple intestinal obstruction　单纯性肠梗阻　03.368

simple obesity　单纯性肥胖　03.762

simple respirator　简易呼吸器　07.015

simple respirator mask　简易呼吸器面罩　07.016

single shoulder dressing　单肩部包扎法　07.130

single task time　单次任务时间　04.033

SIRS　全身炎症反应综合征　03.305

sit-up test　起坐试验　03.215

skin aging　皮肤老化　03.899

skull injury　颅骨损伤　03.323

slide transfer device　滑梯换乘装置　06.081

small for gestational age infant　小于胎龄儿　03.777

Smith fracture　*史密斯骨折　03.506

social security incident　社会安全事件　05.029

sociology of aging　老年社会学　03.827

soft birth canal　软产道　03.697

solution tension　溶液张力　03.282

somnolence　嗜睡状态　03.962

source of first aid mission　急救任务来源　02.054

spasm　痉挛　03.130

spastic paralysis　痉挛性瘫痪　03.118

special ambulance　特殊用途型救护车　01.039

special emergency plan　专项应急预案　05.038

special major event　特别重大事件，＊Ⅰ级事件　05.031

specific death rate　死亡专率　03.860

specific sign of fracture　骨折专有体征　03.489

spinal conus syndrome　脊髓圆锥综合征　03.528

spinal movement test for young children　幼儿脊柱活动
检查法　03.443

spinal plate fixation　脊柱板固定　07.138

spinal shock　脊髓休克　03.521

spine board　脊柱板　07.109

spine fracture　脊柱骨折　03.519

spiral dressing　螺旋包扎法　07.120

spiral fold dressing　螺旋反折包扎法　07.121

spiral fracture　螺旋形骨折　03.482

splayed dressing　八字包扎法　07.128

splint　夹板　07.105

splintage　夹板固定　07.137

spontaneous abortion　自然流产　03.636

spontaneous angina pectoris　＊自发型心绞痛　03.055

spontaneous labor　＊顺产　03.693

sprain　扭伤　05.072

spurling test　椎间孔挤压试验　03.442

sputum suctioning　吸痰术　07.147

square shoulder　方肩　03.434

stable angina pectoris　稳定型心绞痛　03.052

stable fracture　稳定性骨折　03.487

stab wound　刺伤　05.073

stage of labor　产程　03.708

standardized mortality rate　标化死亡率　03.861

stand by　待命　04.030

state of health　健康状态　03.850

statistical process control digital switch　程控数字交换
机　02.005

status epilepticus　癫痫持续状态　03.248

steal syndrome　盗血综合征　03.238

STEMI　ST段抬高型心肌梗死　03.059

stenosing tenosynovitis　狭窄性腱鞘炎　03.550

sterilization　灭菌　01.078

stillbirth　死产　03.659

Stimson therapy　斯廷森法　03.538

stomatitis　口炎　03.793

straighten fracture of distal radius　伸直型桡骨远端骨
折　03.505

straight leg raising test　直腿抬高试验　03.449

strained ankle ligament　踝韧带扭伤　03.517

strait　海峡　06.041

strangulated intestinal obstruction　绞窄性肠梗阻
03.369

stress urinary incontinence　压力性尿失禁　03.409

stroke　[脑]卒中　03.232

stroke center　卒中中心　01.024

stroke volume　每搏输出量　03.017

stroke volume reserve　每搏输出量储备　03.023

structural care　结构式照护　03.930

ST-segment elevation myocardial infarction　ST段抬高
型心肌梗死　03.059

stupor　木僵　03.190

subarachnoid hemorrhage　蛛网膜下腔出血　03.344

subclavian venipuncture　锁骨下静脉穿刺术　07.166

subcutaneous injection　皮下注射　07.152

subdural hematoma　硬脑膜下血肿　03.333

subhealth　亚健康　03.880

sublingual administration　舌下给药　07.159

subluxation of radial head　桡骨头半脱位　03.535

successful aging　健康老龄化　03.893

success rate of cardiopulmonary resuscitation on scene
现场心肺复苏成功率　04.043

suction catheter　吸引管　07.008

suction type negative pressure stretcher　抽气式负压担
架　07.108

sudden cardiac arrest　心搏骤停　03.038

sudden cardiac death　心源性猝死　03.042

sudden death　猝死　03.041

sunburn　晒伤　06.058

sundowner syndrome　日落综合征　03.943

superfecundation　同期复孕　03.664

superficial reflex　浅反射　03.151

superficial sensation　浅感觉　03.143

superficial venous valve function test　浅静脉瓣膜功能
试验　03.393

superior mesenteric artery syndrome　＊肠系膜上动脉综
合征　03.363

supinating and throwing out belly test　仰卧挺腹试验
03.470

supine hypotensive syndrome　仰卧位低血压综合征
03.620

suppurative arthritis　化脓性关节炎　03.557

supracondylar fracture of humerus　肱骨髁上骨折
03.500

supraglottic airway 声门上气道 07.079

survival after hospital admission 入院存活 07.076

survival at sea 海上求生 06.019

survival rate 生存率 03.862

survival suit 救生服 06.067

swimming 游泳 06.015

switch 交换机 02.004

sympathetic cervical spondylosis 交感型颈椎病 03.570

synchronized cardioversion 同步电复律 07.062

syncope 晕厥 03.116

syndrome of cerebral peduncle 大脑脚综合征 03.217

systemic circulation 体循环 03.005

systemic inflammatory response syndrome 全身炎症反应综合征 03.305

systemic vasopressor response 全身血管加压反应 03.317

T

tagging the triage classification card 置放急救识别卡 06.007

Takayasu arteritis 多发性大动脉炎 03.390

telephone number 联系电话 02.051

telephone queue time 电话排队时刻 02.074

telephone queuing rate 电话排队率 04.002

telephone queuing time 电话排队时长 04.004

telephone receiving amount 电话接听量 04.010

telephone receiving rate 电话接起率 04.001

telescope test *望远镜试验 03.457

temperature monitoring 体温监测 07.030

tension headache 紧张性头痛 03.252

tension pneumothorax 张力性气胸 03.351

terminal care 临终照料 03.915

terminate task 终止任务 02.065

terminating time 终止时刻 02.081

termination of resuscitation 终止复苏 07.071

term infant 足月儿 03.769

term premature rupture of membrane 足月胎膜早破 03.675

tertiary treatment 三级救治 05.067

testicular hydrocele 睾丸鞘膜积液 03.427

tetany of vitamin D deficiency 维生素D缺乏性手足搐搦症 03.766

tetralogy of Fallot 法洛四联症 03.808

tetraplegia 四肢瘫 03.123

the aged 老年人 03.884

the longeveous 长寿老人 03.886

the oldest old 高龄老人 03.885

therapeutic thoracentesis 治疗性胸腔穿刺术 07.170

third-party caller 第三方呼救者 02.025

third priority 第三优先 05.062

third stage of labor 第三产程 03.715

Thomas sign 托马斯征 03.453

thoracic closed drainage 胸腔闭式引流术 07.171

thoracic outlet syndrome 胸出口综合征 03.563

threatened abortion 先兆流产 03.629

threatened labor 先兆临产 03.706

threatened premature labor 先兆早产 03.688

three depressions sign 三凹征 07.034

thromboangiitis obliterans 血栓闭塞性脉管炎 03.387

thrush 鹅口疮 03.794

thyrocricocentesis 环甲膜穿刺术 07.091

TIA 短暂性脑缺血发作 03.231

tibial fracture 胫骨骨折 03.516

tibial plateau fracture 胫骨平台骨折 03.514

tics 抽动症 03.136

tidal breathing 潮式呼吸 03.194

timely handling rate of complaint 投诉处理及时率 04.070

timely reporting rate of emergency 突发事件上报及时率 04.067

timeout rate of acute wounded or sick task 急救任务执行超时率 04.034

Tinel sign 蒂内尔征 03.467

tinnitus 耳鸣 03.111

toddler period 幼儿期 03.750

Todd paralysis 托德瘫痪 03.259

TOF 法洛四联症 03.808

tonic pupil *强直性瞳孔 03.103

topical diagnosis 定位诊断 03.219

TOR rule 院前终止复苏规则 07.072

torsion of umbilical cord 脐带扭转 03.686

torsion spasm 扭转痉挛 03.134

total placenta praevia　完全性前置胎盘　03.666

TPROM　足月胎膜早破　03.675

tracheal intubation catheter　气管插管导管　07.023

tracheotomy　气管切开术　07.092

tracking investigation　追踪调查　03.873

traffic accident　交通事故　05.021

transfer device　换乘装置　06.080

transforamen magna herniation　枕骨大孔疝　03.320

transient ischemic attack　短暂性脑缺血发作　03.231

transmission rate of information between prehospital and inhospital　院前院内信息传递率　04.053

transport　转运　01.006

transport duration　转运时间　04.026

transtentorial herniation　小脑幕切迹疝　03.319

transverse fracture　横行骨折　03.480

transverse lie　横产式　03.624

trauma　创伤　03.307

trauma center　创伤中心　01.025

trauma emergency equipment　外伤急救器材　07.102

traumatic asphyxia　创伤性窒息　03.353

traumatic dislocation　创伤性脱位　03.531

traumatic shock　创伤性休克　03.301

treatment accuracy rate of emergency medical record　急救处置准确率　04.051

treatment after recovery　复苏后治疗　07.049

tremor　震颤　03.131

tremor paralysis　*震颤麻痹　03.243

Trendelenburg test　特伦德伦堡试验　03.455

triad of death　致命性三联征　03.312

triage　检伤分类　05.059

triangle of gastrinoma　胃泌素瘤三角区　03.382

triangular bandage　三角巾，*三角绷带　07.104

triceps reflex　肱三头肌反射　03.155

trigeminal neuralgia　三叉神经痛　03.223

true knot of umbilical cord　脐带真结　03.685

true urinary incontinence　真性尿失禁　03.407

trunk line　中继线　02.007

tsunami　海啸　06.046

tubal pregnancy　输卵管妊娠　03.642

tumor　肿瘤　03.576

twilight state　朦胧状态　03.958

twin pregnancy　双胎妊娠　03.661

type Ⅰ respiratory failure　Ⅰ型呼吸衰竭　03.087

type Ⅱ respiratory failure　Ⅱ型呼吸衰竭　03.088

type of first aid task　急救任务类型　02.055

typhoon　台风　06.047

U

UAP　不稳定型心绞痛　03.057

ulcerative stomatitis　溃疡性口炎　03.797

ulnar compression test of wrist joint　腕关节尺侧挤压试验　03.440

ulnar radial shaft fracture　尺骨桡骨骨干骨折　03.501

ultrasonocardiography　超声心动图　07.042

umbilical cord　脐带　03.609

umbilical cord entanglement　脐带缠绕　03.680

umbilical cord knot　脐带打结　03.683

umbilical cord prolapse　脐带脱垂　03.679

unstable angina pectoris　不稳定型心绞痛　03.057

unstable fracture　不稳定骨折　03.488

unsynchronized cardioversion　非同步电复律　07.063

upper arm pull test　上臂牵拉试验　03.441

upper moter nearon paralysis　*上运动神经元性瘫痪　03.118

urethral catheterization　导尿术　07.150

urgent micturition　尿急　03.399

urge urinary incontinence　急迫性尿失禁　03.410

urinary incontinence　尿失禁　03.406

urinary retention　尿潴留　03.403

urinary retention with overflow incontinence　充盈性尿失禁　03.408

urinary three cups test　尿三杯试验　03.416

urinary tract infection　尿路感染　03.815

urination difficulty　排尿困难　03.402

urolithiasis　尿石症　03.425

uterine fibroid　子宫肌瘤　03.743

uteroplacental apoplexy　子宫胎盘卒中　03.673

UTI　尿路感染　03.815

V

VAD 血管性痴呆 03.240
VAD 维生素A缺乏症 03.764
variant angina pectoris 变异型心绞痛 03.056
varicose vein of lower limb 下肢静脉曲张 03.392
vascular dementia 血管性痴呆 03.240
vascular intestinal obstruction 血运性肠梗阻 03.367
vasogenic shock 血管源性休克 03.299
vasovagal syncope 血管迷走性晕厥 03.813
ventilator 呼吸机 07.024
ventricular ejection 心室射血 03.015
ventricular filling 心室充盈 03.016
Venturi mask 文丘里面罩 07.013
vertebral artery type of cervical spondylosis 椎动脉型颈椎病 03.569
vertigo 眩晕 03.112

very low birth weight 极低出生体重儿 03.773
vessel aground 搁浅船 06.051
vestibular ataxia 前庭性共济失调 03.140
viral encephalitis 病毒性脑炎 03.822
viral myocarditis 病毒性心肌炎 03.812
visuospatial disorder 视空间障碍 03.940
vital sign 生命体征 07.026
vitamin A deficiency 维生素A缺乏症 03.764
vitamin D deficiency rickets 维生素D缺乏性佝偻病 03.765
vitamin K deficiency bleeding of the newborn *新生儿维生素K缺乏性出血症 03.790
VLBW 极低出生体重儿 03.773
VVS 血管迷走性晕厥 03.813

W

wartime stress response 战时应激反应 06.024
water area 水域 06.036
water excess 水过多 03.284
water intoxication 水中毒 03.285
water rescue 水上救生 06.021
Weber syndrome *韦伯综合征 03.217
Werner syndrome 沃纳综合征 03.844
whiplash craniocerebral injury 挥鞭样颅脑损伤 03.341
Whipple triad 惠普尔三联征 03.380
whole heart failure 全心衰竭 03.035

whole heart insufficiency 全心功能不全 03.034
winged scapula 翼状肩胛 03.435
wire communication 有线通信 02.028
wireless communication 无线通信 02.029
work order completion accuracy rate 任务单完整准确率 04.020
work recorder 工作记录仪 01.059
wreck 沉船 06.050
wrist bending test 腕掌屈试验 03.466
wristdrop deformity 垂腕畸形 03.462

Y

Yankauer suction tube 杨克吸引管 07.009

Yeoman test *约曼试验 03.445

汉英索引

A

阿迪瞳孔　Adie pupil　03.103

阿尔茨海默病　Alzheimer disease，AD　03.255

阿利斯法　Allis therapy　03.537

阿利斯征　Allis sign　03.456

阿·罗瞳孔　Argyll Robertson pupil　03.101

*阿普利试验　Apley test　03.468

阿托品化　atropinization　03.268

癌　carcinoma　03.581

奥本海姆征　Oppenheim sign　03.166

B

八字包扎法　splayed dressing　07.128

巴宾斯基征　Babinski sign　03.164

*巴顿骨折　Barton fracture　03.507

巴利分指试验　Barre dividigital finger test　03.206

白血病　leukemia　03.587

*百分比　percentage　03.882

百岁老人　centenarian　03.887

搬运　carry　07.139

膀胱刺激征　irritation sign of bladder　03.401

包扎　dressing　07.118

爆炸事故　explosion accident　05.023

北斗卫星导航系统　BeiDou Navigation Satellite System，BDS　02.033

*北斗系统　BeiDou Navigation Satellite System，BDS　02.033

*贝尔麻痹　Bell palsy　03.224

贝内迪克特综合征　Benedikt syndrome　03.218

*本体感觉　proprioception　03.144

绷带　bandage　07.103

鼻导管给氧法　nasal catheter oxygen inhalation　07.083

鼻饲　nasal feeding　07.149

鼻吸氧管　nasal oxygen tube　07.011

鼻咽通气道　nasopharyngeal airway　07.018

鼻咽通气法　nasopharyngeal ventilation method　07.081

*鼻咽通气管　nasopharyngeal airway　07.018

闭合性骨折　closed fracture　03.475

闭合性脑损伤　closed brain injury　03.328

闭合性气胸　closed pneumothorax　03.349

闭合性损伤　closed injury　03.309

闭经　amenorrhea　03.599

闭塞性动脉硬化　arteriosclerotic obliterans，ASO　03.388

闭锁综合征　locked-in syndrome　03.186

*闭胸心脏按压　close chest cardiac massage　07.051

边缘性前置胎盘　marginal placenta praevia　03.668

*扁平足　flat foot　03.548

*变形性肌张力障碍　dystonia musculorum deformans　03.134

变异型心绞痛　variant angina pectoris　03.056

便携式心电监护仪　portable electrocardiogram monitor　07.005

标化死亡率　standardized mortality rate　03.861

髌骨软骨软化症　chondromalacia patellae　03.546

冰山现象　iceberg phenomenon　03.847

病毒性脑炎　viral encephalitis　03.822

病毒性心肌炎　viral myocarditis　03.812

病理反射　pathological reflex　03.153

病理性脱位　pathological dislocation　03.532

病理性赘述　circumstantiality　03.967

病例-对照研究　case-control study　03.871

病例随访　case follow-up　01.052

病情严重程度　disease severity　02.059

病死率　fatality rate　03.881

*病因诊断　etiologic diagnosis　03.220

*伯格试验　Buerger test　03.469

博勒尔征　Bohler sign　03.458

*布朗-塞卡综合征　Brown-Sequard Syndrome　03.526

不全流产　incomplete abortion　03.631

不完全骨折　incomplete fracture　03.476

不完全性断肢　incomplete amputated limb　03.544

不完全性脊髓损伤　incomplete spinal cord injury
03.522

不完全性气道梗阻　incomplete airway obstruction
07.095

不完全性子宫破裂　incomplete uterine rupture　03.730

不稳定骨折　unstable fracture　03.488

不稳定型心绞痛　unstable angina pectoris, UAP　03.057

不自主运动　involuntary movement　03.129

布丰寿命系数　Buffon life coefficient　03.878

*布拉加德试验　Bragard test　03.450

*布拉克斯顿·希克斯宫缩　Braxton Hicks contraction
03.690

布鲁津斯基征　Brudzinski sign　03.177

*布罗迪脓肿　Brodie abscess　03.555

*布罗迪-特伦德伦堡试验　Brodie-Trendelenburg test
03.393

部分母乳喂养　partial breast feeding　03.756

部分性前置胎盘　partial placenta praevia　03.667

C

擦伤　abrasion　05.070

查多克征　Chaddock sign　03.165

产程　stage of labor　03.708

[产程]活跃期　[labor] active phase　03.711

[产程]潜伏期　[labor] latent phase　03.710

产道　birth canal　03.695

产后出血　postpartum hemorrhage, PPH　03.726

产后宫缩痛　after pain　03.734

产力　force of labor　03.694

产褥感染　puerperal infection　03.738

产褥期　puerperium　03.732

产褥期抑郁症　puerperal depression, depression post-
partum　03.739

产褥中暑　puerperal heat stroke　03.737

铲式担架　scoop stretcher　07.107

肠梗阻　intestinal obstruction　03.364

肠内营养　enteral nutrition, EN　03.760

肠套叠　intussusception　03.799

肠外营养　parenteral nutrition, PN　03.759

*肠系膜上动脉综合征　superior mesenteric artery syn-
drome　03.363

超低出生体重儿　extremely low birth weight, ELBWI
03.772

超声心动图　ultrasonocardiography, echocardiography
07.042

潮式呼吸　tidal breathing　03.194

车载定位终端　positioning terminal equipment　02.034

撤销待派　revoke dispatch　02.064

撤销时刻　revoking time　02.080

沉船　wreck　06.050

*成人早老综合征　adult progeria syndrome　03.844

乘客　passenger　06.032

程控数字交换机　statistical process control digital switch
02.005

痴呆　dementia　03.956

痴呆的行为和精神症状　behavioral and psychological
symptoms of dementia, BPSD　03.935

弛缓性瘫痪　flaccid paralysis　03.119

尺骨桡骨骨干骨折　ulnar radial shaft fracture　03.501

冲击伤　blast injury　05.081

充盈性尿失禁　urinary retention with overflow incon-
tinence　03.408

抽动秽语综合征　Gilles de la Tourette syndrome　03.244

抽动症　tics　03.136

抽气式负压担架　suction type negative pressure stretcher
07.108

抽屉试验　drawer test　03.459

出车超时率　ambulance departure overtime rate　04.037

出车反应时间　ambulance response time　04.036

出发时刻　departure time　04.022

出生缺陷　birth defect　03.654

出院存活　discharged alive　07.077

初发型心绞痛　initial onset angina pectoris　03.053

传导性耳聋　conductive deafness　03.108

传染病漏报率　missing report rate of infectious disease
04.050

船员　crew　06.030

创伤　trauma　03.307

创伤性脱位　traumatic dislocation　03.531
创伤性休克　traumatic shock　03.301
创伤性窒息　traumatic asphyxia　03.353
创伤中心　trauma center　01.025
垂腕畸形　wristdrop deformity　03.462
次生灾害　secondary disaster　05.006
次生灾害预防　prevention of secondary disaster　05.042

刺激性感觉障碍　irritant sensory dysfunction　03.147
刺伤　punctured wound，stab wound　05.073
丛集性头痛　cluster headache　03.251
粗死亡率　crude death rate　03.859
猝死　sudden death　03.041
挫伤　contusion　05.071
错构　falsification　03.938

D

大规模伤亡事件　mass casualty incident　05.035
大脑脚综合征　syndrome of cerebral peduncle　03.217
大脑性共济失调　cerebral ataxia　03.141
大疱性类天疱疮　bullous pemphigoid　03.906
大于胎龄儿　large for gestational age infant，LGA　03.779
代谢性碱中毒　metabolic alkalosis　03.293
代谢性酸中毒　metabolic acidosis　03.292
带状疱疹　herpes zoster　03.909
待命　stand by　04.030
单纯性肠梗阻　simple intestinal obstruction　03.368
单纯性肥胖　simple obesity　03.762
单次任务时间　single task time　04.033
单肩部包扎法　single shoulderdressing　07.130
单卵双胎　monozygotic twins　03.663
单瘫　monoplegia　03.121
胆石症　cholelithiasis　03.371
蛋白质-能量营养不良　protein-energy malnutrition，PEM　03.761
导尿术　urethral catheterization　07.150
到达现场时间　arrive scene time　04.024
盗血综合征　steal syndrome　03.238
地理信息　geographic information　02.030
地毯式搜索　carpet search　05.054
地震　earthquake　06.049
地址定位准确率　address location accuracy rate　04.019
地址类别　address type　02.058
地质灾害　geologic hazard　05.007
灯塔　lighthouse　06.040
等渗性脱水　isotonic dehydration　03.277
低出生体重儿　low birth weight，LBW　03.774
低钾血症　hypokalemia　03.289
*低流量吸氧　low-flow oxygen therapy　07.086
低流量氧疗　low-flow oxygen therapy　07.086
低颅压性头痛　intracranial hypotension headache　03.254

低钠血症　hyponatremia　03.287
*低容量性低钠血症　hypovolemic hyponatremia　03.275
*低容量性高钠血症　hypovolemic hypernatremia　03.276
低渗性脱水　hypotonic dehydration　03.275
低血容量性休克　hypovolemic shock　03.298
*低氧血症型呼吸衰竭　hypoxemic respiratory failure　03.087
低置胎盘　low-lying placenta　03.669
骶髂关节分离试验　Patrick test　03.452
骶髂关节扭转试验　sacroiliac joint torsion test　03.446
骶髂关节斜扳试验　oblique-pulling test of sacroiliac joint　03.448
第二产程　second stage of labor　03.712
第二方呼救者　second-party caller　02.024
第二优先　second priority　05.061
第三产程　third stage of labor　03.715
第三方呼救者　third-party caller　02.025
第三优先　third priority　05.062
第四优先　fourth priority　05.063
第一产程　first stage of labor　03.709
第一方呼救者　first-party caller　02.023
*第一目击者　first responder　02.024
第一优先　first priority　05.060
蒂内尔征　Tinel sign　03.467
癫痫　epilepsy　03.246
癫痫持续状态　status epilepticus，SE　03.248
癫痫发作　epileptic seizure　03.245
癫痫综合征　epilepsy syndrome　03.247
电复律器　electric converter　07.004
电话分类　call classification　02.052
电话接起率　telephone receiving rate　04.001
电话接听量　telephone receiving amount　04.010
电话排队率　telephone queuing rate　04.002
电话排队时刻　telephone queue time　02.074

电话排队时长　telephone queuing time　04.004

电话早释　dialling early release　02.053

*电话指导的心肺复苏　dispatcher-guided cardiopul-
monary resuscitation　02.046

调度生命支持系统使用率　process rate of life support
system　04.007

调度事件审查　scheduling event review　04.008

调度事件审查校对　dispatching event review and
proofreading　04.009

调度员电话指导时间　dispatcher guidance duration
04.021

调度员生命支持　dispatcher life support, DLS　02.045

调度员指导的心肺复苏　dispatcher-guided cardiopul-
monary resuscitation　02.046

调度座席　emergency dispatch seat　02.011

调节反射　accommodation reflex　03.100

跌倒　fall　03.922

定位时刻　location time　02.073

定位诊断　topical diagnosis　03.219

定向障碍　disorientation　03.952

定性诊断　qualitative diagnosis　03.220

动力性肠梗阻　dynamic intestinal obstruction　03.366

动脉导管未闭　patent ductus arteriosus, PDA　03.782

动脉瘤　aneurysm　03.385

动脉栓塞　arterial embolism　03.386

动脉硬化　arteriosclerosis　03.046

动脉粥样硬化　atherosclerosis, AS　03.047

*冻僵　frozen rigor, frozen stiff　05.087

冻结性冷伤　frozen cold injury　05.089

*冻伤　frozen cold injury　05.089

毒蕈碱样症状　muscarinic symptom　03.266

独立型急救中心　independent emergency center　01.015

杜加斯征　Dugas sign　03.436

短暂性脑缺血发作　transient ischemic attack, TIA
03.231

ST段抬高型心肌梗死　ST-segment elevation myocar-
dial infarction, STEMI　03.059

断肢　amputated limb　03.540

断指　amputated finger　03.541

断趾　amputated toe　03.542

队列研究　cohort study　03.872

多发伤　multiple injury　05.091

多发性大动脉炎　polyarteritis, Takayasu arteritis
03.390

多发性神经病　polyneuropathy　03.226

多发性硬化　multiple sclerosis, MS　03.241

多尿　polyuria　03.415

多胎妊娠　multiple pregnancy　03.660

E

鹅口疮　thrush　03.794

恶化型心绞痛　accelerated angina pectoris　03.054

恶露　lochia　03.735

*恶性高血压　malignant hypertension　03.067

恶性淋巴瘤　malignant lymphoma　03.586

恶性肿瘤　malignant tumor　03.580

儿茶酚胺增多症　hypercatecholaminism　03.433

耳聋　deafness　03.106

耳鸣　tinnitus　03.111

*耳源性眩晕　aural vertigo　03.113

二级救治　secondary treatment　05.066

F

发病率　incidence　03.857

发育　development　03.746

法洛四联症　tetralogy of Fallot, TOF　03.808

反常呼吸　paradoxical respiration　07.035

反射　reflex　03.149

反跳试验　bounce test　03.212

反跳痛　rebound tenderness　07.038

方肩　square shoulder　03.434

飞机失事　air crash　05.024

*非病理性高胆红素血症　non-pathologic hyperbiliru-
binemia　03.787

非重复呼吸面罩　non-rebreathing mask　07.014

非冻结性冷伤　nonfreezing cold injury　05.090

非ST段抬高型心肌梗死　non ST-segment elevation
myocardial infarction, NSTEMI　03.060

非急救席　non-emergency seat　02.019

非同步电复律　unsynchronized cardioversion　07.063

*非再呼吸面罩　non-rebreathing mask　07.014

肥厚型心肌病　hypertrophic cardiomyopathy，HCM　03.074

肥胖低通气综合征　obesity hypoventilation syndrome　03.763

肺动脉高压　pulmonary hypertension　03.090

肺栓塞　pulmonary embolism　03.084

*肺透明膜病　hyaline membrane disease of lung　03.784

肺血栓栓塞症　pulmonary thromboembolism，PTE　03.085

肺循环　pulmonary circulation　03.006

肺源性心脏病　pulmonary heart disease　03.091

分级救治　grading treatment　05.064

分流席　shunting seat　02.012

分娩　parturition　03.692

分娩机制　mechanism of labor　03.698

10分钟完成心电图率　completion rate of electrocardi-ogram in ten minutes　04.040

粉碎性骨折　comminuted fracture　03.483

*否定妄想　delusion of negation　03.946

*弗伦试验　Phalen test　03.466

弗罗门特征　Froment sign　03.464

服药依从性　drug compliance，medicine compliance　03.924

浮髌试验　floating patella test　03.461

浮式海上平台　floating offshore platform　06.014

辐辏反射　convergence reflex　03.099

辐射损伤　radiation injury　05.083

*抚养比　dependency ratio　03.864

*抚养率　dependency ratio　03.864

抚养系数　dependency coefficient　03.864

负压型救护车　negative pressure ambulance　01.037

复发性流产　recurrent abortion　03.639

复合感觉　combined sensation　03.145

复合伤　combined injury　05.092

复苏后治疗　post resuscitation treatment　03.045

复苏后治疗　treatment after recovery　07.049

复苏后综合征　post resuscitation syndrome　03.044

腹壁反射　abdominal reflex　03.161

腹部包扎法　abdominal dressing　07.132

腹部冲击法　abdomen impact therapy　07.097

腹股沟疝　inguinal hernia　03.355

腹股沟斜疝　indirect inguinal hernia　03.356

腹股沟直疝　direct inguinal hernia　03.357

腹肌紧张　abdominal muscular tension　07.039

腹腔闭合伤　closed abdominal injury　03.311

腹腔穿刺　abdominocentesis　07.172

腹腔间室综合征　abdominal compartment syndrome　03.360

腹腔开放伤　open abdominal injury　03.310

腹外疝　external abdominal hernia　03.354

G

改派率　reassignment ratio　04.014

改派时刻　change dispatching time　02.082

感觉　sensation　03.142

*感觉神经性耳聋　sensorineural deafness　03.107

感觉性共济失调　sensory ataxia　03.139

感觉障碍　sensory dysfunction　03.146

感染性休克　infectious shock　03.304

感音性耳聋　sensorineural deafness　03.107

干预研究　intervention study　03.892

肛门反射　anal reflex　03.163

港口　port，harbor　06.039

高级调度在线生命支持系统　advanced dispatch online life support system，ADLS　02.038

高级生命支持　advanced life support，ALS　07.048

高级生命支持终止复苏规则　advanced life support termination of resuscitation rule　07.074

高钾血症　hyperkalemia　03.290

高龄老人　the oldest old　03.885

*高流量吸氧　high-flow oxygen therapy　07.087

高流量氧疗　high-flow oxygen therapy　07.087

高钠血症　hypernatremia　03.288

高渗性脱水　hypertonic dehydration　03.276

*高碳酸血症型呼吸衰竭　hypercapnic respiratory failure　03.088

高危新生儿　high risk infant　03.781

高温综合征　hyperthremia syndrome　03.261

高血压　hypertension　03.063

高血压急症　hypertension emergency　03.069

高血压脑病　hypertensive encephalopathy　03.071

高血压危象　hypertensive crisis　03.068

高血压亚急症　hypertension urgency　03.070

高质量心肺复苏　high quality cardiopulmonary resuscitation　07.070

睾丸鞘膜积液　testicular hydrocele，hydrocele of testis　03.427

戈登征　Gordon sign　03.167

搁浅船　vessel aground　06.051

格拉斯哥昏迷评分　Glasgow coma score　07.032

隔离　isolation　01.077

个案管理　case management　03.928

个体防护　personal protection　05.068

个体防护装备　personal protective equipment　05.069

*根斯伦试验　Gaenslen test　03.446

跟膝胫试验　heel-knee-shin test　03.213

更改调派　reassignment dispatch　02.061

*更年期　climacteric period　03.595

工作记录仪　work recorder　01.059

公共卫生事件　public health event　05.028

功能复位　functional reduction　03.492

功能性消化不良　functional dyspepsia　03.800

肱二头肌反射　biceps reflex　03.154

肱骨干骨折　humeral shaft fracture　03.499

肱骨近端骨折　proximal humeral fracture　03.498

肱骨髁上骨折　supracondylar fracture of humerus　03.500

肱骨外上髁炎　external humeral epicondylitis　03.552

肱三头肌反射　triceps reflex　03.155

*宫颈扩张期　cervical dilation phase　03.709

*宫外孕　ectopic pregnancy　03.641

共济失调　ataxia　03.137

贡达征　Gonda sign　03.170

构成比　constituent ratio　03.882

构音障碍　dysarthria　03.198

孤独　loneliness　03.923

孤立性右位心　isolated dextrocardia　03.811

股动脉穿刺术　femoral artery puncture　07.169

股骨干骨折　fracture of shaft of femur　03.510

股骨颈骨折　femoral neck fracture　03.508

股骨头坏死　osteonecrosis of femoral head，femoral head necrosis　03.547

股骨远端骨折　distal femur fracture　03.511

股骨转子间骨折　femoral intertrochanteric fracture　03.509

股静脉穿刺术　femoral venous puncture　07.167

股疝　femoral hernia　03.358

股神经牵拉试验　femoral nerve stretch test　03.471

骨产道　bony birth canal　03.696

骨关节炎　osteoarthritis　03.558

骨骺分离　epiphyseal separation　03.486

骨筋膜室综合征　osteofascial compartment syndrome　03.497

骨盆骨折　pelvic fracture　03.518

骨盆挤压分离试验　pelvic compression and separation test　03.454

骨髓内输液　intramedullary infusion　07.161

骨折　fracture　03.473

骨折不愈合　nonunion　03.495

骨折复位　fracture reduction　03.490

骨折畸形愈合　malunion of fracture　03.496

骨折延迟愈合　delayed healing of fracture　03.494

骨折愈合　fracture healing　03.493

骨折专有体征　specific sign of fracture　03.489

固定　fixation　07.135

固定式海上平台　fixed offshore platform　06.013

固定翼医学救援航空器　fixed wing air ambulance，FWAA　01.044

挂单时长　pending time　02.076

挂机时刻　hang up time　02.071

挂起时刻　hanging time　02.075

关节脱位　joint dislocation　03.530

冠心病　coronary heart disease　03.048

*冠状动脉粥样硬化性心脏病　coronary atherosclerotic heart disease　03.048

滚动试验　rolling test　03.451

国际海上搜寻救助公约　International Convention on Maritime Search and Rescue，SAR　06.029

过度换气后呼吸暂停　hyperventilation after apnea　03.192

过敏性休克　anaphylactic shock　03.303

过期产儿　post-term infant　03.771

*过期流产　overdue abortion　03.638

过期妊娠　prolonged pregnancy　03.691

H

*哈-吉综合征　Hutchinson-Gilford syndrome　03.843

咳嗽变异性哮喘　cough variant asthma　03.806

海岸线　coastline　06.042
海姆利希急救法　Heimlich maneuver　07.096
*海姆利希手法　Heimlich maneuver　07.096
海难　marine perils　06.045
海上急救　maritime emergency medical rescue　06.002
海上急救远程指导　remote guidance for on-scene
　　emergency at sea　06.004
海上救生　rescue at sea　06.020
海上救助　salvage at sea　06.022
海上平台　offshore platform　06.012
海上求生　survival at sea　06.019
海上伤病员　sick and injured at sea　06.035
海上事故　sea accident　06.044
海上搜救　maritime search and rescue　06.023
海上遥控伤员救捞装置　remote control salvage device
　　at sea　06.076
海上医学救援　maritime medical rescue　06.001
海上远程医疗　maritime telemedicine at sea　06.003
海事研究中心　maritime research center　06.082
海水溺水　seawater drowning　06.055
海水浴场　bathing beach　06.018
海滩　beach　06.038
海峡　strait　06.041
海啸　tsunami　06.046
海员　mariner　06.031
海蜇皮炎　jellyfish dermatitis　06.057
航空医学救援　air ambulance　01.042
航线　route　06.010
核灾害　nuclear disaster　05.014
横产式　transverse lie　03.624
横行骨折　transverse fracture　03.480
喉管　laryngeal tube，LT　07.019
喉罩　laryngeal mask airway，LMA　07.020
后脊髓综合征　posterior cord syndrome　03.524
呼叫时刻　call time　02.067
呼救　call for help　02.021
呼救者　caller　02.022
呼气末二氧化碳分压监测　partial pressure of end-tidal

carbon dioxide testing　07.041
呼吸测量　breath measure　07.145
呼吸机　ventilator　07.024
呼吸检查　breath examination　07.027
呼吸衰竭　respiratory failure，RF　03.086
呼吸性碱中毒　respiratory alkalosis　03.295
呼吸性酸中毒　respiratory acidosis　03.294
护理　nursing　01.005
滑囊炎　bursitis　03.549
滑梯换乘装置　slide transfer device　06.081
化脓性骨髓炎　pyogenic osteomye litis　03.554
化脓性关节炎　suppurative arthritis　03.557
化脓性胸膜炎　purulent pleurisy　03.804
踝反射　ankle reflex　03.158
踝韧带扭伤　strained ankle ligament　03.517
环甲膜穿刺术　thyrocricocentesis　07.091
环境污染灾害　environmental pollution disaster　05.012
环形包扎法　ring dressing　07.119
环形圈法　circular dressing　07.134
缓和照顾　palliative care　03.917
*缓进型高血压　chronic hypertension　03.066
换乘　interchange　06.079
换乘装置　transfer device　06.080
唤醒时刻　rousing time　02.079
黄疸　jaundice，icterus　03.383
挥鞭样颅脑损伤　whiplash craniocerebral injury　03.341
恢复重建　recovery and reconstruction　05.043
会阴保护　protection of perineum　03.716
会阴后侧切开术　posterolateral episiotomy　03.718
会阴切开术　episiotomy　03.717
会阴正中切开术　median episiotomy　03.719
惠普尔三联征　Whipple triad　03.380
混合型酸碱平衡失调　mixed acid-base imbalance
　　03.296
混合性耳聋　mixed deafness　03.110
火灾　fire disaster　05.013
霍夫曼征　Hoffmann sign　03.171
霍纳综合征　Horner syndrome　03.092

J

饥渴　hungry and thirsty　06.061
机房　machine room　02.020
机械通气　mechanical ventilation　07.088

机械性肠梗阻　mechanical intestinal obstruction　03.365
机械性窒息　mechanical asphyxia　05.085
肌力　muscle strength　03.199

肌内注射 intramuscular injection 07.153

肌萎缩 muscular atrophy 03.125

肌无力危象 myasthenic crisis 03.258

肌张力 muscle tone 03.126

肌张力低下 hypomyotonia 03.127

肌张力增高 hypermyotonia 03.128

积极老龄化 active aging 03.894

基础生命支持 basic life support, BLS 07.047

基础生命支持终止复苏规则 basic life support termination of resuscitation rule 07.073

稽留流产 missed abortion 03.638

及时接听率 picking up rate 04.011

及时派车率 dispatch rate 04.013

*Ⅰ级事件 special major event 05.031

*Ⅱ级事件 major event 05.032

*Ⅲ级事件 larger event 05.033

*Ⅳ级事件 general event 05.034

极低出生体重儿 very low birth weight, VLBW 03.773

急腹症 acute abdomen 03.359

急进型高血压 accelerated hypertension 03.067

急救 emergency 01.002

急救病历 emergency medical record 01.050

急救病历甲级率 grade A rate of emergency medical record 04.068

*急救车 ambulance 01.034

急救处置准确率 treatment accuracy rate of emergency medical record 04.051

急救电话 emergency call 01.003

急救电话分流 emergency telephone shunting 02.008

急救电子病历 emergency electronic medical record 01.051

急救调度 emergency medical dispatch, EMD 02.001

急救调度室 emergency medical dispatch room 02.002

*急救调度厅 emergency medical dispatch room 02.002

急救调度系统 emergency dispatch system 02.026

急救调度员 emergency dispatcher 02.003

急救调度指挥中心 emergency dispatch command center 01.019

急救反应时间 emergency response time 04.035

急救分中心 emergency medical branch center 01.013

急救服务满意度 satisfaction rate of emergency service 04.069

急救辅助员 emergency care assistant 01.032

急救管理人员 emergency management personnel 01.033

急救护士 emergency nurse 01.029

急救驾驶员 emergency driver 01.030

急救绿色通道 emergency green channel 01.067

急救绿色通道建立率 emergency green channel establishment rate 04.052

急救摩托车 emergency motorcycle 01.040

急救前移 emergency medical service in advance 02.044

急救任务来源 source of first aid mission 02.054

急救任务类型 type of first aid task 02.055

急救任务执行超时率 timeout rate of acute wounded or sick task 04.034

*急救司机 emergency driver 01.030

急救网络医院 emergency network hospital 01.021

急救无人机 emergency unmanned aerial vehicle 01.041

急救物品完好率 perfectness ratio of emergency supplies 04.062

急救药品耗材抽检合格率 qualified rate of medicine and consumable 04.061

急救医疗服务 emergency medical service, EMS 01.004

急救医疗服务体系 emergency medical service system, EMSS 01.007

急救医生 emergency physician 01.028

急救医学 emergency medicine 01.001

急救站 emergency medical station 01.014

急救中心 emergency medical center 01.012

急救转运呼吸机 emergency transfer ventilator 07.025

急救状态变更准确率 accuracy rate of emergency status change 04.058

急迫性尿失禁 urge urinary incontinence 03.410

急危重患者 critical patient 01.054

急危重症席 severe case seat 02.015

急危重症预警率 advance notice rate of crisis 04.049

急性胆管炎 acute cholangitis 03.374

急性胆碱能危象 acute cholinergic crisis 03.265

急性胆囊炎 acute cholecystitis 03.372

急性附睾炎 acute epididymitis 03.423

急性冠脉综合征 acute coronary syndrome, ACS

03.061

急性呼吸窘迫综合征 acute respiratory distress syndrome，ARDS 03.089

急性尿道炎 acute urethritis 03.422

急性尿潴留 acute urinary retention 03.404

急性气管支气管炎 acute tracheobronchitis 03.080

急性乳腺炎 acute mastitis 03.345

急性上呼吸道感染 acute upper respiratory tract infection 03.079

急性肾小球肾炎 acute glomerulonephritis，AGN 03.816

急性肾盂肾炎 acute pyelonephritis 03.417

急性细菌性膀胱炎 acute bacterial cystitis 03.420

急性细支气管炎 acute bronchiolitis 03.802

急性心功能不全 acute cardiac insufficiency 03.028

急性胰腺炎 acute pancreatitis 03.377

急性应激障碍 acute stress disorder 06.026

急诊急救五大中心 five major centers for emergency care 01.022

急诊危重指数 emergency severity index，ESI 01.053

疾病监测 disease surveillance 03.891

挤压伤 crush injury 05.079

挤压性颅脑损伤 compressional craniocerebral injury 03.339

挤压综合征 crush syndrome 05.080

脊髓半切综合征 Brown-Sequard syndrome 03.526

脊髓病 myelopathy 03.228

脊髓型颈椎病 cervical spondylotic myelopathy 03.568

脊髓休克 spinal shock 03.521

脊髓压迫症 compressive myelopathy 03.229

脊髓炎 myelitis 03.227

脊髓圆锥综合征 spinal conus syndrome 03.528

脊髓震荡 concussion of spinal cord 03.520

脊柱板 spine board 07.109

脊柱板固定 spinal plate fixation 07.138

脊柱骨折 spine fracture 03.519

计算机电话集成系统 computer telephony integration system，CTIS 02.037

计算机辅助调度 computer aided dispatching 02.042

计算机辅助调度系统 computeraided dispatch system，CADs 02.027

记忆障碍 dysmnesia，disorder of memory 03.936

继发性闭经 secondary amenorrhea 03.601

继发性高血压 secondary hypertension 03.065

继发性脑损伤 secondary brain injury 03.326

继发性痛经 secondary dysmenorrhea 03.604

继续损失量 continuing loss 03.280

加莱亚齐骨折 Galeazzi fracture 03.503

*加雷骨髓炎 Garré osteomyelitis 03.556

加速性颅脑损伤 acceleration craniocerebral injury 03.337

加压包扎止血法 hemostasis by compression bandage 07.114

夹板 splint 07.105

夹板固定 splintage 07.137

家庭访视 home visit 03.911

家庭护理 home care 03.914

甲状旁腺功能减退症 hypoparathyroidism 03.824

甲状旁腺功能亢进症 hyperparathyroidism 03.825

*假临产 false labor 03.690

*假性尿失禁 false incontinence 03.408

假孕疗法 pseudopregnancy therapy 03.741

间接对光反射 indirect light reflex 03.098

间接颅脑损伤 indirect craniocerebral injury 03.340

间歇性跛行 intermittent claudication 03.384

肩关节脱位 shoulder dislocation 03.533

肩关节周围炎 periarthritis of shoulder joint，scapulohumeral periarthritis 03.553

检伤分类 triage 05.059

减速性颅脑损伤 deceleration craniocerebral injury 03.338

减压病 decompression sickness 06.064

减灾 disaster reduction 05.046

简易呼吸器 simple respirator 07.015

简易呼吸器面罩 simple respirator mask 07.016

健康 health 03.879

健康促进 health promotion 03.855

健康促进评价 health promotion evaluation 03.856

健康档案 health record 03.912

健康教育 health education 03.913

健康老龄化 healthy aging，successful aging 03.893

健康老年人 health elderly 03.896

健康生存质量表 quality of well-being scale，QWB 03.852

健康相关生活质量 health-related quality of life 03.851

健康预期寿命 active life expectancy 03.876

健康状态 state of health，health status 03.850

腱鞘囊肿 ganglion cyst 03.551

交叉瘫 crossed paralysis 03.124
*交叉性瘫痪 crossed paralysis 03.124
交感型颈椎病 sympathetic cervical spondylosis 03.570
交换机 switch 02.004
交接时间 delivery time 04.028
交接完成率 implement rate of handover 04.054
*交界瘤 borderline tumor 03.588
交界性肿瘤 borderline tumor 03.588
交通静脉瓣膜功能试验 communicating venous valve function test 03.395
交通事故 traffic accident 05.021
交通性鞘膜积液 communicating hydrocele 03.429
焦虑 anxiety 03.184
焦虑障碍 anxiety disorder 03.185
*焦虑症 anxiety disorder 03.185
角膜反射 corneal reflex 03.102
绞窄性肠梗阻 strangulated intestinal obstruction 03.369
较大事件 larger event 05.033
*阶梯治疗 grading treatment 05.064
*杰克逊征 Jackson sign 03.208
结构式照护 structural care 03.930
截瘫 paraplegia 03.122
解救套 rescue set 07.110
解剖复位 anatomic reduction 03.491
紧急医学救援中心 emergency medical rescue center 01.020
紧张性头痛 tension headache 03.252
进行性肌营养不良 progressive muscular dystrophy, PMD 03.260
浸润癌 invasive carcinoma 03.583
经皮心脏临时起搏 percutaneous temporary cardiac pacing 07.067
经前期综合征 premenstrual syndrome 03.605
经外周静脉置入中心静脉穿刺术 peripherally inserted central catheter, PICC 07.165
精索鞘膜积液 funicular hydrocele, hydrocele of the spermatic cord 03.428
颈动脉窦反射 carotid sinus reflex 03.179
颈静脉充盈 jugular vein engorgement 07.033
颈内静脉穿刺术 internal jugular venipuncture 07.156
颈强直 cervical rigidity 03.175
颈托 cervical collar 07.106
颈托固定 cervical collar fixation 07.136

颈外静脉穿刺术 external jugular venipuncture 07.157
颈椎病 cervical spondylosis 03.566
颈椎后纵韧带骨化症 ossification of cervical posterior longitudinal ligament，OPLL 03.572
颈椎间盘突出症 cervical disc herniation 03.571
胫腓骨干骨折 fracture of shaft of tibia and fibula 03.515
胫骨骨折 tibial fracture 03.516
胫骨平台骨折 tibial plateau fracture 03.514
痉挛 spasm 03.130
痉挛性瘫痪 spastic paralysis 03.118
静脉输液 intravenous infusion 07.155
静脉注射 intravenous injection 07.154
静息型心绞痛 rest angina pectoris 03.055
镜像右位心 mirror dextrocardia 03.810
救护车 ambulance 01.034
5G救护车 5G ambulance 01.038
救护车存油量 fuel storage of ambulance 04.066
救护车辆运行完好率 perfectness operation ratio of ambulance 04.065
救护车随时消毒 ambulance concomitant disinfection 01.075
救护车油耗达标率 fuel consumption compliance rate 04.059
救护车终末消毒 ambulance terminal disinfection 01.074
救生担架 rescue stretcher 06.074
救生筏 life raft 06.070
救生服 survival suit 06.067
救生浮具 buoyant apparatus 06.065
救生抛射器 lifesaver catapult 06.075
救生圈 lifebuoy 06.068
救生绳 rescue line 06.069
救生艇 lifeboat 06.071
救生演习 lifesaving drill 06.028
救生衣 lifejacket 06.066
救生员 rescuer 06.034
救援船 rescue boat 06.072
局限性骨脓肿 localized bone abscess 03.555
巨大儿 high birth weight，HBW 03.776
巨大胎儿 fetal macrosomia 03.655
*拒绝出车 refused dispatch 02.066
拒绝执行 refused dispatch 02.066
绝经 menopause 03.593

绝经过渡期　menopausal transition period　03.594

绝经综合征　menopausal syndrome，MPS　03.596

K

*卡普格拉综合征　Capgras syndrome　03.944

开放气道　open the airway　07.053

开放性骨折　open fracture　03.474

开放性脑损伤　open brain injury　03.327

开放性气胸　open pneumothorax　03.350

开放性损伤　opened injury　03.308

开胸心脏按压　open chest cardiac compression　07.052

康复护理　rehabilitation nursing　03.918

*科尔萨科夫综合征　Korsakov syndrome　03.947

*科利斯骨折　Colles fracture　03.505

克尼格征　Kernig sign　03.176

空难　air disaster　05.025

*空中急救　air medical emergency　01.042

口对鼻人工呼吸　mouth to nose artificial respiration　07.059

口对口鼻人工呼吸　mouth to mouth nose artificial respiration　07.060

口对口人工呼吸　mouth to mouth artificial respiration　07.058

口服补液盐　oral rehydration salt，ORS　03.283

口服给药　oral administration　07.158

口炎　stomatitis　03.793

口咽通气道　oropharyngeal airway　07.017

口咽通气法　oropharyngeal ventilation method　07.080

库斯莫尔呼吸　Kussmaul respiration　03.193

*库欣反应　Cushing response　03.317

*库欣综合征　Cushing syndrome　03.432

快速诱导气管插管术　rapid-sequence intubation，RSI　07.090

髋关节过伸试验　hyperextension test of hip joint　03.445

髋关节前脱位复位术　reduction of anterior dislocation of hip joint　03.539

髋关节脱位　hip dislocation　03.536

溃疡性口炎　ulcerative stomatitis　03.797

扩张型心肌病　dilated cardiomyopathy，DCM　03.073

L

*拉塞格试验　Lasègue test　03.449

劳力性心绞痛　exertional angina pectoris　03.051

*老化　aging　03.836

老龄化社会　aging society　03.867

*老年斑　senile plaque　03.908

老年保健学　elderly healthcare，gerocomia　03.834

老年护理学　geriatric nursing，gerontological nursing　03.910

老年基础医学　geriatric basic medicine　03.832

老年[健康]综合评估　comprehensive geriatric assessment，CGA　03.853

老年精神病　geriopsychosis　03.932

老年康复医学　geriatric rehabilitation medicine　03.833

老年临床医学　clinical geriatrics　03.831

老年流行病学　geriatric epidemiology　03.849

老年皮肤病　senile dermatosis　03.898

老年皮肤病学　geriatric dermatology　03.897

老年期抑郁症　geriatric depression　03.949

老年前期　presenium　03.883

老年人　the aged　03.884

老年人共病　older adult with comorbidity　03.848

*老年人口比例　coefficient of aged population　03.865

老年人口系数　coefficient of aged population　03.865

老年人良性遗忘　benign senescent forgetfulness　03.939

老年人膳食指南　dietary guideline of the elderly　03.979

老年人适宜摄入量　adequate dietary intake of the elderly　03.977

老年人推荐摄入量　recommended dietary intake of the elderly　03.978

老年瘙痒症　pruritus senilis，pruritus in the elderly　03.900

老年色素沉着　senile pigmentation　03.908

老年社会学　sociology of aging　03.827

老年生物学　biology of aging　03.829
老年性白点病　senile guttate leukoderma　03.902
老年性白发　canities senile　03.905
老年性角化症　senile keratosis　03.907
老年性皮脂腺增生　senile sebaceous hyperplasia　03.903
老年性血管瘤　senile angioma, cherry angioma　03.901
老年学　gerontology　03.826
老年医学　geriatrics　03.828
老年医学综合考察　comprehensive survey of geriatrics　03.889
老年营养不良　malnutrition in elderly　03.976
老年预防医学　geriatric preventive medicine　03.830
*老征　aging sign　03.837
雷诺五联征　Reynolds pentad　03.376
雷诺综合征　Raynaud syndrome　03.391
类风湿[性]关节炎　rheumatoid arthritis　03.560
累积损失量　accumulated loss　03.279
冷伤　cold injury　05.088
离岸流　rip current　06.048
离开现场时间　leave scene time　04.025
离退休综合征　retirement syndrome　03.846
离席率　dispatcher departure rate, departure rate　04.018
离席时长　dispatcher absence time，absence time　04.016
离席时长比例　dispatcher absence time rate，absence time rate　04.017
连枷胸　flail chest　03.347
联系电话　telephone number　02.051

良性十二指肠淤滞症　benign duodenal stasis　03.363
良性肿瘤　benign tumor　03.577
裂纹骨折　fissure fracture　03.477
临产　in labor　03.707
临床营养　clinical nutrition　03.974
临终关怀　hospice care　03.916
临终照料　terminal care　03.915
淋巴系统　lymphatic system　03.003
淋巴循环　lymph circulation　03.008
流产　abortion　03.628
流产感染　septic abortion　03.640
流行病学调查　epidemiological investigation　01.071
龙贝格征　Romberg sign　03.216
颅骨损伤　skull injury　03.323
颅脑损伤　craniocerebral injury　03.321
颅内血肿　intracranial hematoma　03.332
颅内压增高　increased intracranial pressure　03.316
颅外颈动脉硬化狭窄性疾病　extracranial carotid stenotic disease　03.389
轮替试验　alternating movement　03.214
啰音　rale　07.036
罗索利莫征　Rossolimo sign　03.172
螺旋包扎法　spiral dressing　07.120
螺旋反折包扎法　spiral fold dressing　07.121
螺旋形骨折　spiral fracture　03.482
绿色通道建立　green channel establishment　02.047
绿色通道建立时刻　green channel establishment time　02.083

M

马尾损伤　injury of cauda equina　03.529
麦氏征　McMurray sign　03.460
脉搏测量　pulse measure　07.144
脉搏检查　pulse examination　07.028
慢性胆囊炎　chronic cholecystitis　03.373
慢性附睾炎　chronic epididymitis　03.424
慢性高血压　chronic hypertension　03.066
慢性高血压并发先兆子痫　chronic hypertension complicated with preeclampsia　03.647
慢性尿潴留　chronic urinary retention　03.405
慢性细菌性膀胱炎　chronic bacterial cystitis　03.421
慢性心功能不全　chronic cardiac insufficiency　03.029
慢性胰腺炎　chronic pancreatitis　03.378

慢性支气管炎　chronic bronchitis　03.081
慢性阻塞性肺疾病　chronic obstructive pulmonary disease，COPD　03.082
*慢阻肺　chronic obstructive pulmonary disease, COPD　03.082
毛细血管回流检查　capillary reflux examination　07.031
锚地　anchorage area　06.037
冒充者综合征　imposter syndrome　03.944
帽式包扎法　capeline dressing　07.123
每搏输出量　stroke volume　03.017
每搏输出量储备　stroke volume reserve　03.023
门静脉高压症　portal hypertension　03.370
蒙泰贾骨折　Monteggia fracture　03.502

朦胧状态 twilight state 03.958
弥漫性轴索损伤 diffuse axonal injury 03.331
弥散性血管内凝血 disseminated intravascular coagu-
  lation，DIC 03.078
米尔征 Mill sign 03.438
面具式包扎法 mask dressing 07.125
面神经麻痹 facial nerve palsy 03.224

面罩给氧法 mask oxygen therapy 07.084
灭菌 sterilization 01.078
*末梢神经病 polyneuropathy 03.226
母乳喂养 breast feeding 03.755
母细胞瘤 blastoma 03.585
木僵 stupor 03.190

N

难免流产 inevitable abortion 03.630
难民 refugee 05.018
脑出血 intracerebral hemorrhage 03.335
脑挫裂伤 brain contusion and laceration 03.330
脑动脉盗血综合征 cerebral artery steal syndrome
  03.239
脑梗死 cerebral infarction 03.233
脑功能分类量表 cerebral performance category，CPC
  07.078
脑脊液鼻漏 cerebrospinal fluid rhinorrhea 03.342
脑脊液耳漏 cerebrospinal fluid otorrhea 03.343
脑静脉血栓形成 cerebral venous thrombosis，CVT
  03.237
脑膜刺激征 meningeal irritation sign 03.174
脑疝 brain hernia 03.318
脑神经疾病 cranial nerve disease 03.222
脑栓塞 cerebral embolism 03.235
脑损伤 brain injury，cerebral injury 03.324
*脑瘫 cerebral palsy 03.256
脑性瘫痪 cerebral palsy 03.256
脑血管疾病 cerebrovascular disease，CVD 03.230

脑血栓形成 cerebral thrombosis 03.234
脑震荡 brain concussion 03.329
[脑]卒中 stroke 03.232
溺水 drowning 06.053
溺亡 drowning death 06.054
*年龄相关记忆障碍 age-associated memory impaire-
  ment 03.939
碾压伤 mangled injury 05.077
尿闭 ischuria 03.414
尿急 urgent micturition 03.399
尿量异常 abnormality of urine volume 03.411
尿路感染 urinary tract infection，UTI 03.815
尿频 frequent micturition 03.398
尿三杯试验 urinary three cups test 03.416
尿失禁 urinary incontinence 03.406
尿石症 urolithiasis 03.425
尿痛 dysuria 03.400
尿潴留 urinary retention 03.403
扭伤 sprain 05.072
扭转痉挛 torsion spasm 03.134

P

帕金森病 Parkinson disease，PD 03.243
排队电话量 queuing telephone number 04.003
排尿困难 urination difficulty 03.402
派车量 dispatching ambulance number 04.012
派车时刻 dispatch order sending time 02.077
派车时长 dispatch time 02.078
派车席 dispatch seat 02.014
疱疹性口腔炎 herpetic stomatitis 03.795
疱疹性咽峡炎 herpetic angina 03.796

*佩尔特斯试验 Perthes test 03.394
皮肤划痕试验 dermographia test 03.181
皮肤老化 skin aging 03.899
皮内注射 intradermal injection 07.151
皮下注射 subcutaneous injection 07.152
皮质醇增多症 hypercortisolism 03.432
*皮质感觉 combined cortical sensation 03.145
偏侧投掷症 hemiballismus 03.135
偏瘫 hemiplegia 03.120

偏头痛　migraine　03.250
贫血　anemia　03.817
平均寿命　average life　03.875
平足症　flat foot　03.548

*普拉特试验　Pratt test　03.395
普通型救护车　ordinary ambulance　01.035
普谢普征　Pussep sign　03.169

Q

脐带　umbilical cord　03.609
脐带缠绕　umbilical cord entanglement　03.680
脐带打结　umbilical cord knot　03.683
脐带过短　excessively short umbilical cord　03.681
脐带过长　excessively long umbilical cord　03.682
脐带假结　false knot of umbilical cord　03.684
脐带扭转　torsion of umbilical cord　03.686
脐带脱垂　umbilical cord prolapse　03.679
脐带先露　presentation of umbilical cord　03.678
脐带真结　true knot of umbilical cord　03.685
起坐试验　sit-up test　03.215
气道管理设备　airway management device　07.006
气道管理箱　airway management toolbox　07.007
气道异物阻塞　airway foreign body obstruction　07.093
气管插管导管　tracheal intubation catheter　07.023
气管插管术　endotracheal intubation　07.089
气管内给药　endotracheal administration　07.162
气管切开术　tracheotomy　07.092
气象水文环境　meteorological and hydrological environment　06.083
气象灾害　meteorological disaster　05.008
气胸　pneumothorax　03.348
器械搬运　equipment carry　07.141
器质性抑郁症　organic depression　03.951
前脊髓综合征　anterior cord syndrome　03.523
前庭性共济失调　vestibular ataxia　03.140
前置胎盘　placenta praevia　03.665
潜水　diving　06.016
潜水医学　diving medicine　06.017
浅反射　superficial reflex　03.151
浅感觉　superficial sensation　03.143
浅静脉瓣膜功能试验　superficial venous valve function test　03.393
嵌插骨折　impacted fracture　03.484

腔隙性脑梗死　lacunar cerebral infarction　03.236
强直性脊柱炎　ankylosing spondylitis，AS　03.559
*强直性瞳孔　tonic pupil　03.103
强制性哭笑　forced weeping and laughing　03.953
抢救监护型救护车　intensive care ambulance　01.036
鞘膜积液　hydrocele　03.426
切割伤　incised wound，cutting injury　05.074
青春期　adolescence　03.753
青枝骨折　greenstick fracture　03.478
轻度认知损害　mild cognitive impairment　03.934
轻度脱水　mild dehydration　03.271
清创缝合术　debridement and suturing　07.101
清创术　debridement　07.100
清洁　cleaning　01.079
屈颈试验　Linder test　03.472
屈曲型桡骨远端骨折　flexion fracture of distal radius　03.506
躯体疾病所致精神障碍　mental disorder due to medical condition　03.933
去大脑皮质状态　decorticate state　03.187
去大脑强直　decerebrate rigidity　03.188
全球定位系统　global positioning system，GPS　02.032
全身血管加压反应　systemic vasopressor response　03.317
全身炎症反应综合征　systemic inflammatory response syndrome，SIRS　03.305
全心功能不全　whole heart insufficiency　03.034
全心衰竭　whole heart failure　03.035
拳式包扎法　fist dressing　07.129
缺血缺氧性脑病　hypoxic-ischemic encephalopathy，HIE　03.785
*缺血性脑卒中　ischemic stroke　03.233
群伤　mass casualty　06.062
*群体伤亡事件　mass casualty　05.035

R

桡动脉穿刺术　radial artery puncture　07.168
桡骨膜反射　radial periosteal reflex　03.156
桡骨头半脱位　subluxation of radial head　03.535
桡骨远端骨折　distal fracture of radius　03.504
桡骨远端关节面骨折　fracture of distal radial articular surface　03.507
热痉挛　heat cramp　03.262
热射病　heat stroke　03.264
热衰竭　heat exhaustion　03.263
人格改变　personality change　03.945
人工分流　artificial shunting　02.009
人工呼吸　artificial respiration　07.057
人工流产　artificial abortion　03.637
人工喂养　artificial feeding　03.757
人工心脏起搏　artificial cardiac pacing　07.066
人口老龄化　population aging　03.866
人为灾害　man-made disaster　05.004
人字包扎法　herringbone dressing　07.127
任务单完整准确率　work order completion accuracy rate　04.020
任务调派　dispatching　02.060
妊娠　pregnancy　03.611
妊娠高血压　gestational hypertension　03.644

妊娠合并慢性高血压　chronic hypertension complicating pregnancy　03.648
妊娠剧吐　hyperemesis gravidarum，HG　03.643
妊娠期　duration of pregnancy　03.612
妊娠期高血压性心脏病　hypertensive heart disease of pregnancy　03.650
妊娠前糖尿病　pregestational diabetes mellitus，PGDM　03.653
妊娠试验　pregnancy test　03.617
妊娠糖尿病　gestational diabetes mellitus，GDM　03.652
日间护理　day care　03.926
*日间照护　day care　03.926
日落综合征　sundowner syndrome　03.943
溶血-肝酶升高-血小板减少综合征　hemolysis，elevated liver enzymes，and low platelet count syndrome，HELLP syndrome　03.649
溶液张力　solution tension　03.282
肉瘤　sarcoma　03.584
乳头状瘤　papilloma　03.578
乳腺囊性增生病　cystic hyperplasia of breast　03.346
入院存活　survival after hospital admission　07.076
褥汗　perspire during the puerperium　03.736
软产道　soft birth canal　03.697

S

三凹征　three depressions sign　07.034
三叉神经痛　trigeminal neuralgia　03.223
三级救治　tertiary treatment　05.067
*三角绷带　triangular bandage　07.104
三角巾　triangular bandage　07.104
沙尔科三联征　Charcot triad　03.375
筛查　screening　03.869
晒伤　sunburn　06.058
上臂牵拉试验　upper arm pull test　03.441
*上皮内癌　intraepithelial carcinoma　03.582
*上运动神经元性瘫痪　spastic paralysis　03.118
上肢平伸试验　pronator drift test　03.203
烧伤　burn　05.082
少尿　oliguria　03.412
舌下给药　sublingual administration　07.159
蛇形包扎法　serpentine dressing　07.122

舍费尔征　Schaeffer sign　03.168
社会安全事件　social security incident　05.029
社区式照护　community care　03.931
伸直型桡骨远端骨折　extension fracture of distal radius，straighten fracture of distal radius　03.505
身份识别错误　identification error　03.948
深反射　deep reflex　03.152
深感觉　deep sensation　03.144
深静脉通畅试验　deep vein patency test　03.394
深静脉血栓形成　deep venous thrombosis，DVT　03.397
神经根型颈椎病　cervical spondylotic radiculopathy　03.567
神经精神量表　neuropsychiatric inventory，NPI　03.973
神经系统检查　neurological examination　07.040
肾病综合征　nephrotic syndrome，NS　03.814
肾皮质多发脓肿　multiple renal abscess　03.418

肾周围炎　perinephritis　03.419

生产事故　production accident　05.022

生存率　survival rate　03.862

*生化妊娠　chemical pregnancy　03.634

生活满意度指数　life satisfaction index　03.854

生理反射　physiological reflex　03.150

*生理年龄　physiological age　03.835

生理性黄疸　physiological jaundice　03.787

生理性子宫收缩　physiological uterine contraction　03.690

生理需要量　physiological need　03.281

生命体征　vital sign　07.026

生命质量　quality of life　03.868

生态灾害　ecological disaster　05.010

生物学年龄　biological age　03.835

生物灾害　biology disaster　05.009

生长　growth　03.745

生长发育　growth and development　03.744

声门上气道　supraglottic airway　07.079

失能　disability　06.025

失认症　agnosia　03.195

失血性休克　hemorrhagic shock　03.302

失用症　apraxia　03.196

失语症　aphasia　03.197

十二指肠憩室　duodenal diverticulum　03.362

石油中毒　petroleum poisoning　06.063

时序年龄　chronological age，CA　03.895

拾物试验　pick up test　03.444

食管–气管联合导管　esophageal-tracheal combitube，ETC　07.022

*史密斯骨折　Smith fracture　03.506

事故　accident　05.020

事故灾难　accident and disaster　05.027

视空间障碍　visuospatial disorder　03.940

视神经脊髓炎　neuromyelitis optica，NMO　03.242

视[神经]盘水肿　papilledema　03.093

*视[神经]乳头水肿　papilledema　03.093

适于胎龄儿　appropriate for gestational age infant，AGA　03.778

嗜铬细胞瘤　pheochromocytoma　03.823

嗜睡状态　somnolence　03.962

嗜睡状态　somnolence　03.962

EC手法　EC technique　07.056

手悬吊包扎法　hand hanging dressing　07.126

手足徐动症　athetosis　03.133

首调负责制　first-dispatch responsibility　02.043

*寿斑　senile pigmentation　03.908

寿命　life-span，longevity　03.874

受理时长　call handling time　02.072

受理席　accepting seat　02.013

输卵管妊娠　tubal pregnancy　03.642

输液反应发生率　infusion reaction rate　04.045

竖毛反射　pilomotor reflex　03.182

数据库系统　database system　02.036

数指试验　counting finger test　03.204

数字录音系统　digital audio record system　02.035

衰老　senescence　03.836

衰老渐进性　progression of aging　03.839

衰老普遍性　generalization of aging　03.840

衰老相关变化　age-related change　03.838

衰老征象　aging sign　03.837

衰弱　frailty　03.845

衰退　decline，deterioration　03.841

双卵双胎　dizygotic twins　03.662

双胎妊娠　twin pregnancy　03.661

水过多　water excess　03.284

水母蜇伤　jellyfish sting　06.056

水上救生　water rescue　06.021

*水下医学　diving medicine　06.017

水域　water area　06.036

水中毒　water intoxication　03.285

水肿　edema　03.286

*顺产　spontaneous labor　03.693

斯廷森法　Stimson therapy　03.538

撕裂伤　laceration　05.075

死产　stillbirth　03.659

死胎　fetal death　03.658

*死亡率　mortality，death rate　03.859

死亡专率　specific death rate　03.860

四肢瘫　tetraplegia　03.123

送达医院时间　arrival hospital time　04.027

搜救　search and rescue　05.057

搜救犬　search and rescue dog　05.058

搜索　search　05.053

酸碱平衡失调　acid-base imbalance　03.291

*酸碱平衡紊乱　acid-base disturbance　03.291

损伤　injury　03.306

损伤控制手术　damage control　03.314

损伤控制外科　damage control surgery，DCS　03.315
损伤控制性复苏　damage control resuscitation，DCR　03.313

锁骨下静脉穿刺术　subclavian venipuncture　07.166

T

胎产式　fetal lie　03.622
胎动　fetal movement　03.618
胎儿附属物　fetal appendage　03.606
胎儿窘迫　fetal distress　03.657
*胎儿娩出期　delivery of baby phase　03.712
胎儿期　fetal period　03.747
胎儿酸中毒　fetal acidosis　03.656
胎方位　fetal position　03.627
胎膜　fetal membrane　03.608
胎膜早破　premature rupture of membrane　03.674
胎盘　placenta　03.607
胎盘剥离　placental separation　03.720
胎盘剥离征象　signs of placental separation　03.721
胎盘部分残留　retained placenta fragment　03.725
胎盘早剥　placental abruption　03.670
胎盘滞留　retained placenta　03.723
胎势　fetal attitude　03.621
胎头拨露　head visible on vulval gapping　03.713
胎头俯屈　flexion of fetal head　03.701
胎头复位　reduction of fetal head　03.704
*抬头举颏法　head tilt-chin lift　07.054
胎头内旋转　internal rotation of fetal head　03.702
胎头外旋转　external rotation of fetal head　03.705
胎头下降　descent of fetal head　03.700
胎头衔接　engagement of fetal head　03.699
胎头仰伸　extension of fetal head　03.703
胎头着冠　crowning of head　03.714
胎先露　fetal presentation　03.626
胎心音　fetal heart beat　03.619
台风　typhoon　06.047
瘫痪　paralysis　03.117
特别重大事件　special major event　05.031
特伦德伦堡试验　Trendelenburg test　03.455
特殊用途型救护车　special ambulance　01.039
提睾反射　cremaster reflex　03.162
体外膜[肺]氧合　extracorporeal membrane oxygenation，ECMO　07.173
体温测量　body temperature measure　07.142
体温监测　temperature monitoring　07.030

体循环　systemic circulation　03.005
填塞止血法　packing hemostasis　07.116
通信设备完好率　perfectness ratio of communication equipment　04.063
同步电复律　synchronized cardioversion　07.062
同期复孕　superfecundation　03.664
瞳孔对光反射　pupillary light reflex　03.096
瞳孔检查　pupil examination　07.029
瞳孔散大　mydriasis　03.094
瞳孔缩小　miosis，myosis　03.095
痛刺激试验　pain stimulation test　03.202
痛风性关节炎　gouty arthritis　03.561
痛经　dysmenorrhea　03.602
头顶风帽式包扎法　headgear dressing　07.124
头皮损伤　scalp injury　03.322
头痛　headache　03.249
头眼反射　oculocephalogyric reflex　03.191
投诉处理及时率　timely handling rate of complaint　04.070
突发事件　emergency incident　05.026
突发事件处理时长　emergency management time　02.085
突发事件处置　emergency management　02.049
突发事件分级　emergency grading　05.030
突发事件上报　emergency report　02.048
突发事件上报及时率　timely reporting rate of emergency　04.067
突发事件上报率　report emergency rate　04.006
突发事件上报时刻　reporting time of emergency　02.084
徒手搬运　hand carry　07.140
途中待命时间　awaiting command duration on the way　04.032
途中急救　emergency rescue during transport　06.006
途中死亡　death during driving　04.047
途中死亡率　death rate during driving　04.048
推举下颌法　jaw thrust　07.055
推拉试验　push pull test　03.457
臀部包扎法　buttock dressing　07.133

托德瘫痪　Todd paralysis　03.259
托马斯征　Thomas sign　03.453
脱水　dehydration　03.269

脱水程度　degree of dehydration　03.270
脱水性质　dehydration property　03.274

W

外伤急救器材　trauma emergency equipment　07.102
外旋征　extorsion sign　03.208
外周静脉导管穿刺术　peripheral intravenous catheter,
　PIVC　07.163
完全骨折　complete fracture　03.479
完全流产　complete abortion　03.632
完全性断肢　complete amputated limb　03.543
完全性脊髓损伤　complete spinal cord injury　03.527
完全性气道梗阻　complete airway obstruction　07.094
完全性前置胎盘　total placenta praevia　03.666
完全性子宫破裂　complete uterine rupture　03.731
*玩偶眼反射　doll eye reflex　03.191
晚期产后出血　late postpartum hemorrhage　03.727
晚期流产　late abortion　03.635
晚期妊娠　late pregnancy　03.615
腕关节尺侧挤压试验　ulnar compression test of wrist
　joint　03.440
腕管综合征　carpal tunnel syndrome　03.565
腕掌屈试验　wrist bending test　03.466
妄想　delusion　03.963
妄想心境　delusional mood　03.966
妄想性知觉　delusional perception　03.965
*望远镜试验　telescope test　03.457
危重儿童和新生儿救治中心　critical care center for
　critical children and neonate　01.027
危重孕产妇救治中心　critical care center for pregnant
　and lying-in women　01.026
微型营养评价　mini-nutritional assessment, MNA
　03.980
微循环　microcirculation　03.007

*韦伯综合征　Weber syndrome　03.217
*围产期　perinatal stage; perinatal period　03.768
围绝经期　perimenopausal period　03.595
围生期　perinatal stage, perinatal period　03.768
围生期心肌病　peripartum cardiomyopathy, PCM
　03.651
维生素D缺乏性佝偻病　vitamin D deficiency rickets
　03.765
维生素D缺乏性手足搐搦症　tetany of vitamin D defi-
　ciency　03.766
维生素A缺乏症　vitamin A deficiency, VAD,
　hypovitaminosis A　03.764
卫星定位　satellite positioning　02.031
未足月胎膜早破　preterm premature rupture of mem-
　brane, PPROM　03.676
胃泌素瘤　gastrinoma　03.381
胃泌素瘤三角区　triangle of gastrinoma　03.382
胃十二指肠溃疡　gastroduodenal ulcer　03.361
文丘里面罩　Venturi mask　07.013
稳定型心绞痛　stable angina pectoris　03.052
稳定性骨折　stable fracture　03.487
沃纳综合征　Werner syndrome　03.844
卧立试验　decubitus test　03.180
握拳尺偏试验　finkelstein test　03.439
无动性缄默症　akinetic mutism　03.189
无尿　anuria　03.413
无套囊喉罩　no sleeve laryngeal mask　07.021
无线通信　wireless communication　02.029
*无意运动　involuntary movement　03.129
舞蹈样运动　choreic movement　03.132

X

吸入给药　inhalation administration　07.160
吸痰术　sputum suctioning　07.147
吸氧面罩　oxygen mask　07.012
吸引管　suction catheter　07.008

吸引器　aspirator　07.010
膝反射　patellar reflex　03.157
膝关节交锁　knee joint interlocking　03.513
膝关节韧带损伤　ligamentous injury of knee joint

03.512

*习惯性流产 habitual abortion 03.639

洗胃 gastric lavage 07.148

细菌性脑膜炎 bacterial meningitis 03.821

狭窄性腱鞘炎 stenosing tenosynovitis 03.550

下颌反射 chin reflex 03.173

*下运动神经元性瘫痪 flaccid paralysis 03.119

下肢静脉曲张 varicose vein of lower limb 03.392

下肢外旋征 external rotation sign of lower extremity
03.201

下肢下垂试验 lower limb prolapse test 03.209

先天性肺囊肿 congenital pulmonary cyst 03.805

先天性心脏病 congenital heart disease, CHD 03.807

*先天性心脏畸形 congenital heart deformity 03.807

先兆临产 threatened labor 03.706

先兆流产 threatened abortion 03.629

先兆早产 threatened premature labor 03.688

先兆子痫 preeclampsia 03.645

显性剥离 revealed abruption 03.671

现场标志 landmark 02.057

现场处置时间 on-scene time 04.038

现场地址 current location 02.056

现场急危重症呼叫满足率 acute critically severe satisfy
rate 04.005

现场静脉通道建立率 infusion established rate on scene
04.044

现场救援 rescue at scene 05.041

现场快速检验 point-of-care testing, POCT 07.043

现场抢救指挥通信系统 scene rescue command com-
munication system 06.005

现场心电图检查率 examination rate of electrocardio-
gram on scene 04.041

现场心肺复苏成功率 success rate of cardiopulmonary
resuscitation on scene 04.043

现场心肺复苏率 cardiopulmonary resuscitation rate on
scene 04.042

现场自主循环恢复 return of spontaneous circulation
on scene 07.075

*现场自主循环恢复率 return of spontaneous circula-
tion rate on scene 04.043

现患率 prevalence rate 03.858

现况研究 cross-sectional study, prevalence study
03.870

限制型心肌病 restrictive cardiomyopathy, RCM 03.075

腺瘤 adenoma 03.579

消毒 disinfection 01.073

*小脑扁桃体疝 cerebellar tonsillar herniation 03.320

小脑幕切迹疝 transtentorial herniation 03.319

小脑性共济失调 cerebellar ataxia 03.138

小于胎龄儿 small for gestational age infant, SGA
03.777

小指征 little finger sign 03.207

斜产式 oblique lie 03.625

斜行骨折 oblique fracture 03.481

*心搏停止 asystole 03.037

心搏骤停 sudden cardiac arrest, SCA 03.038

心电图机 electrocardiograph device 07.001

心动周期 cardiac cycle 03.010

心肺复苏 cardiopulmonary resuscitation, CPR 07.046

心肺复苏机 cardiopulmonary resuscitator 07.003

心功能不全 cardiac insufficiency 03.025

心功能不全代偿期 cardiac insufficiency compensatory
period 03.026

心功能不全失代偿期 cardiac insufficiency decom-
pensated period 03.027

心肌梗死 myocardial infarction, MI 03.058

心肌酶 myocardial enzyme 07.045

心绞痛 angina pectoris 03.050

心理失衡 psychological imbalance 06.027

心理治疗 psychotherapy 05.047

心力储备 cardiac reserve 03.022

心律 heart rhythm 03.012

心律失常 cardiac arrhythmia 03.036

心率 heart rate 03.011

心率储备 heart rate reserve 03.024

*心排血量 cardiac output 03.018

心室充盈 ventricular filling 03.016

心室射血 ventricular ejection 03.015

[心室]射血分数 ejection fraction 03.021

[心室]射血期 period of ventricular ejection 03.019

心输出量 cardiac output 03.018

*心跳 heart beat 03.009

心血管神经症 cardiovascular neurosis 03.077

心源性猝死 sudden cardiac death, SCD 03.042

心源性休克 cardiogenic shock 03.300

心脏按压 cardiac compression, cardiac massage
07.050

心脏泵血 cardiac pumping 03.013

心[脏泵血]功能　function of cardiac pump　03.014
心脏搏动　cardiac impulse　03.009
心脏除颤　defibrillation　07.064
心脏复律　cardioversion　07.061
心脏起搏　cardiac pacing　07.065
*心脏射血　cardiac ejection　03.015
心脏停搏　asystole　03.037
心脏杂音　cardiac murmur　07.037
欣快　euphoria　03.955
新生儿　neonate　03.767
新生儿产伤　neonatal birth injury　03.792
新生儿出血症　hemorrhagic disease of newborn，HDN 03.790
新生儿低钙血症　neonatal hypocalcemia　03.791
*新生儿高胆红素血症　neonatal hyperbilirubinemia 03.786
新生儿呼吸窘迫综合征　neonatal respiratory distress syndrome　03.784
新生儿黄疸　neonatal jaundice　03.786
新生儿期　neonatal period　03.748
新生儿溶血病　hemolytic disease of newborn，HDN 03.788
*新生儿维生素K缺乏性出血症　vitamin K deficiency bleeding of the newborn　03.790
新生儿硬肿病　sclerema neonatorum　03.789
新生儿窒息　neonatal asphyxia　03.783
信息管理　information management　01.063
行驶时间　drive time　04.023
Ⅰ型呼吸衰竭　type Ⅰ respiratory failure　03.087
Ⅱ型呼吸衰竭　type Ⅱ respiratory failure　03.088
胸背部按压拍击法　chest and back pressing and slapping　07.099
胸背部包扎法　chest and back dressing　07.131

胸部冲击法　chest impact therapy　07.098
胸出口综合征　thoracic outlet syndrome　03.563
胸内心脏按压　open chest cardiac compression 07.052
胸腔闭式引流术　thoracic closed drainage　07.171
胸痛中心　chest pain center　01.023
胸外按压分数　chest compression fraction，CCF　07.069
胸外按压通气比　chest compression ventilation fraction　07.068
胸外心脏按压　external chest cardiac compression 07.051
休克　shock　03.297
虚构　confabulation　03.937
虚无妄想　nihilistic delusion　03.946
旋转式搜索　rotary search　05.055
眩晕　vertigo　03.112
学龄期　school stage　03.752
学龄前期　preschool stage　03.751
血管迷走性晕厥　vasovagal syncope，VVS　03.813
血管性痴呆　vascular dementia，VAD　03.240
血管源性休克　vasogenic shock　03.299
血气分析　blood gas analysis　07.044
血栓闭塞性脉管炎　thromboangiitis obliterans　03.387
血胸　hemothorax　03.352
血压　blood pressure　03.062
血压测量　blood pressure measure　07.143
血氧饱和度测量　blood oxygen saturation measurement 07.146
血液循环　blood circulation　03.004
血液循环系统　blood circulation system　03.002
血运性肠梗阻　vascular intestinal obstruction　03.367
循环系统　circulation system　03.001
循证护理　evidence-based nursing，EBN　03.929

Y

压疮　pressure sore　03.919
压力性尿失禁　stress urinary incontinence　03.409
*压迫性脊髓病　compressive myelopathy　03.229
压迫止血法　compression hemostasis　07.112
压缩骨折　compression fracture，compressed fracture 03.485
亚健康　subhealth　03.880
烟碱样症状　nicotinic manifestation　03.267

言语障碍　lalopathy　03.941
研磨试验　grind test　03.468
眼球震颤　nystagmus　03.115
眼心反射　oculocardiac reflex　03.178
*眼震　nystagmus　03.115
羊水　amniotic fluid　03.610
羊水过少　oligohydramnios　03.677
羊水栓塞　amniotic fluid embolism，AFE　03.728

杨克吸引管　Yankauer suction tube　07.009
仰头提颏法　head tilt-chin lift　07.054
仰卧挺腹试验　supinating and throwing out belly test　03.470
仰卧位低血压综合征　supine hypotensive syndrome　03.620
养老院　nursing home　03.927
氧气疗法　oxygen therapy　07.082
*M样症状　muscarinic symptom　03.266
*N样症状　nicotinic manifestation　03.267
腰骶关节过伸试验　lumbosacral joint hyperextension test　03.447
腰肌劳损　lumbar muscle strain　03.545
腰椎管狭窄　lumbar canal stenosis　03.574
腰椎滑脱症　lumbar spondylolisthesis　03.575
腰椎间盘突出症　lumbar intervertebral disc herniation　03.573
药物过度使用性头痛　medicationoveruse headache, MOH　03.253
药物止血法　medicine hemostasis　07.117
要素膳　elemental diet　03.981
液体疗法　fluid therapy　03.278
一般事件　general event　05.034
一级救治　primary treatment　05.065
*伊顿试验　Eaton test　03.441
医患关系　doctor-patient relationship　01.058
医疗安全　medical safety　01.046
医疗安全不良事件　medical safety adverse event　01.057
医疗安全管理　medical safety management　01.048
医疗船　medical ship　06.073
医疗纠纷　medical dispute　01.061
医疗救护员　emergency medical technician, EMT　01.031
医疗救援方舱　medical rescue ark　06.078
医疗器械　medical apparatus and instrument　01.047
医疗设备消耗　medical equipment consumption　04.060
医疗事故　medical malpractice　01.060
医疗优先调度系统　medical priority dispatch system, MPDS　02.039
医疗质量管理　medical quality management　01.049
医学救援艇　boat ambulance　01.045
医学救援直升机　helicopter emergency medical service, HEMS　01.043

医源性感染　iatrogenic infection　01.068
*医院船　hospital ship　06.073
医院感染　nosocomial infection　01.069
医院感染暴发　outbreak of nosocomial infection　01.070
依托型急救中心　dependent emergency center　01.016
仪器设备完好率　perfectness ratio of instrument and equipment　04.064
胰岛素瘤　insulinoma　03.379
遗忘综合征　amnestic syndrome　03.947
以太网交换机　internet switch　02.006
异常分娩　abnormal labor　03.722
异位妊娠　ectopic pregnancy　03.641
抑郁　depression　03.183
抑郁性假性痴呆　depressive pseudodementia　03.950
抑制性感觉障碍　inhibitory sensory disturbance　03.148
*易变性痉挛　mobile spasm　03.133
易激惹　irritability　03.954
疫区　epidemic area　01.072
意识错乱　confusion　03.960
意识混浊　clouding of consciousness　03.961
*意识模糊　clouding of consciousness　03.961
意识障碍　conscious disturbance　03.959
意外低体温　accidental hypothermia　05.087
翼状肩胛　winged scapula　03.435
隐匿型冠心病　latent coronary artery heart disease　03.049
隐性剥离　concealed abruption　03.672
隐性流产　clinically silent miscarriage　03.634
应急避难所　emergency shelter　05.044
应急救援人员　emergency responder　05.045
应急无线电通信设备　emergency radio communication equipment　06.077
应急响应　emergency response　05.040
应急预案　emergency plan　05.036
婴儿胆汁淤积　infantile cholestasis　03.801
婴儿腹泻　infantile diarrhea　03.798
婴儿期　infant period　03.749
婴儿鞘膜积液　infantile hydrocele　03.430
营救　rescue　05.056
营养　nutrition　03.754
营养不良　malnutrition　03.975
营养性巨幼细胞贫血　nutritional megaloblastic anemia　03.819

营养性缺铁性贫血　nutritional iron deficiency anemia　03.818

营养支持　nutrition support　03.758

硬化性骨髓炎　sclerosing osteomyelitis　03.556

硬脑膜外血肿　epidural hematoma　03.334

硬脑膜下血肿　subdural hematoma　03.333

用药错误　medication error　01.062

游泳　swimming　06.015

有理回应　reasonable reply　02.063

有线通信　wire communication　02.028

有效性　efficacy　06.008

右位心　dextrocardia　03.809

右心功能不全　right heart insufficiency　03.032

右心衰竭　right heart failure　03.033

幼儿脊柱活动检查法　spinal movement test for young children　03.443

幼儿期　toddler period　03.750

预给氧　preoxygenation　07.085

*预吸氧　preoxygenation　07.085

遇险船　ship in distress　06.052

遇险船员　distressed seaman　06.033

遇险呼叫　distress call　06.009

原发性闭经　primary amenorrhea　03.600

原发性高血压　essential hypertension　03.064

原发性脑损伤　primary brain injury　03.325

原发性醛固酮增多症　primary hyperaldosteronism, PHA　03.431

原发性痛经　primary dysmenorrhea　03.603

原发性妄想　primary delusion　03.964

原发性下肢深静脉瓣膜关闭不全　primary lower extremity deep venous valve insufficiency　03.396

原生灾害　original disaster　05.005

原位癌　carcinoma *in situ*　03.582

猿手畸形　ape hand deformity　03.463

*院感　nosocomial infection　01.069

*院感暴发　outbreak of nosocomial infection　01.070

院内急诊　hospital emergency　01.009

院内心搏骤停　in-hospital cardiac arrest，IHCA　03.040

院内滞留时间　retention time in hospital　04.029

院前急救　prehospital emergency　01.008

院前急救职业暴露　occupational exposure in prehospital emergency medical service　01.076

院前医疗机构感染监测　infection surveillance of prehospital medical institution　01.056

院前医疗急救处置率　prehospital medical emergency treatment rate　04.039

院前医疗急救服务机构　prehospital medical emergency service institution　01.011

院前医疗急救转运　prehospital emergency medical transport　01.065

院前院内急救衔接　link for emergency medical system and hospital　01.064

院前院内信息传递率　transmission rate of information between prehospital and inhospital　04.053

院前终止复苏规则　prehospital termination of resuscitation rule，TOR rule　07.072

院外心搏骤停　out-of-hospital cardiac arrest，OHCA　03.039

*约曼试验　Yeoman test　03.445

月经　menstruation　03.589

*月经不调　menstrual disorder，menoxenia　03.598

月经初潮　menarche　03.591

月经过多　menorrhagia　03.597

月经来潮　menstrual onset　03.590

月经失调　menstrual disorder，menoxenia　03.598

月经周期　menstrual cycle　03.592

晕船　seasickness　06.059

晕厥　syncope　03.116

晕浪　dizzy billow　06.060

*孕期　duration of pregnancy　03.612

*孕早期　early pregnancy　03.613

Z

灾害　disaster　05.002

灾害救援　disaster assistance　05.039

灾害链　disaster chain　05.019

灾害医学　disaster medicine　05.015

灾民　disaster victim　05.017

灾难　catastrophe　05.001

灾难反应　catastrophic reaction　03.942

灾难管理　disaster management　05.052

灾难恢复　disaster recovery　05.051

灾难医学　catastrophe medicine　05.016

灾难应对　disaster response　05.050

灾难预防　disaster prevention　05.048

灾难准备　disaster preparedness　05.049

再次转运率　secondary transfer rate of ambulance　04.055

再生障碍性贫血　aplastic anemia，AA　03.820

*再障　aplastic anemia，AA　03.820

在岗时长　dispatcher on duty time　04.015

暂停调用次数　pause dispatch times　04.056

暂停调用时长　pause dispatching time　04.057

早产　premature delivery　03.687

早产儿　premature infant　03.770

早产临产　preterm delivery in labor　03.689

*早老　senilism，senium praecox　03.842

早老症　progeria　03.843

早期流产　early abortion　03.633

早期妊娠　early pregnancy　03.613

早期预警评分系统　early warning score system　01.055

早衰　senilism，senium praecox　03.842

早孕反应　early pregnancy reaction，morning sickness　03.616

增龄　age increase　03.890

增援调派　reinforcement dispatch　02.062

摘机时刻　pick up time　02.069

摘机时长　picking up time　02.070

谵妄综合征　delirium syndrome　03.957

战时应激反应　wartime stress response　06.024

站内待命时间　awaiting command duration in the station　04.031

张力性气胸　tension pneumothorax　03.351

长寿调查　longevity research　03.888

长寿老人　the longeveous　03.886

长寿水平　longevity level　03.863

长途医疗转运　long distance medical transport　01.066

爪形手　clawhand　03.465

真性尿失禁　true urinary incontinence　03.407

枕骨大孔疝　transforamen magna herniation　03.320

阵挛　clonus　03.160

振铃时刻　ring time　02.068

震颤　tremor　03.131

*震颤麻痹　tremor paralysis　03.243

*睁眼昏迷　coma vigil　03.189

整体护理　holistic nursing　03.920

正常出生体重儿　normal birth weight，NBW　03.775

正常分娩　normal labor　03.693

正常足月儿　normal term infant　03.780

支气管肺炎　bronchopneumonia　03.803

支气管哮喘　bronchial asthma　03.083

知情同意书签署率　informed consent signing rate　04.046

肢体抬高试验　elevated limb test　03.469

肢体坠落试验　limb drop test　03.200

脂溢性角化病　seborrheic keratosis　03.904

直接对光反射　direct light reflex　03.097

直接颅脑损伤　direct craniocerebral injury　03.336

直升机救助　helicopter rescue　06.011

直腿抬高加强试验　Bragard additional test　03.450

直腿抬高试验　straight leg raising test　03.449

植入性胎盘　placenta increta　03.724

跖反射　plantar reflex　03.159

止血　hemostasis　07.111

止血带止血法　hemostasis with tourniquet　07.115

指鼻试验　finger-to-nose test　03.210

指导席　guiding seat　02.018

指环试验　finger running test　03.205

指挥型急救中心　dispatch emergency center　01.017

指压止血法　digital pressure hemostasis　07.113

指指试验　finger-to-finger test　03.211

治疗性胸腔穿刺术　therapeutic thoracentesis　07.170

致命性三联征　triad of death　03.312

窒息　asphyxia　05.084

置放急救识别卡　tagging the triage classification card　06.007

中毒窒息　poisoning asphyxia　05.086

中度脱水　moderate dehydration　03.272

中继线　trunk line　02.007

中期妊娠　mid-pregnancy　03.614

中枢性耳聋　central deafness　03.109

中枢性面神经麻痹　central facial palsy　03.104

*中枢性面瘫　central facial palsy　03.104

*中枢性瘫痪　spastic paralysis　03.118

中枢性眩晕　central vertigo　03.114

中心静脉导管穿刺术　central venous catheterization　07.164

中心静脉压　central venous pressure，CVP　03.072

*中央管综合征　central cord syndrome　03.525

中央脊髓综合征　central cord syndrome　03.525

终止复苏　termination of resuscitation　07.071

终止任务　terminate task　02.065

终止时刻　terminating time　02.081

肿瘤　tumor　03.576

重大事件　major event　05.032

重度脱水　severe dehydration　03.273

重症肌无力　myasthenia gravis　03.257

重症监护　intensive care　01.010

周围神经疾病　peripheral neuropathy　03.221

周围神经卡压综合征　entrapment syndrome of periph-
eral nerve　03.562

周围性面神经麻痹　peripheral facial palsy　03.105

*周围性面瘫　peripheral facial palsy　03.105

*周围性瘫痪　flaccid paralysis　03.119

周围性眩晕　peripheral vertigo　03.113

肘关节脱位　elbow dislocation　03.534

肘管综合征　cubital tunnel syndrome　03.564

肘后三角　posterior cubital triangle　03.437

蛛网膜下腔出血　subarachnoid hemorrhage，SAH
03.344

主动脉夹层　aortic dissection　03.076

主叫号码　caller number　02.050

专项应急预案　special emergency plan　05.038

转运　transport　01.006

转运时间　transport duration　04.026

撞击伤　impact injury　05.076

追踪调查　tracking investigation　03.873

椎动脉型颈椎病　vertebral artery type of cervical
spondylosis　03.569

椎间孔挤压试验　spurling test　03.442

坠落伤　fall injury　05.078

咨询席　consulting seat　02.016

子宫复旧　involution of uterus　03.733

子宫内膜异位症　endometriosis　03.740

子宫肌瘤　uterine fibroid，hysteromyoma　03.743

子宫破裂　rupture of uterus　03.729

子宫胎盘卒中　uteroplacental apoplexy　03.673

子宫腺肌病　adenomyosis　03.742

子痫　eclampsia　03.646

自动地址识别　automatic location identification，ALI
02.041

自动电话号码识别　automatic number identification，
ANI　02.040

自动分流　automatic shunting　02.010

自动体外除颤器　automated external defibrillator，AED
07.002

*自发型心绞痛　spontaneous angina pectoris　03.055

自然流产　spontaneous abortion　03.636

自然灾害　natural disaster　05.003

自然资源衰竭灾害　natural resource depletion disaster
05.011

自我照顾　self-care　03.921

自我整合　ego integrity　03.925

自主循环恢复　return of spontaneous circulation，
ROSC　03.043

综合型急救中心　integrate emergency center　01.018

总体应急预案　overall emergency plan　05.037

纵产式　longitudinal lie　03.623

足月儿　term infant　03.769

足月胎膜早破　term premature rupture of membrane，
TPROM　03.675

卒中中心　stroke center　01.024

组长席　group leader seat　02.017

[最高]寿限　[maximum] lifespan　03.877

最近岸　nearest land　06.043

左心功能不全　left heart insufficiency　03.030

左[心]室射血时间　left ventricular ejection time　03.020

左心衰竭　left heart failure　03.031

坐骨神经痛　sciatica　03.225

(SCPC-BZBEZA23-0034)

ISBN 978-7-03-079956-2

9 787030 799562 >

定　价：118.00元